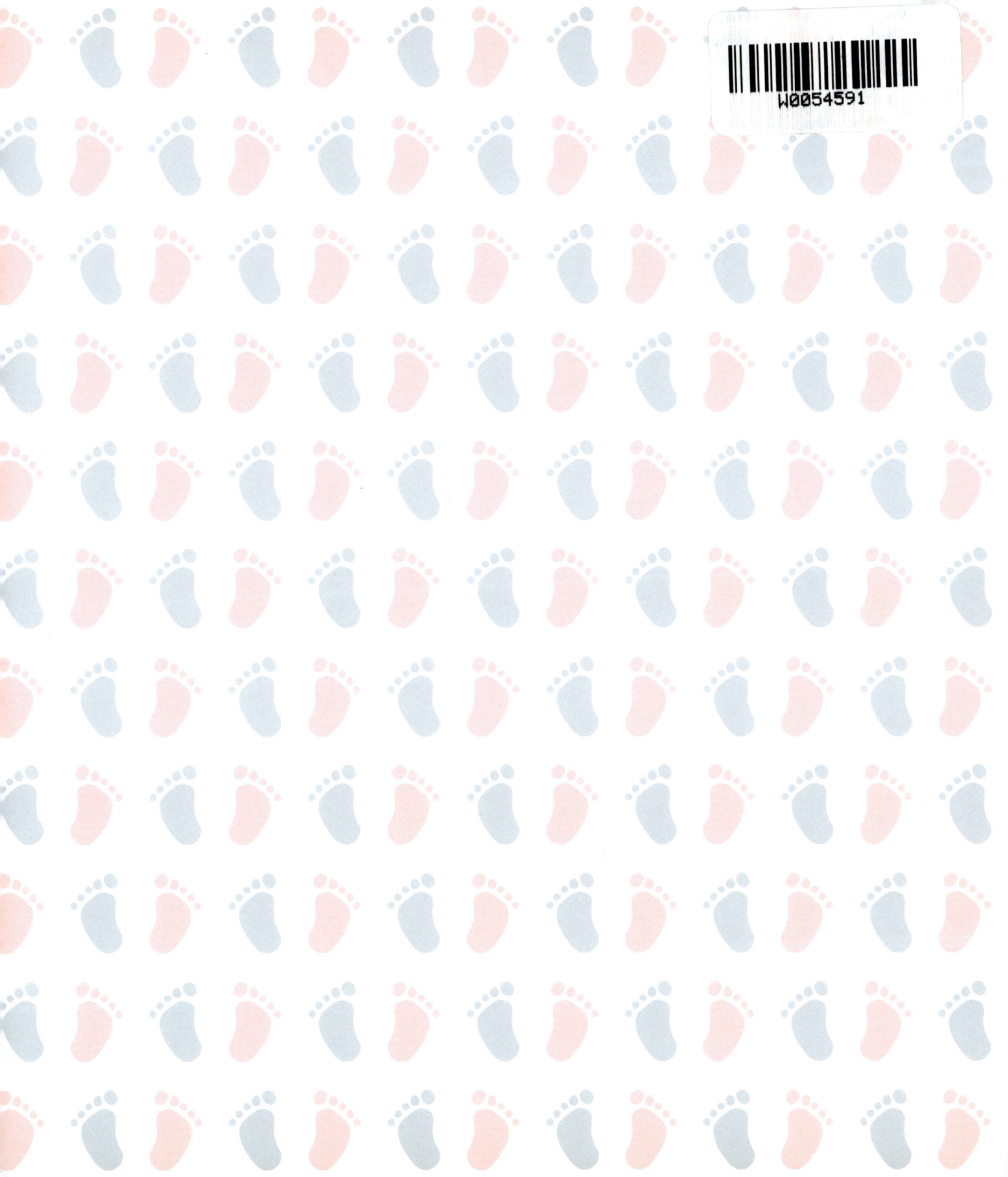

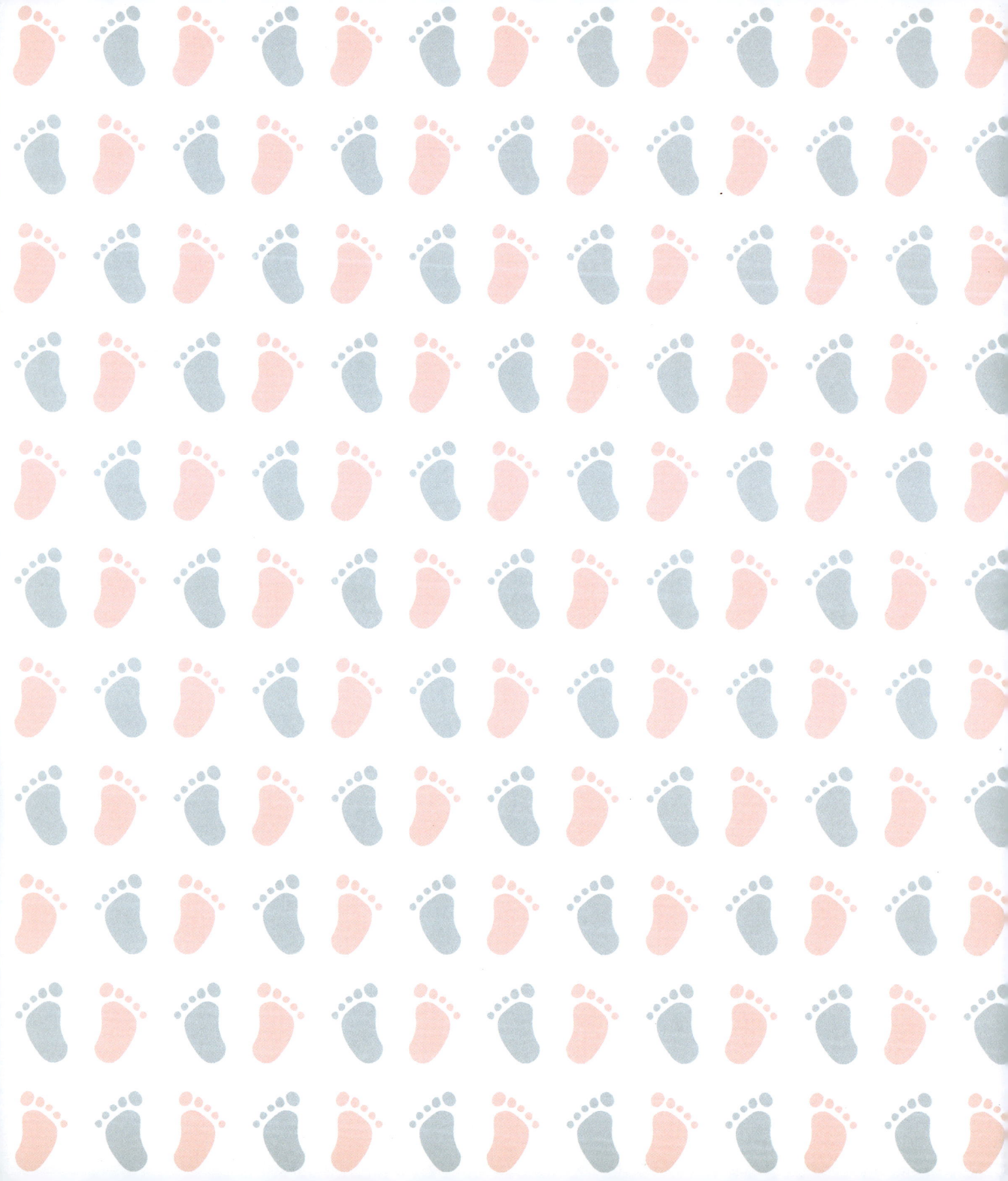

ISABEAU

Isi durch die Schwangerschaft

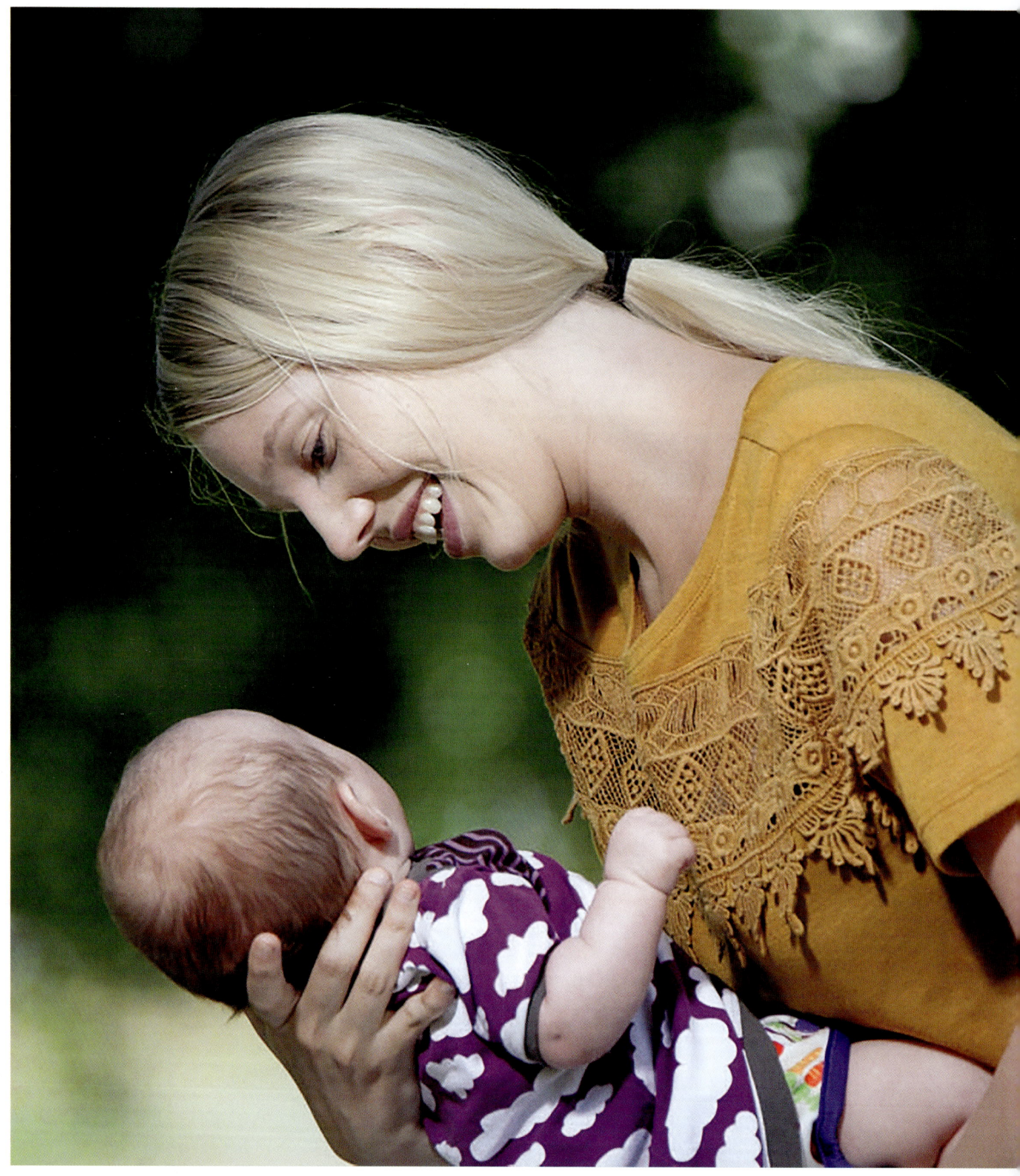

Isabeau

Isi durch die Schwangerschaft

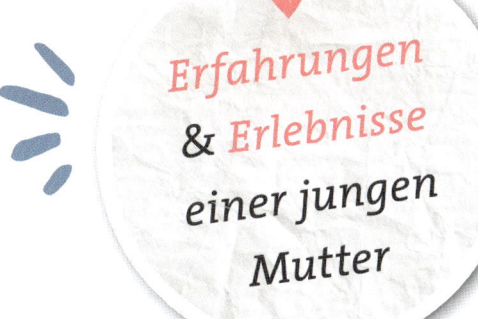

Erfahrungen & Erlebnisse einer jungen Mutter

Community EDITIONS

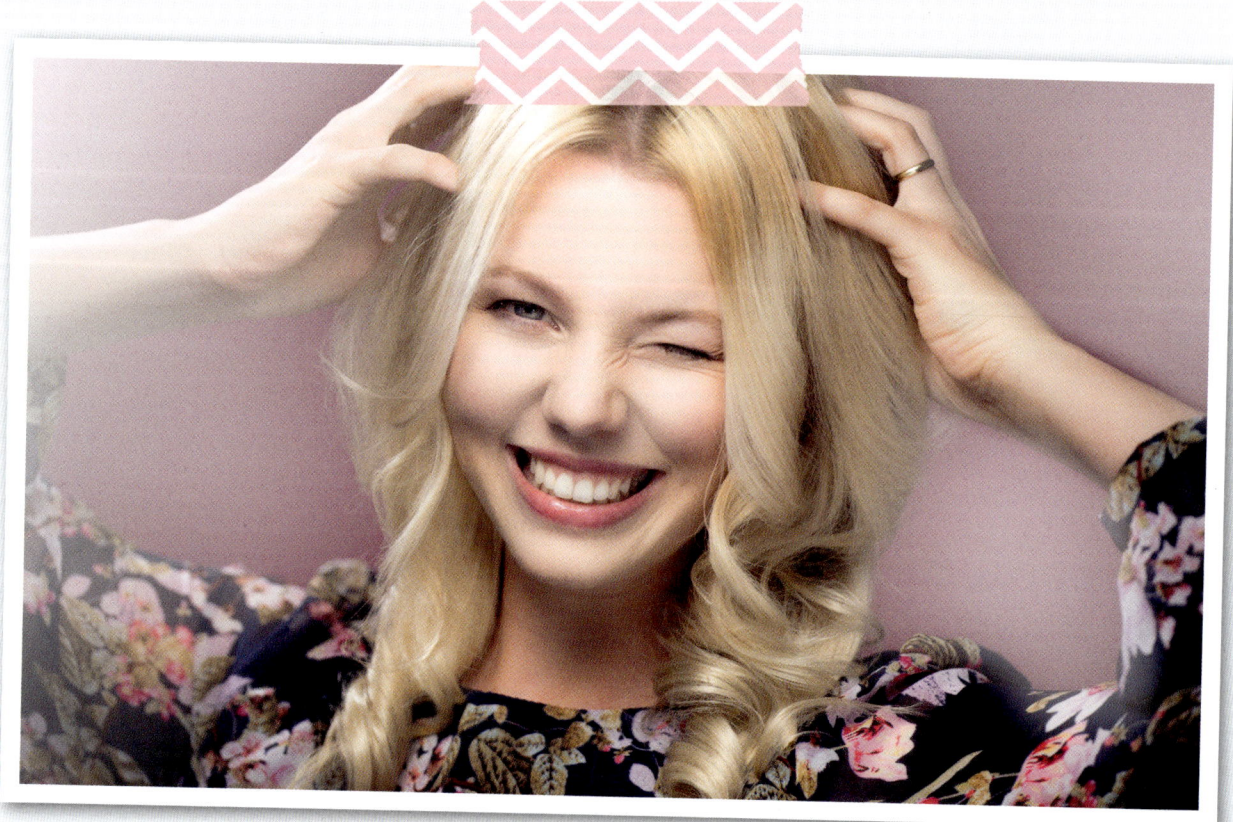

Wie alles begann!

*

Alles fing in meiner ersten Schwangerschaft mit Leona an! Damals war ich erst 20 Jahre alt und relativ unerfahren. Aus Langeweile während meiner Kugelzeit habe ich angefangen, auf YouTube von meiner Schwangerschaft zu berichten. So konnte ich alle Momente für mich und meine kleine Community festhalten. Seitdem setze ich mich regelmäßig vor die Kamera und mache Videos. In den letzten 3 Jahren habe ich mich immer weiterentwickelt. Mein Alltag besteht aus gleich mehreren Jobs. Aus einer gelernten Krankenschwester wurde eine YouTuberin, eine Hausfrau, eine Powermami von 2 tollen Töchtern und eine glückliche Ehefrau! In den letzten 6 Monaten kam noch ein weiteres Projekt dazu: unser Traumhaus! Und all diese Meilensteine im

Leben konntet ihr mit begleiten! Das i-Tüpfelchen ist jetzt dieses Buch. Nach einem Jahr Arbeit kann ich mit euch endlich noch mehr private große und kleine Ereignisse teilen und allen werdenden Eltern meine Erfahrungen und Ratschläge mit auf den Weg geben!

Ich danke an erster Stelle meinem Ehemann Alexander. Mit ihm darf ich dieses für mich perfekte Leben führen! 2 wunderschöne Kinder sind wohl das größte Glück und Nummer 3 ist auch schon auf dem Weg! Ohne die Unterstützung meines Mannes wäre ich nicht da, wo ich heute bin! Wann immer ich an meinem Weg zweifelte, fing Alex mich mit offenen Armen auf und motivierte mich weiter-zumachen. Egal, was Außenstehende dachten, er hat seit meinem ersten Video an mich geglaubt – und dafür danke ich ihm von ganzem Herzen!

Ein weiteres Dankeschön geht natürlich an unsere Familien, die von Alex und meine! Es ist nicht immer leicht, mit 2 Kindern Zeit für YouTube zu finden – vor allem nicht Zeit, die sich leicht in den Familienalltag integrieren lässt. Gerne betreuen unsere Eltern die Prinzessinnen und wir haben deren Angebot, die Kinder zu betreuen, auch häufig sehr, sehr dankbar in Anspruch genommen: So wurden die Kinder abgeholt, wenn ein Video geschnitten werden musste, oder gingen bei Events stolz zum Übernachten zu Oma und Opa.

Ein letztes großes Dankeschön gilt EUCH ... meinen Zuschauern, meiner liebsten Community! Ihr seid mit mir gewachsen. Erst 10.000, dann 100.000 und jetzt schon über 400.000 tolle Menschen, die unser Familienleben auf YouTube verfolgen. Ihr kommentiert immer fleißig unter meinen Videos und motiviert mich dadurch weiterzumachen. Ich hoffe auf viele schöne weitere Jahre mit euch, ihr seid der Hammer!

Und jetzt lehnt euch zurück, macht es euch bequem und schmökert in meinem Buch. Ich wünsche euch viel Spaß beim Lesen ...

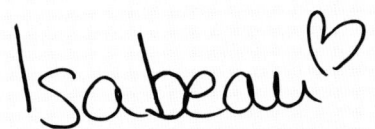

Inhalt

1. SCHWANGERSCHAFT *Ungeplante erste Schwangerschaft * Anzeichen* ✳ 08

KINDERWUNSCH *Geplante zweite Schwangerschaft * Schnell schwanger werden* ✳ 14

1. MONAT *Die Reise beginnt * Befruchtung * Schwangerschaftstest* ✳ 22

2. MONAT *Herzchen schlägt * Erster Ultraschall * Die ersten Beschwerden* ✳ 26

3. MONAT *Angst um das Ungeborene * Tabus in der Schwangerschaft* ✳ 32

4. MONAT *Es geht bergauf! * Babybauch wächst * Erste Tritte* ✳ 40

5. MONAT *Endlich Halbzeit * Outing Geschlecht* ✳ 48

6. MONAT *Papa kann dich spüren * Baby-Grundausstattung* ✳ 54

7. MONAT *Übungswehen * Erstes CTG * Hilfe bei Sodbrennen* ✳ 62

8. MONAT *Kliniktasche packen* ✳ 68

9. MONAT *Fehlalarm! Fruchtwasserabgang * Erste Vormilch * Bauchgipsabdruck* ✳ 78

10. MONAT *Jetzt darfst DU dich auf den Weg machen * Geburtsplan* ✳ 84

ÜBER DEN TERMIN *Über den Termin: 41. Schwangerschaftswoche* ✱ 92

DIE GEBURT *Die Geburt* ∗ *Es geht los!* ∗ *Künstliche Einleitung* ✱ 98

ERSTES KENNENLERNEN *1. Tag nach Geburt* ∗ *Du bist endlich da!* ∗ *Bonding* ✱ 106

ENDLICH ZUHAUSE *2. Tag nach Geburt* ∗ *Versorgung Dammriss* ✱ 112

1. TAG ZU VIERT *Babyblues* ∗ *Wochenfluss* ∗ *Milcheinschuss* ∗ *Zufüttern mit Flasche* ✱ 120

DIE 1. WOCHE *Hebamme zu Besuch* ∗ *Nabelschnur verloren* ∗ *Erstes Bad* ✱ 128

DAS IST DIE REALITÄT! *Körperlich am Ende* ∗ *Gewichtsverlust* ∗ *Wenig Schlaf* ✱ 132

WIR SIND EINS *Stillen in der Öffentlichkeit* ∗ *Benutzung von Stoffwindeln* ✱ 138

UNSER TAGESABLAUF *Geregelter Tagesablauf* ∗ *Mama sein und YouTube verbinden* ✱ 148

DRITTER NACHWUCHS?! *Meine Zukunftspläne* ✱ 152

GLOSSAR ✱ 156

1. Schwangerschaft

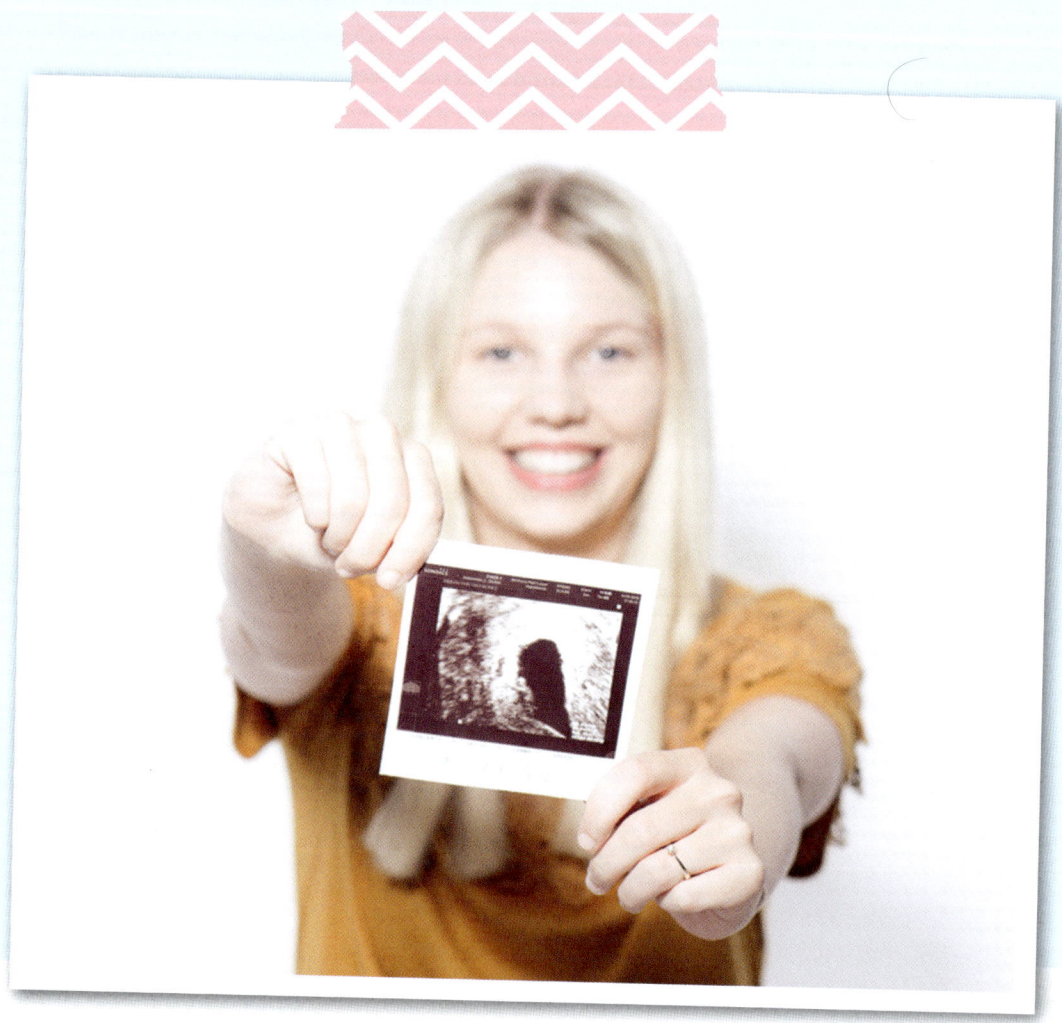

*Ungeplante erste Schwangerschaft * Anzeichen *
Gefühle & Gedanken*

Ist da was?

*

Dir ist übel? Deine Brüste spannen? Deine Tage kommen einfach nicht? Herzlichen Glückwunsch, du bist schwanger! Stopp! So einfach ist es natürlich nicht, eine Schwangerschaft festzustellen.

Erste Anzeichen und absolute Gewissheit

Es gibt viele Symptome, die eine Schwangerschaft – ob gewollt oder ungewollt – ankündigen. Nicht jede Frau hat alle und manche sogar gar keine. Absolute Sicherheit gibt dir nur ein Schwangerschaftstest und der Gang zu deinem Frauenarzt.

Bei mir fing alles ganz harmlos an. Meine Periode ließ auf sich warten, aber das kam öfters vor und hat bei mir noch keinen Alarm ausgelöst. Auch die anderen Symptome kamen erst nach und nach dazu, sodass ich sie nicht als Anzeichen einer Schwangerschaft gewertet habe: In meinem Bauch zog und ziepte es, ich war ständig megamüde, musste öfters ein Mittagsschläfchen machen und bei Hektik und Stress wurde mir oft schwindelig. Oh nein, eine Grippe, dachte ich. Das kann ich jetzt gar nicht gebrauchen.
Auch plötzliche Heißhungerattacken machten mich nicht hellhörig. Welche Frau kennt die brennende Begierde nach einer Tafel Schokolade nicht? Auch auf Salami hatte ich plötzlich unbändige Lust und eines Abends schickte ich meinen Freund los zum Imbiss, um mir Pommes mit Mayo, Jägersoße und Currysoße zu holen. Er schaute mich zwar verwundert an, aber mein

„Keine Ahnung, da habe ich gerade Bock drauf" reichte ihm als Erklärung völlig aus. Wir hatten wirklich noch keine Ahnung!
Außerdem musste ich während meiner Frühschwangerschaft besonders oft auf die Toilette. Bei der Arbeit rannte ich stündlich, sodass meine lieben Kollegen besorgt fragten, ob ich eine Blasenentzündung hätte. Von wegen!

Isi, du bist schwanger!

Dann setzte die Übelkeit ein. Erst morgens, dann abends und besonders schlimm war es beim Zähneputzen. Der Zahnpastageschmack ließ mich regelrecht würgen. Auch sonst konnte ich morgens nichts mehr essen, fühlte mich total krank und hatte auf nichts mehr Lust. Und irgendwann wusste ich es dann einfach: Isi, du bist schwanger!

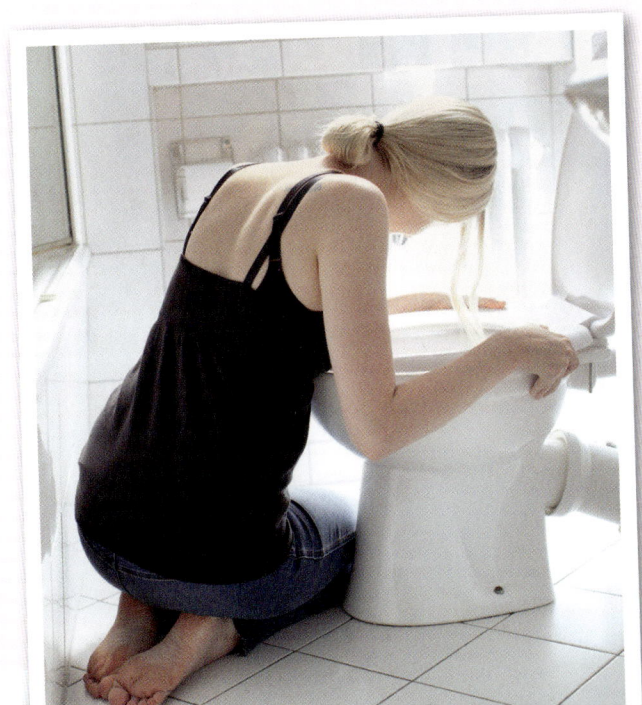

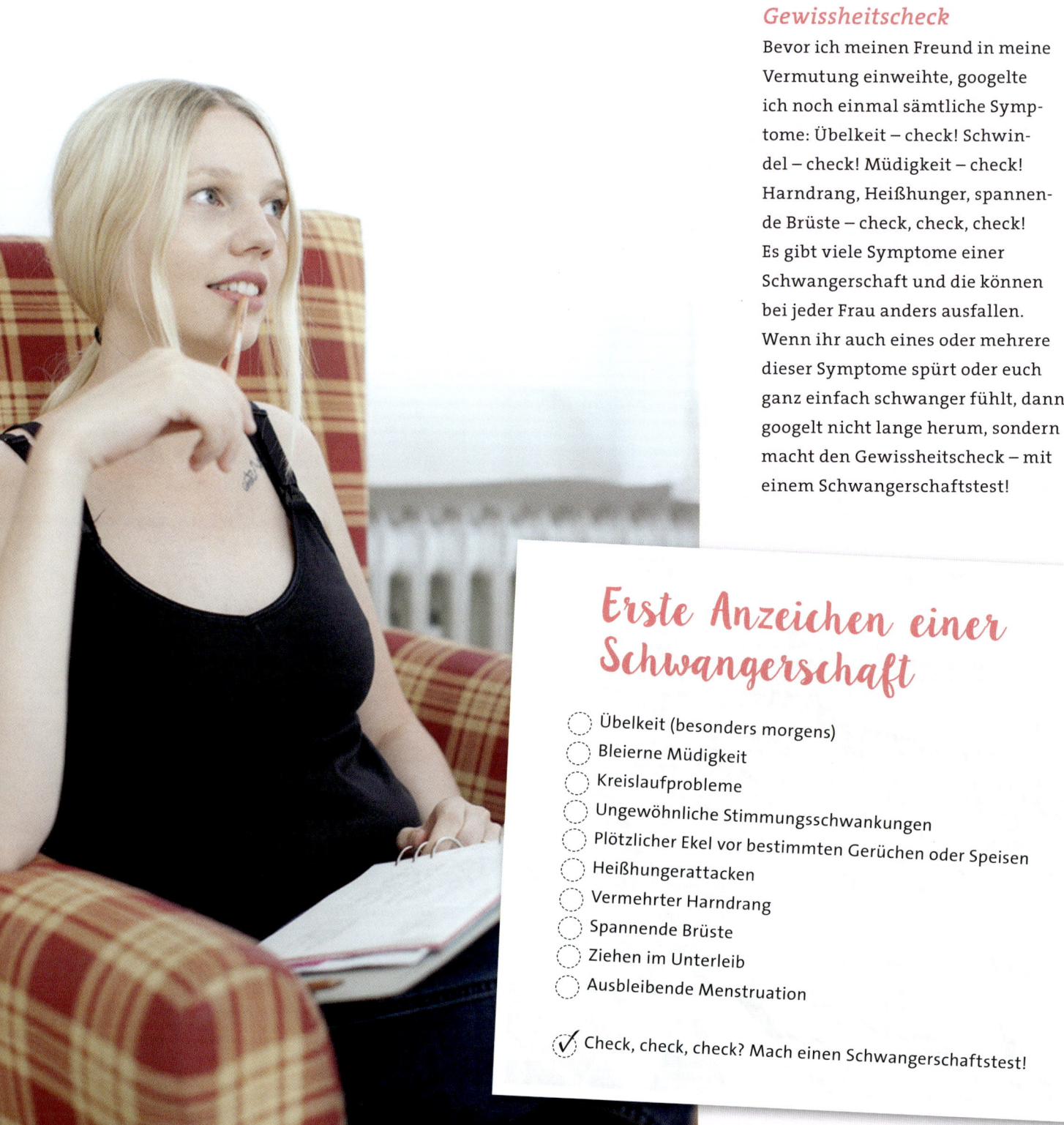

Gewissheitscheck

Bevor ich meinen Freund in meine Vermutung einweihte, googelte ich noch einmal sämtliche Symptome: Übelkeit – check! Schwindel – check! Müdigkeit – check! Harndrang, Heißhunger, spannende Brüste – check, check, check! Es gibt viele Symptome einer Schwangerschaft und die können bei jeder Frau anders ausfallen. Wenn ihr auch eines oder mehrere dieser Symptome spürt oder euch ganz einfach schwanger fühlt, dann googelt nicht lange herum, sondern macht den Gewissheitscheck – mit einem Schwangerschaftstest!

Erste Anzeichen einer Schwangerschaft

- ◯ Übelkeit (besonders morgens)
- ◯ Bleierne Müdigkeit
- ◯ Kreislaufprobleme
- ◯ Ungewöhnliche Stimmungsschwankungen
- ◯ Plötzlicher Ekel vor bestimmten Gerüchen oder Speisen
- ◯ Heißhungerattacken
- ◯ Vermehrter Harndrang
- ◯ Spannende Brüste
- ◯ Ziehen im Unterleib
- ◯ Ausbleibende Menstruation

☑ Check, check, check? Mach einen Schwangerschaftstest!

Schatz, ich bin schwanger!

*

Du denkst, du bist schwanger? Dann sorge für Gewissheit und mach einen Schwangerschaftstest (Apotheke oder Drogeriemarkt) oder gehe zu deinem Frauenarzt.

Nachdem sich bei mir die Symptome gehäuft hatten und auch „Dr. Google" auf eine Schwangerschaft hinwies, habe ich meinen Verdacht gegenüber meinem Freund geäußert. Alex besorgte am gleichen Abend noch in der Apotheke einen Schwangerschaftstest, den wir erst am nächsten Tag machen wollten. Das war die längste Nacht unseres Lebens – so viele Gedanken wirbelten durch unsere Köpfe.

5 Minuten Ewigkeit

Am nächsten Tag kam der Test sofort zum Einsatz. Nachdem ich im Badezimmer den Teststreifen in meinen Urin gehalten hatte, legten wir den Test verdeckt auf den Wohnzimmertisch und stellten den Timer auf die vorgeschriebene Zeit. Mir war heiß und kalt im Wechsel, mein Puls raste und es ging mir richtig schlecht – obwohl ich eigentlich schon wusste, wie das Ergebnis ausfallen würde. Alex ging es genauso.
Nachdem die Zeit verstrichen war, schaute ich auf das Testergebnis und sagte: „Schatz, ich bin schwanger!"
Und zur Sicherheit: „Alex, du wirst Papa!"

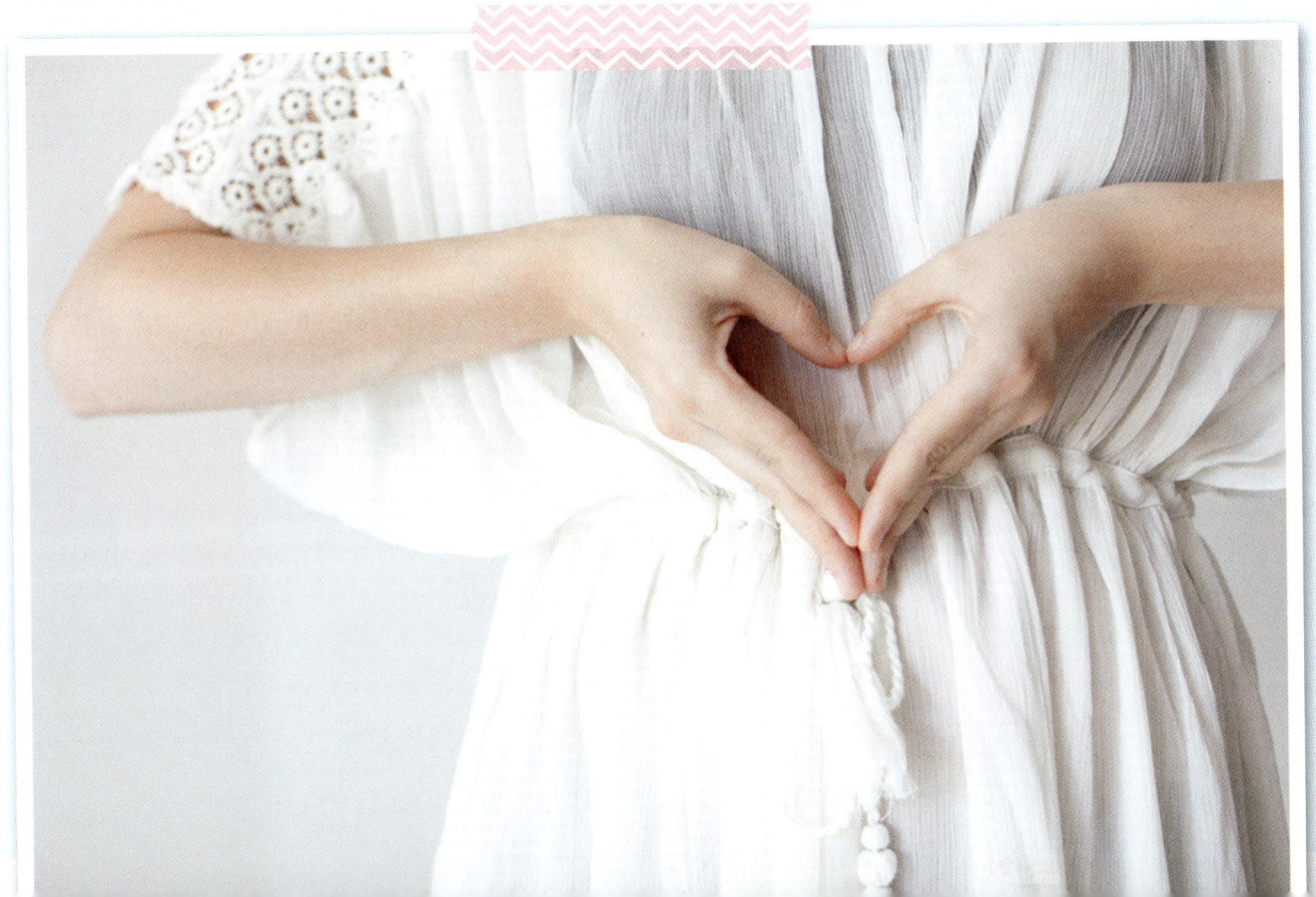

Trotz der Vermutung, die wir schon vor dem Test hatten, waren wir erst einmal geflasht bis geschockt. Ich bin sogar in Tränen ausgebrochen – was für eine emotionale Achterbahnfahrt! Alex hat mich ganz süß getröstet, obwohl er selbst aufgewühlt war.

Nach einer weiteren schlaflosen Nacht voller Kopfkino haben wir am nächsten Morgen erst einmal geredet. Dann wurde uns ganz bewusst: Wir bekommen ein Baby!

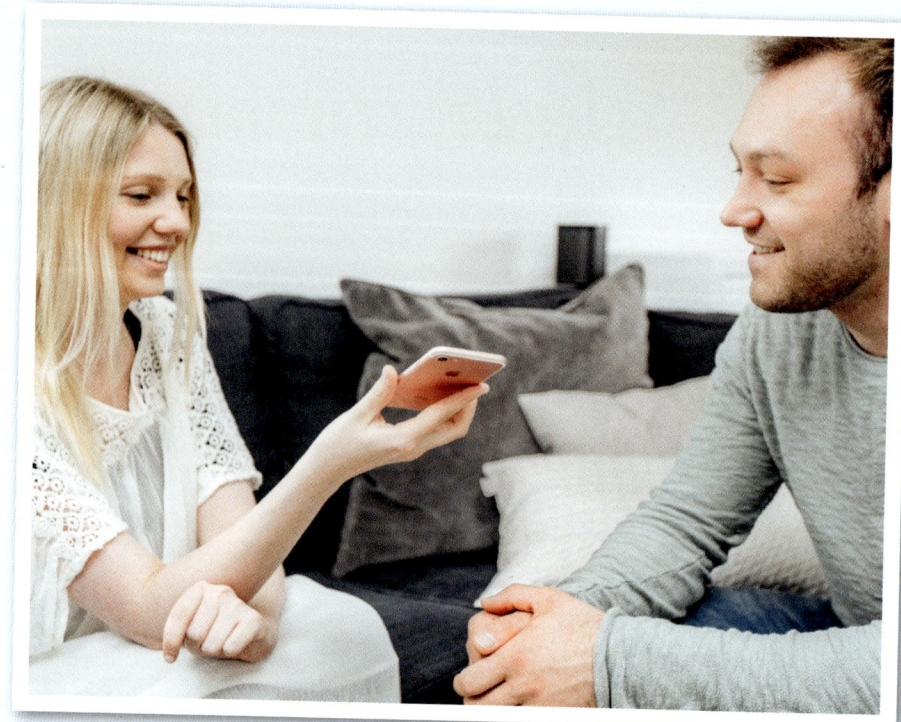

Mama, du wirst Oma!

Diese besondere Botschaft den Eltern zu überbringen, gerade wenn man noch so jung ist wie wir, ist keine leichte Aufgabe. Ich habe es meinen Eltern am Telefon erzählt. Aber Mütter haben ja einen sechsten Sinn, wenn es um ihre eigenen Kinder geht, und so hatte meine Mama es sowieso schon geahnt. Alex hat seine Eltern bei einem Besuch mit einem süßen Ultraschallbild von Leona überrascht. Die Reaktion der Großeltern war jeweils ähnlich – auf den ersten Schreck folgte riesige Freude!

Mein Tipp: reden, reden, reden

Eine Schwangerschaft ist eine aufregende Sache, vor allem wenn man noch sehr jung und das Baby ungeplant ist. Sucht euch auf jeden Fall einen Mitwisser, der euch hilft, eure Gefühle zu sortieren. Egal, ob mit eurem Partner, einer Freundin oder eurer Mutter – redet darüber. Wer sich niemandem in seinem Familien- oder Freundeskreis anvertrauen will, kann jederzeit zu einer Beratungsstelle (z. B. pro familia) gehen.

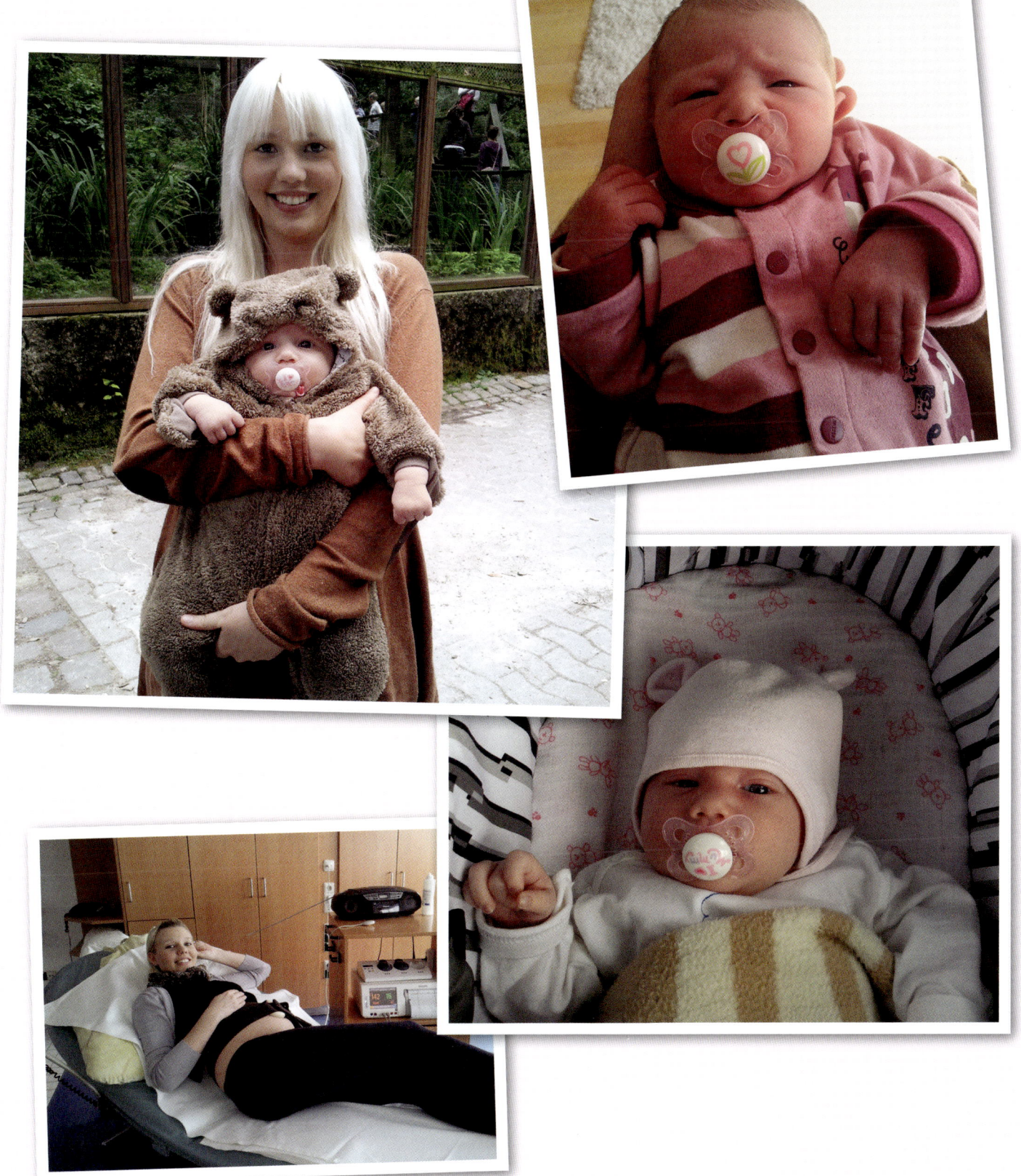

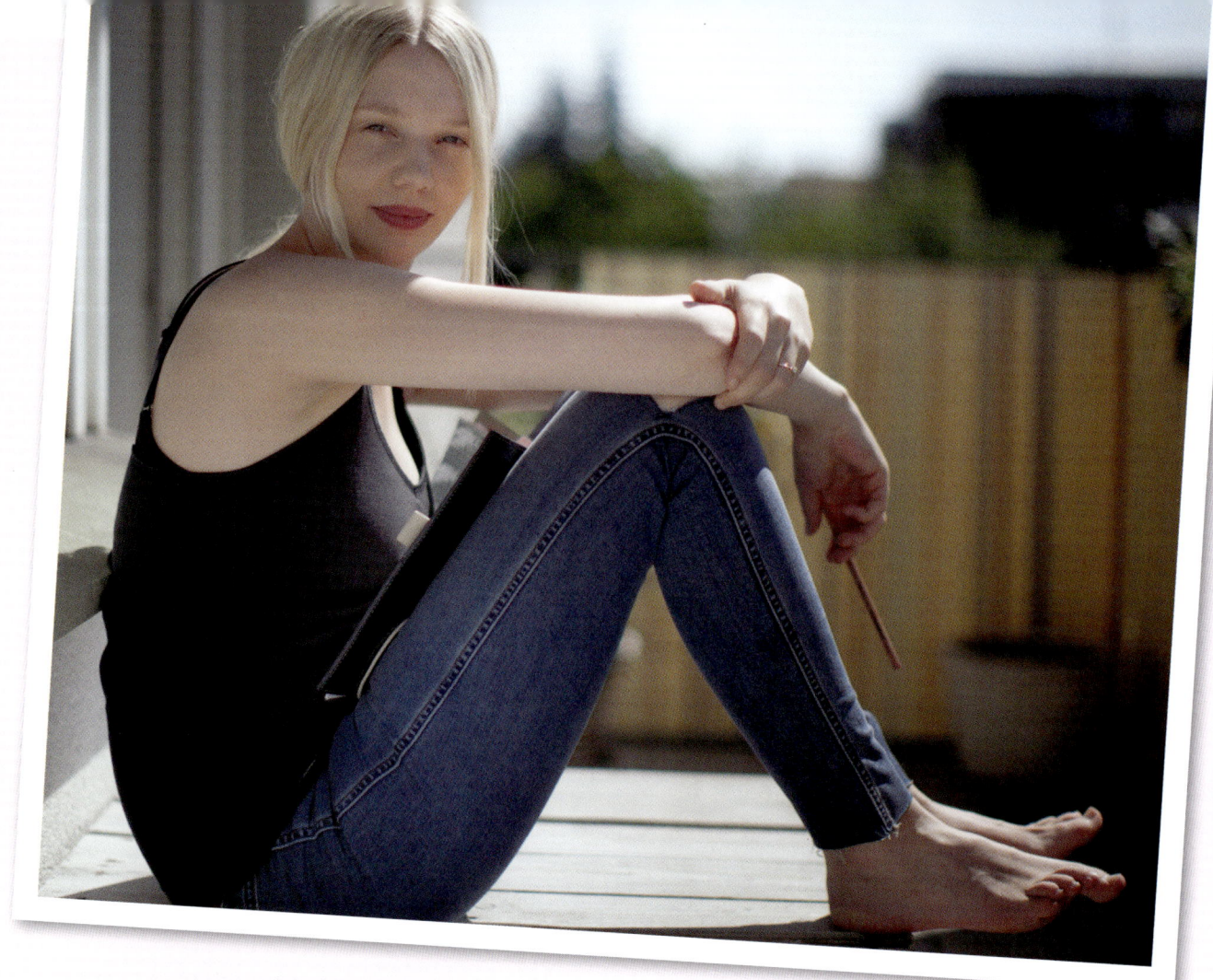

Kinderwunsch

*Geplante zweite Schwangerschaft * Schnell schwanger werden **

Kinderwunsch-Tagebuch

Hallo Nummer 2

*

Was ist besser als ein Kind? Natürlich 2 Kinder! Zumindest für uns – und deshalb haben wir uns entschieden, dass wir erneut schwanger werden wollen. Juhu!

Und damit liegen wir laut dem Statistischen Bundesamt absolut im deutschen Durchschnitt – 1,47 Kinder haben die Deutschen im Schnitt. Davon sind 26 Prozent Einzelkinder, 47 Prozent haben einen Bruder oder eine Schwester und 27 Prozent 2 oder mehr Geschwister. Wir haben uns erst einmal für Baby Nummer 2 entschieden, aber wer weiß …

Leona ist so toll. Klar, dass man da noch so ein Kind möchte. Aber davon abgesehen, sprechen auch noch andere Vorteile für ein zweites Kind. Wenn die Geschwister vom Alter nicht zu weit auseinander sind, bedeutet das in den ersten Jahren zwar mehr Arbeit und Zeitaufwand für die Eltern, mit zunehmendem Alter der Kinder hat man es dafür aber immer leichter. Dann können Leona und ihr Geschwisterchen miteinander spielen und sich gegenseitig beschäftigen und Alex und ich haben dadurch vielleicht auch Zeit für uns.

Laut Entwicklungspsychologen ist der ideale Altersabstand 3 Jahre. Der deutsche Durchschnitt liegt bei 3,3 Jahren. Aber wer will schon Durchschnitt sein – wir machen unser eigenes Ding! Die meisten Gynäkologen empfehlen einen Mindestabstand von 12 Monaten. Sehr gut, den halten wir schon einmal ein.

Doch lieber nur eins?

Für uns kam nie infrage, dass Leona ein Einzelkind bleibt. Aber auch das Leben als einziger Schatz der Eltern hat seine Vorteile. So sind Kinder ohne Geschwister laut einer Studie des Psychotherapeuten Thomas von Kürthy sozialer, optimistischer, leistungsbewusster und erfolgreicher.

Ganz ehrlich: Am Ende muss jeder für sich selbst entscheiden, ob und wann er noch ein zweites, drittes oder viertes Kind will. Wir wollen. Und zwar jetzt. Los geht's!

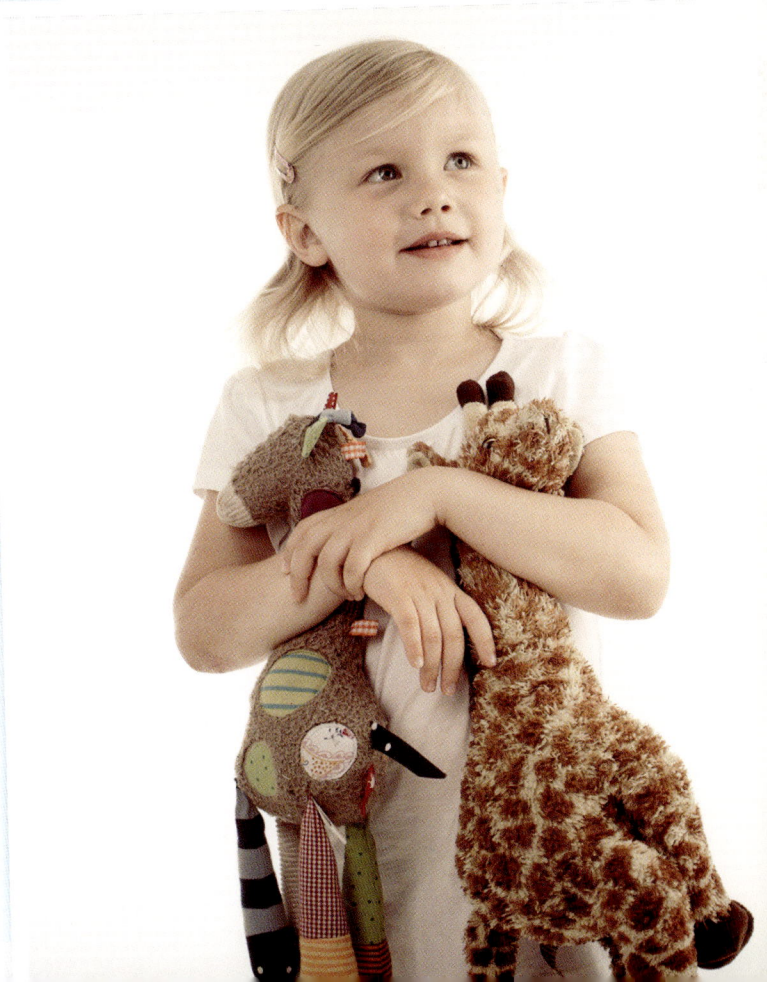

Kinderwunsch-Tagebuch

20. Juli 2015

Es ist so aufregend! Alex und ich haben uns entschieden, dass wir noch einmal schwanger werden
wollen. Richtig, Leona soll ein Geschwisterchen
bekommen und zwar so bald wie möglich. Ob
Bruder oder Schwester ist uns dabei egal, Hauptsache gesund!
Dafür muss ich mir jetzt erst einmal die Spirale
ziehen lassen, die ich mir nach Leonas Geburt zur
Verhütung habe einsetzen lassen. Wir wollten
damals auf Nummer sicher gehen und nicht noch
einmal von einem Baby überrascht werden, auch
wenn das mit Leona alles toll war.

ab dem Moment freuen, in dem wir wussten: Wir
bekommen ein Baby! Jetzt können wir uns schon
die zukünftige Schwangerschaft und unser baldiges
Leben zu viert in den buntesten Farben ausmalen.
Das macht richtig Spaß!

Mehr zu unserem
Kinderwunsch
erzähle ich dir in
diesem Video.

5. August 2015

So, die Spirale ist nun draußen und mein Körper
muss sich jetzt erst wieder auf seinen normalen
Zyklus einstellen. Die Spirale verändert zwar
den natürlichen Zyklus nicht, dennoch ist sie ein
Fremdkörper, der nun entfernt wurde. Mal
schauen, wie schnell mein Körper auf die Veränderung reagiert und mein Zyklus sich wieder
einpendelt, damit wir Projekt Baby Nummer 2
angehen können.

Dieses Mal ist alles wirklich ganz anders! Wenn
man sich mit seinem Partner bewusst für ein Kind
entscheidet, den Zeitpunkt selbst bestimmt und
alles richtig planen kann. Das ist so megatoll!
Dadurch steigt auch die Vorfreude beziehungsweise
verlängert sich. Bei Leona konnten wir uns ja erst

9. August 2015

Ich bin gespannt, wie schnell ich schwanger werde.
Um meinen Zyklus zu verstehen und die genauen
fruchtbaren Tage abzupassen, werde ich mir ein
Ovulationstest-Set kaufen. Damit kann man die
fruchtbaren und die unfruchtbaren Tage bestimmen
und wird so hoffentlich schneller schwanger. Ich
bin echt aufgeregt. Ich habe so etwas ja noch nie
benutzt. Außerdem habe ich mir eine Ovulations-
App auf mein Handy geladen, die mir ebenfalls
meine fruchtbaren Tage voraussagt. Damit sollte
ich eigentlich bestens ausgestattet sein!

Wann habe ich meinen Eisprung?

Bevor wir uns dazu entschieden haben, dass wir ein zweites Kind wollen, habe ich mich nie groß mit meinem Zyklus beschäftigt: Einmal im Monat kommen meine Tage – und wenn man dazwischen nicht aufpasst beziehungsweise nicht verhütet, kann man schwanger werden – wie ich ja aus eigener Erfahrung weiß.

Aber ganz so einfach ist es dann doch nicht. Zumindest nicht, wenn man bewusst schwanger werden will. Da hilft es nämlich, wenn man sich mit seinem Zyklus auskennt. Der Zyklus ist nämlich so individuell wie jede Frau selbst. Natürlich kann man sagen, dass der weibliche Zyklus im Durchschnitt 28 Tage dauert. Aber diese Information bringt mir persönlich beim Schwangerwerden nichts, denn ich bin nun mal nicht Durchschnitt.

Kleine Biologiekunde

Dein Menstruationszyklus beginnt mit dem ersten Tag der Periode, endet einen Tag vor der nächsten Blutung und dauert im Schnitt 28 Tage. Er hat 3 Phasen: Proliferationsphase, Ovulationsphase und Lutealphase.
In der Proliferationsphase bereitet sich dein Körper auf eine Schwangerschaft vor: Die Gebärmutterschleimhaut wächst und in den Eierstöcken reifen Eibläschen (Follikel) heran. Nach etwa 14 Tagen beginnt die Ovulationsphase – der Eisprung. Kommen nun Spermien ins Spiel, kann es zu einer Schwangerschaft kommen.
Ungefähr am 18. Tag deines Zyklus geht es in die Endphase, die Lutealphase. Wurde ein Ei zuvor befruchtet, kann es sich nun in der Gebärmutter einnisten. Hat kein Spermium vorbeigeschaut oder wurde mit Spirale oder Pille erfolgreich verhütet, wird die aufgebaute Gebärmutterschleimhaut abgestoßen und mit der Monatsblutung ausgeschieden.

Klingt ganz schön kompliziert, was sich in unserem Körper jeden Monat abspielt. Für mich und alle anderen, die schwanger werden wollen, ist vor allem eines wichtig: Es gibt nur wenige Tage im Monat, an denen man schwanger werden kann – rund um den Eisprung. Genauer: zwischen 12 und 24 Stunden nach dem Eisprung. Man wird aber nicht automatisch schwanger, wenn man in diesem Zeitfenster Sex hat – die Wahrscheinlichkeit liegt „nur" bei 37 Prozent.

Hinweis für alle, die nicht schwanger werden wollen: Spermien überleben bis zu 5 Tage im weiblichen Körper. Also nicht nur beim Eisprung verhüten!

Nützliche Tools bei einer geplanten Schwangerschaft

Um deinen Eisprung zu bestimmen, gibt es verschiedene Hilfsmittel. Keines davon verspricht eine 100-prozentige Garantie, aber sie können helfen, deine fruchtbare Zeit möglichst einzugrenzen:

* Ovulationstests (Drogerie oder Apotheke)
* Ovulations-Apps für dein Smartphone
* Temperaturmessung
* Zervixschleimanalyse

Die Tools lassen sich auch kombinieren.

Schneller schwanger werden

*

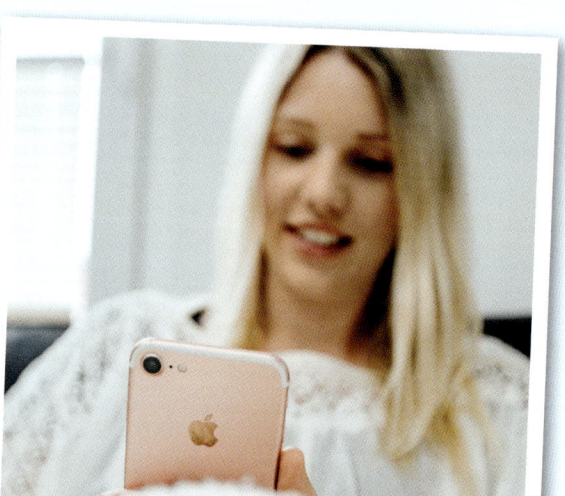

Wenn man schwanger werden will, sind alle Tools, die dabei helfen, schneller schwanger zu werden, herzlich willkommen. Zumindest bei mir war das so. Kein Hilfsmittel kann dir jedoch eine Schwangerschaft garantieren, sondern nur die Wahrscheinlichkeit erhöhen. Die liegt bei ungeschütztem Sex übrigens nur bei circa 25 Prozent – je nach Alter, Lebensumständen oder Veranlagung. Mit gutem Timing lässt sich die Wahrscheinlichkeit auf 37 Prozent steigern – mehr geht nicht.

Schummeln beim Glücksspiel

Da meine zweite Schwangerschaft geplant war, wollte ich mich nicht allein auf den Zufall verlassen, sondern unserem Glück auf die Sprünge helfen. Dafür habe ich mir eine Zyklus-App auf mein Handy geladen, die anhand meiner eingegebenen Daten meine fruchtbaren Tage errechnet. Mit je mehr persönlichen Infos man die App füttert (Zeitraum der Periode, tägliche Temperatur, Konsistenz des Zervixschleims etc.), desto genauer kann sie dein fruchtbares Zeitfenster berechnen. Ich habe mir zusätzlich ein Ovulationstest-Set gekauft. Die meisten Tests verfügen über einen Teststreifen, der den LH-Wert im Urin misst. Beim Eisprung, dem LH-Gipfel, zeigt er eine blaue Linie an.

Symptothermale Methode

Das Messen der Basaltemperatur (Aufwachtemperatur) und die Untersuchung des Zervixschleims (Gebärmutterhalsschleim), auch Natürliche Empfängnisregelung (NER) genannt, ist eine sehr zuverlässige Methode zur Verhütung beziehungsweise Bestimmung der fruchtbaren Tage. Zum Vergleich: Die Pille, das sicherste Verhütungsmittel, hat einen Pearl-Index von 0,1 bis 0,9 (von 100 Frauen werden 0,1 bis 0,9 schwanger). Die symptothermale Methode liegt bei 0,3 bis 2,3. Natürlich jeweils nur, wenn richtig angewendet.

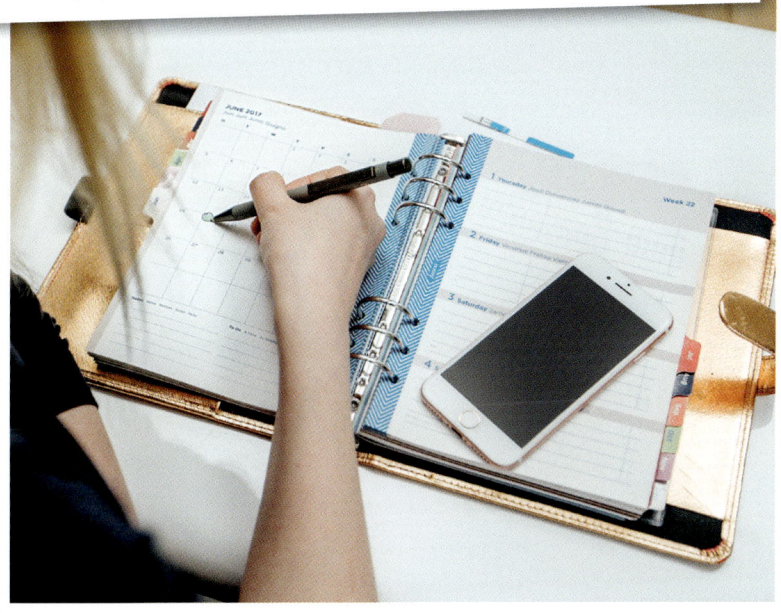

In meinem Fall enthielt mein Test mehrere Teststreifen. Dieser etwas teurere Test misst 2 Hormonwerte im Urin: Östrogen und LH. Je höher die Werte, desto höher die Fruchtbarkeit.

Besuch beim Frauenarzt

Der Gang zum Frauenarzt lohnt sich nicht erst, wenn man schwanger ist oder es mit dem Schwangerwerden nicht klappen will. Auch wenn man plant, schwanger zu werden, ist ein kurzer Check-up bei deinem Frauenarzt sinnvoll. Er oder sie kann dich noch einmal untersuchen: Es gibt zum Beispiel einige behandelbare Geschlechtskrankheiten, die man überhaupt nicht bemerkt, die aber eine Schwangerschaft verhindern. Auch solltest du checken lassen, ob du komplett durchgeimpft bist. Besonders ein bestehender Impfschutz gegen Röteln ist wichtig. Viele Ärzte raten Frauen, die sich ein Baby wünschen, zur Einnahme von Folsäure, die das Risiko embryonaler Missbildungen senkt. So ist das Baby auch schon geschützt, bevor du selbst von der Schwangerschaft weißt.

Gesunder Körper, gesunde Schwangerschaft

*

Die wichtigste Voraussetzung, um schnell schwanger zu werden, ist eine körperliche und geistige Balance. Und dazu braucht es einen gesunden Lebensstil. Das heißt nicht, dass du nicht auch hin und wieder ungesunde Leckereien, wie Chips, Schokolade oder Pommes, essen darfst. Aber du solltest schon darauf achten, dir und deinem Körper viele Vitamine und Nährstoffe zu gönnen.

Für Körper und Geist wichtig: ausreichend Bewegung. Ein beschwingter Kreislauf, zum Beispiel durch Radfahren, Laufen, Schwimmen, Tanzen – oder was dir sonst so Spaß macht –, stimmt deinen Körper positiv auf eine mögliche Befruchtung. Aber nicht übertreiben! Hochleistungssport kann den Körper überfordern, sodass er für ein mögliches Baby keine Kraft mehr hat.

Nur keine Panik

Außerdem spielt das richtige Mindset eine große Rolle – sei offen, entspannt und positiv. Auch wenn es mit dem Schwangerwerden nicht gleich im ersten Zyklus klappt. Die meisten Frauen zwischen 19 und 26 Jahren brauchen 2 bis 3 Zyklen, um schwanger zu werden. Ab 35 Jahren sogar 4 bis 6 Monate. Also, habt Geduld!

Detox, Baby!

Umwelt- und Genussgiften sind wir alle täglich bewusst und unbewusst ausgesetzt. Wie du dir beim Wort Gift schon denken kannst, ist dies ganz schlecht bei einem Kinderwunsch. Also weg damit! Lass zum Beispiel deine Zähne beim Zahnarzt checken. Wenn du viele Plomben aus Amalgam hast, ist das nicht nur generell ungesund, sondern kann sogar zu weniger Eisprüngen, sprich zu einer niedrigeren Fruchtbarkeit führen.

Die besten Stellungen zur Empfängnis

Sexpositionen gibt es viele, einige eignen sich angeblich besser, um schwanger zu werden. Probiert es aus. Aber auch hier gilt – ihr müsst euch dabei wohlfühlen und Spaß haben:

* Missionarsstellung (sie auf dem Rücken, er ihr zugewandt oben)
* Doggy Style (von hinten)
* Löffelchen (seitlich hintereinander)
* Positionen mit erhöhtem Becken der Frau

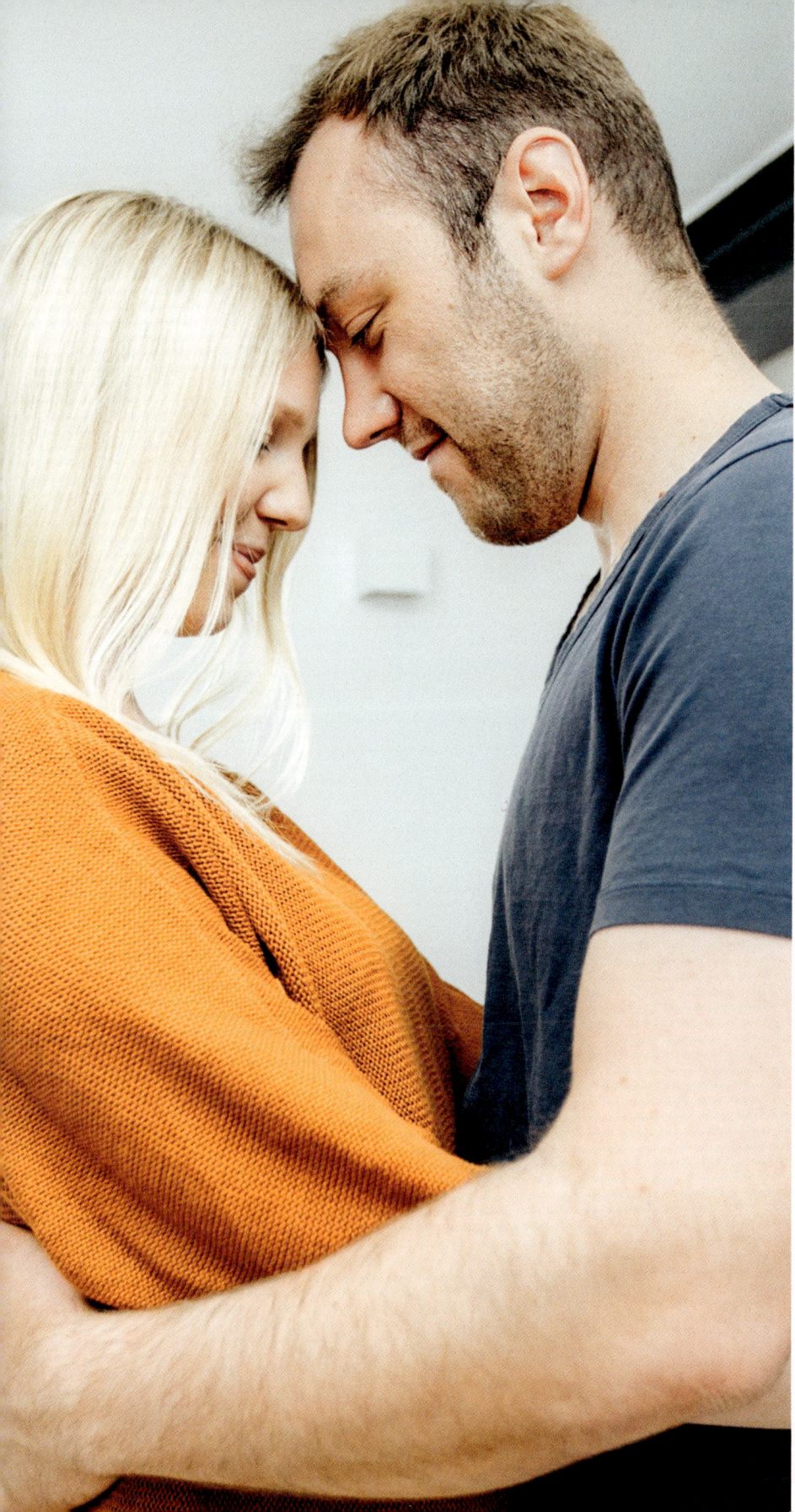

Die wohl am häufigsten konsumierten Genussgifte sind Alkohol, Nikotin und Kaffee. Ich würde jeder schwangeren Frau raten die Finger davon zu lassen, wobei gegen eine Tasse Kaffee ab und an nichts einzuwenden ist. Wichtig: Bereits während des Versuchs, schwanger zu werden, solltest du nicht rauchen. Den Genuss von Alkohol zu minimieren bzw. auf Rauchen komplett zu verzichten gilt übrigens nicht nur für die Frauen. Auch die Jungs sollten mitziehen, um die Fruchtbarkeit ihrer Spermien zu fördern.

Spaß haben

Den einfachsten und zugleich wichtigsten Tipp bekam ich von meiner Frauenärztin: Habt Spaß! Natürlich ist es hilfreich, wenn man sich während der fruchtbaren Tage gemeinsam im Bett wälzt – Sex ist übrigens am besten alle 2 Tage angesagt (zu viel verringert die Spermienanzahl, zu wenig die Chance auf eine Befruchtung). ABER: Es darf nicht in einen Krampf ausarten. Zwingt euch nicht zum Sex, wenn ihr eigentlich keine Lust habt. Viel wichtiger als die Häufigkeit ist der Spaßfaktor!

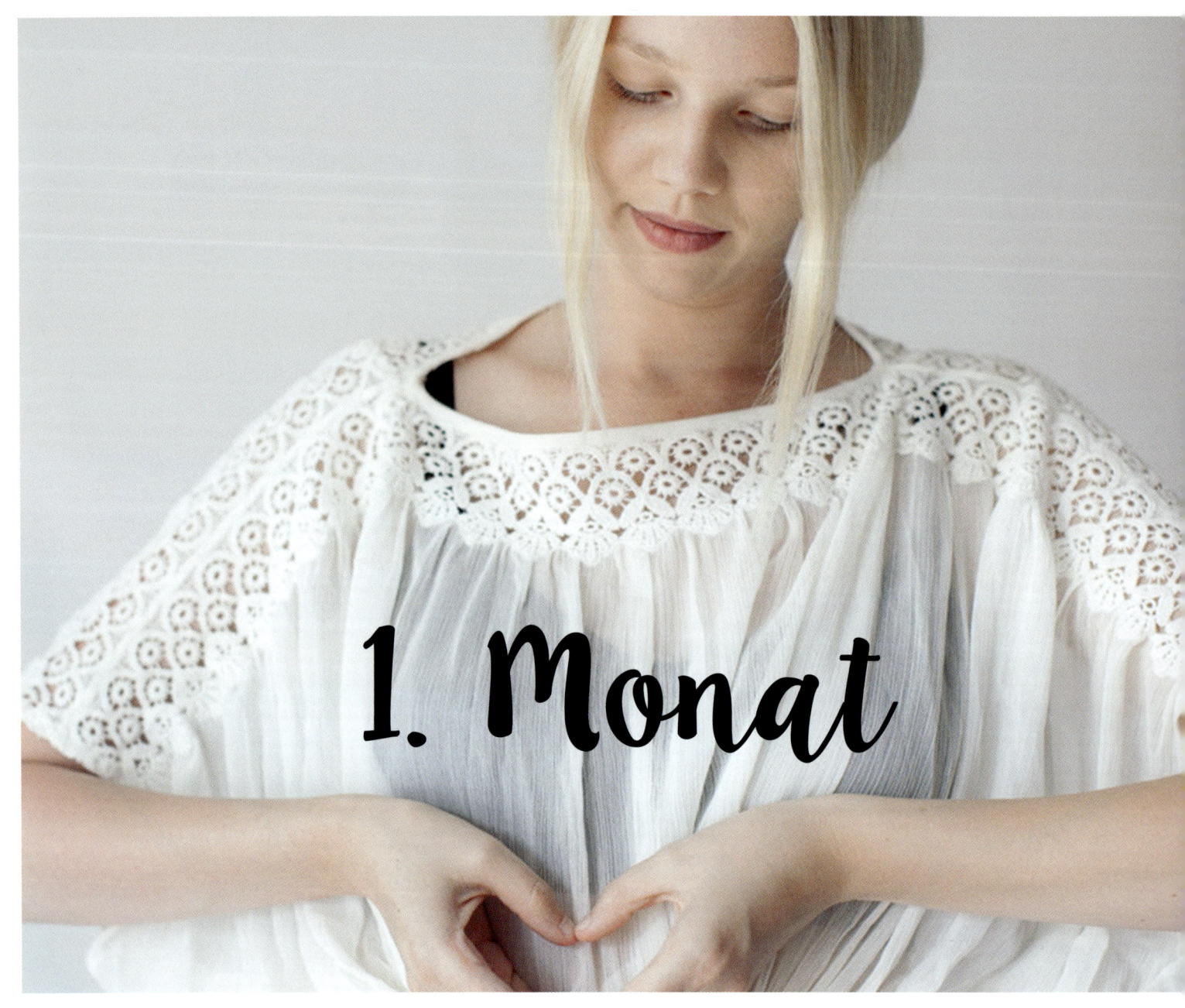

1. Monat

1. Monat * 1.–4. Woche * Die Reise beginnt *

Befruchtung * Schwangerschaftstest

Wir haben einen Plan

*

Wir wollten unbedingt schnell schwanger werden. Um wirklich keine Zeit zu verlieren und damit ich nach der Zeit mit der Spirale wieder ein Gefühl für meinen natürlichen Zyklus bekam, griff ich auf ein Hilfsmittel zurück: den Ovulationstest.

Mit Smileys zum Erfolg

Ovulationstests funktionieren ähnlich wie Schwangerschaftstests. Es gibt 2 Arten von Ovulationstests: Die einen messen nur den Anstieg des im Urin enthaltenen LH-Werts, andere auch den Anstieg des Östrogens. In meinem Fall wurde der Anstieg von LH und Östrogen in Form von Smileys angezeigt:
:-([A1] = unfruchtbare Tage :-) [A2] = fruchtbare Tage und ein blinkender :-)) [A3] = Eisprung [SS4]
Alles kinderleicht!

Vor meinem ersten Test war ich total aufgeregt, fast so sehr wie vor meinem ersten Schwangerschaftstest. Die ersten Tage hat der Test immer nur unfruchtbare Tage angezeigt (genau wie meine Handy-App, aber dann lächelte mich eines Morgens ein Smiley an. Yeah, meine fruchtbaren Tage gingen los und es waren nur noch 4 Tage bis zu meinem Eisprung. Als endlich der blinken-

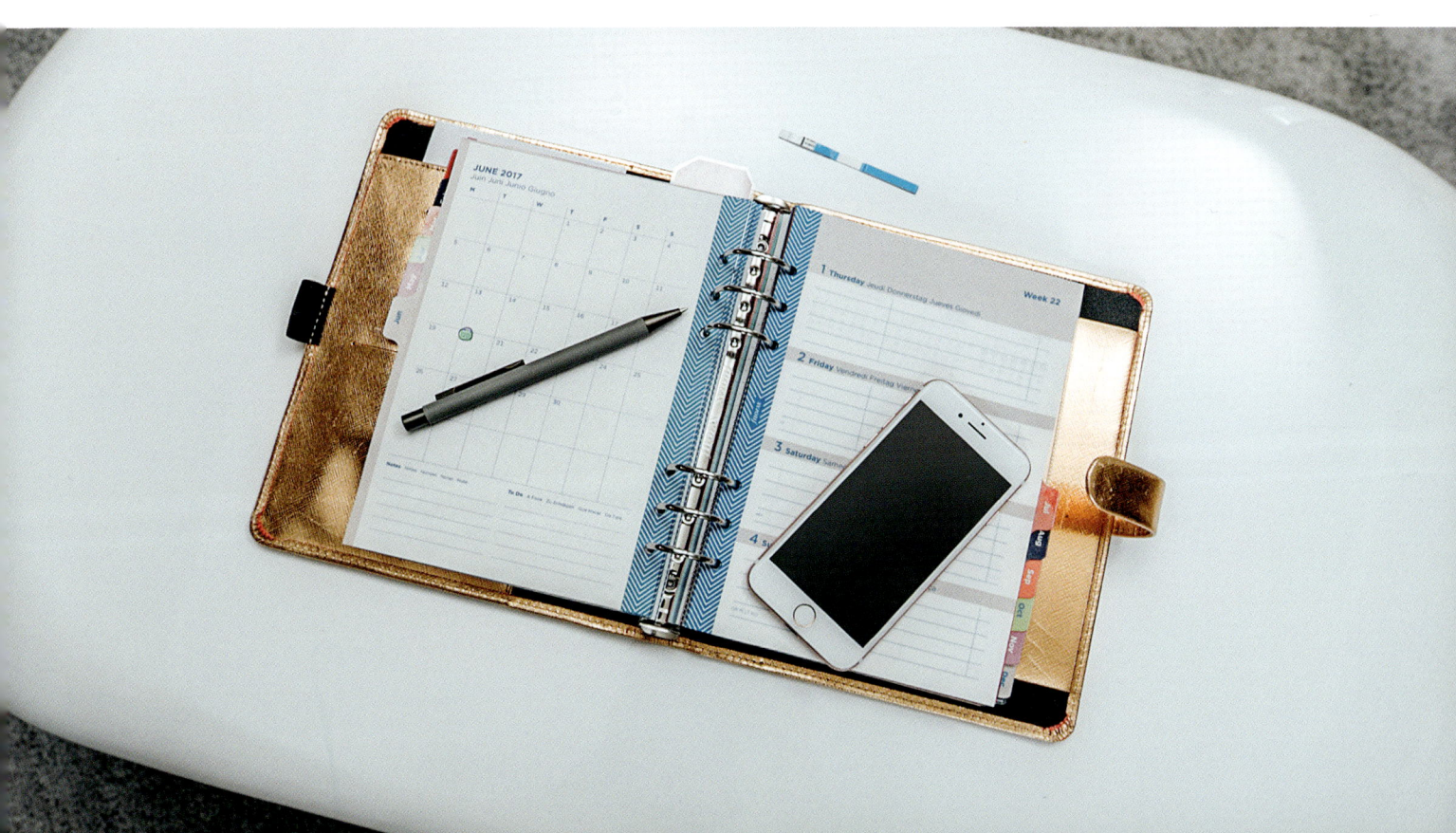

de Smiley zu sehen war, wussten wir – heute ist mein Eisprung und in den nächsten 24 Stunden kann ich schwanger werden. Natürlich ist auch so ein Ovulationstest nicht zu 100 Prozent genau, aber er hilft dir, deinen Zyklus besser kennenzulernen.

Ach, und ... ein Ovulationstest alleine macht noch nicht schwanger – ihr müsst auch Sex haben!

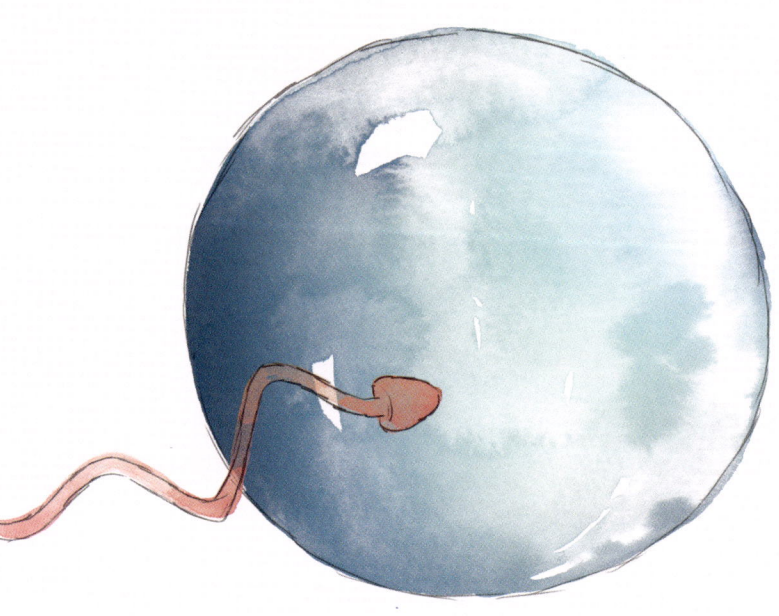

Deine fruchtbaren Tage

Deine fruchtbaren Tage beginnen circa 4 Tage vor dem Eisprung und enden ungefähr 2 Tage danach. Die reife Eizelle ist nur in einem sehr kleinen Zeitfenster von 12 bis 24 Stunden befruchtbar. Da Spermien aber bis zu 5 Tage im weiblichen Körper überleben können, kann man auch bei Sex einige Tage vor dem Eisprung schwanger werden.

Biologisch betrachtet reift während unseres Zyklus jeden Monat eines unserer Eifollikel (ab Geburt trägt jede Frau etwa 1 bis 2 Millionen davon in sich) heran, macht sich bereit zum Sprung und wandelt sich dann, wenn das Ei nicht befruchtet wurde, zum Gelbkörper um, der mit der Periode ausgestoßen wird. Wird das Ei befruchtet, wandert es in die Gebärmutter und versucht, sich dort einzunisten. Bei Erfolg: schwanger!

Unsinn & Quatsch

Darauf nicht hereinfallen – unwahre Mythen:

FALSCH Man wird schneller schwanger, wenn man nach dem Sex liegen bleibt, Beine hochlegt und Kissen unter den Po schiebt.

FALSCH Ein Orgasmus (der Frau) beim Sex fördert die Befruchtung.

FALSCH Sonnenbaden erhöht die Fruchtbarkeit.

RICHTIG Gesunde Ernährung ist gut für die Fertilität, aber es gibt keine bestimmten Nahrungsmittel, die schneller schwanger machen.

Bin ich schwanger?

*

Wenn man ein Baby bekommen möchte, dann kann man es kaum abwarten zu erfahren, ob es geklappt hat. Ein Schwangerschaftsfrühtest – normale Tests sind dafür nicht geeignet – kann frühestens circa 7 Tage vor der anstehenden Periode gemacht werden. Diese Tests weisen, ebenso wie normale Schwangerschaftstests, das Hormon HCG im Urin nach, dessen Konzentration bei einer Befruchtung ansteigt. Aber Vorsicht: Je früher du testest, desto unsicherer ist das Ergebnis. Auch wenn auf deinem Schwangerschaftsfrühtest noch kein positives Ergebnis abzulesen ist, kannst du trotzdem schwanger sein.

Bei mir hatte der Test bereits 8 Tage nach meinem errechneten Eisprung eine zweite Linie gezeigt. Zwar noch ganz schwach, aber sie war da. Schwanger!

Ich bin schwanger

Aber noch bevor ich den ersten Test machte, deutete einiges darauf hin, dass es gleich beim ersten Übungszyklus geklappt hat. Wir Glückspilze! Auf der Arbeit wurde ich plötzlich mit Komplimenten überschüttet. Und auch Alex bestätigte mir: Du strahlst so! Noch am gleichen Abend habe ich den Test gemacht.

Bin ich noch schwanger?

In den langen Tagen, bis meine Periode endlich einsetzen sollte beziehungsweise eben nicht kommen sollte, machte ich noch einige Tests und die zweite Linie wurde immer deutlicher. Doch kurz vor meiner bevorstehenden Menstruation bemerkte ich auf der Toilette leichte dunkelbraune Blutungen. Oh nein! Ich rief sofort meinen Frauenarzt an: Er meinte, dass das durchaus normal sein kann und dunkles, sprich altes Blut, noch kein Grund zur Besorgnis sei. Mein Tipp: Bei Blutungen, egal, welcher Art, immer beim Arzt nachfragen. Sicher ist sicher!

Pssst ...

Als wir sicher wussten, dass wir schwanger waren, hätten wir vor Freude platzen können. Dennoch behielten wir die tolle Neuigkeit noch eine Weile für uns. In den ersten 3 Monaten ist das Risiko einer Fehlgeburt noch recht hoch (15 Prozent). Aber in der 13. SSW sinkt es dann auf etwa 5 Prozent!

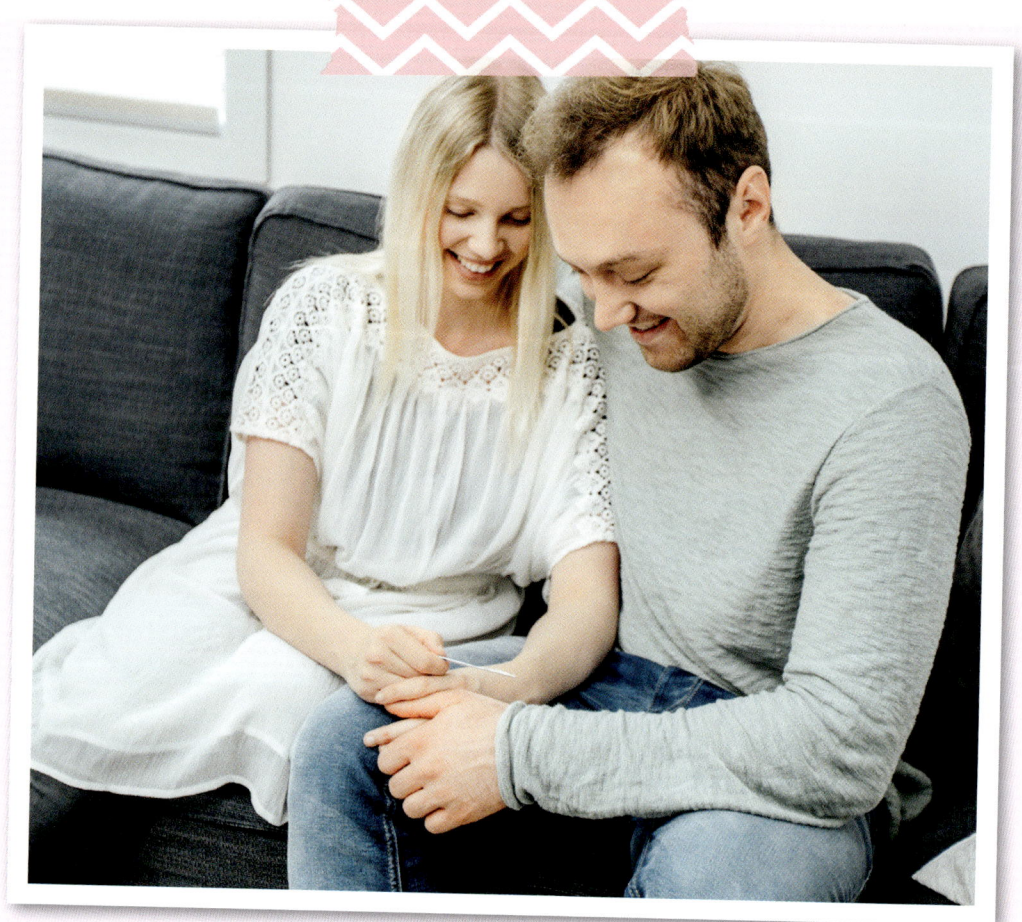

2. Monat

2. Monat * 5.–8. Woche * Herzchen schlägt *

Erster Ultraschall * Die ersten Beschwerden

Der 2. Monat – vom Zellhaufen zum Embryo

*

Im 2. Monat, der 5. bis 8. Schwangerschaftswoche (SSW), bewirkt die Natur wahre Wunder. Aus einem kleinen Zellhaufen entwickelt sich ein richtiger Embryo mit menschlichen Zügen und einem Herzschlag!

Dein Baby

Von der 5. bis zur 8. SSW wächst dein Baby von circa 2 mm auf etwa stolze 1,7 cm. Wahnsinn! Bereits in der 5. Woche entwickelt sich das Skelett und das zentrale Nervensystem. Eine Woche später kommen schon die Augen dazu und das Herz beginnt mit seinen ersten Schlägen. Ab der 7. Woche sind die Hände und Füße deines Babys bereits als kleine Paddel zu erkennen – so süß! Und es hat jetzt schon richtige Augen und Nasenlöcher, auch wenn es natürlich noch nicht sehen und atmen kann. Auch der Magen und Darm entwickelt sich jetzt und sein kleines Gehirn bildet sich weiter aus. In der letzten Woche des 2. Monats kommen dann die Öhrchen und die Stupsnase dazu. An den kleinen Paddelhänden und -füßen zeichnen sich einzelne Finger und Zehen ab. Was für ein Wunder!

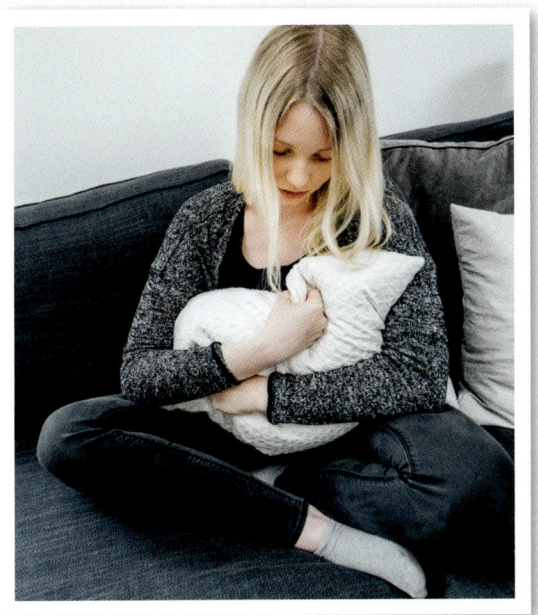

Die Mami

Auch bei dir passiert einiges, selbst wenn man dir die Schwangerschaft noch nicht ansieht. Der Hormonspiegel steigt, die Gebärmutter und Brüste wachsen und die Bauchwand verdickt sich. Ab der 5./6. SSW zeigt auch ein regulärer Schwangerschaftstest ein zuverlässiges Ergebnis. Jetzt setzen auch vermehrt Schwangerschaftssymptome, wie Übelkeit, Müdigkeit, Stimmungsschwankungen, Schlafprobleme und Harndrang, ein. Am Ende des 2. Monats hat deine Gebärmutter circa die Größe einer Grapefruit und vielleicht zwickt auch schon die Kleidung. Wichtig: Alle angegebenen Werte sind nur zur Orientierung und können sich von Frau zu Frau sehr unterscheiden.

Liebes Schwangerschaftstagebuch,

es ist wirklich wahr! Ich bin das zweite Mal in meinem Leben schwanger! Mein Frauenarzt hat mir heute die Schwangerschaft mit einem Ultraschallbild bestätigt. Unser Baby sieht aus wie ein kleiner Kokon, mit einem kleinen Herzchen, das schon ordentlich schlägt.

Ja, unser Krümel lebt!

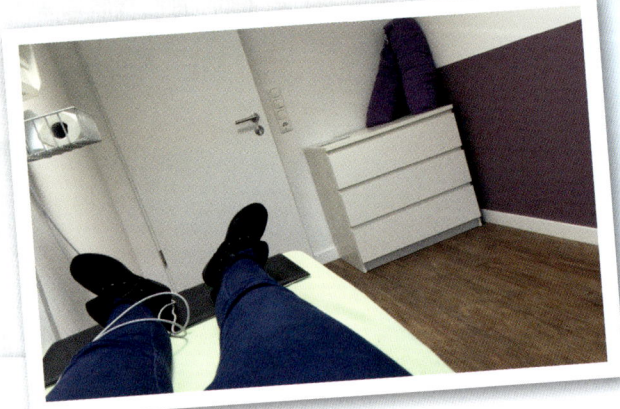

Diese Vorstellung, Leben in mir zu tragen, ist unbeschreiblich wunderbar. Der errechnete Entbindungstermin ist der 5. Mai 2016, wahrscheinlich wieder einer der schönsten Tage meines Lebens. Alex hat sich auch sehr über das Bild gefreut und kann es noch gar nicht wirklich glauben, bald Zweifach-Papa zu sein. Ich habe mir heute als Highlight meine erste Umstandshose gekauft. Mit dem ersten Babykleidungsstück werde ich aber noch bis nach der 13. SSW warten.

Mir geht es super - außer ein paar Beschwerden:

* Leichte Übelkeit am Morgen, besonders beim Zähneputzen
* Schwindel
* Müdigkeit
* Kurzatmigkeit
* Schweißausbrüche
* Keine Ausdauer, schnell außer Atem
* Aufgeblähter Bauch
* Schnell fettende Haare

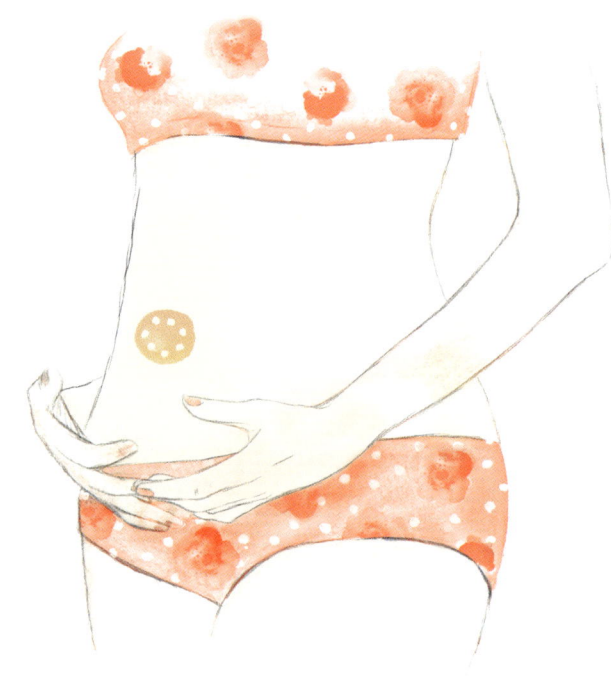

Mein Herz schlägt für dich

*

Der Moment, in dem ich das Herz meines Babys beim Ultraschall das erste Mal schlagen sah, war einfach unglaublich. Ich denke, diesen Moment vergisst keine werdende Mutter und kein Baldpapa jemals wieder, egal, ob es sich um das erste, zweite oder dritte Kind handelt.

Ich hatte meinen ersten Termin beim Frauenarzt in der 7. Woche. Natürlich kann man auch schon vorher gehen, aber ab dieser Woche ist auch wirklich was zu sehen – der Herzschlag!
Auf dem Ultraschallbild sah unser Krümel aus wie ein kleiner Shrimp, der sich in meiner Gebärmutter eingenistet hat. Ich war megaerleichtert, als ich das Herzchen pumpen sah. Nun wusste ich mit Gewissheit, dass erst einmal alles in Ordnung war. Mir ist im wahrsten Sinne des Wortes ein Stein vom Herzen gefallen. Für mich war der erste Termin immer der wichtigste, um wirklich schwarz auf weiß zu sehen und zu wissen: „Ja, du bist wirklich schwanger! Du bildest dir das nicht nur ein." Den ersten Termin habe ich ohne Alex gemacht, ihm abends zu Hause aber natürlich alles genau erzählt und das Ultraschallfoto gezeigt. Er hat sich genauso mega gefreut wie ich. Wenn ihr wollt, könnt ihr euren Partner zum ersten Termin natürlich auch mitnehmen – die meisten Frauenärzte haben nichts dagegen.

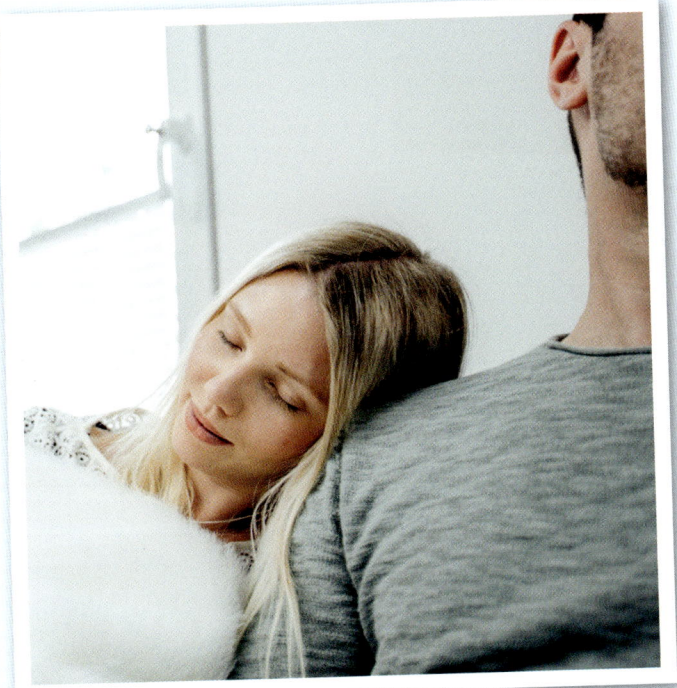

Unser Geburtstag

Der Frauenarzt konnte mir auch schon den errechneten Entbindungstermin (ET) nennen – unseren gemeinsamen Geburtstag sozusagen! Am 5. Mai sollte es so weit sein. Haltet euch nicht zu sehr an diesem genannten Datum fest. Da der Tag des zurückliegenden Eisprungs sowie der Empfängnis sich bei Feststellung einer Schwangerschaft nicht konkret festlegen lassen, wird der voraussichtliche Geburtstermin erst einmal geschätzt. Im weiteren Verlauf der Schwangerschaft kann er an den aktuellen Entwicklungsstand des Babys angepasst werden. In der Regel weicht der korrigierte Geburtstermin nur um wenige Tage vom ursprünglich geschätzten Datum ab. Übrigens kommen nur 4,5 Prozent aller Babys zum errechneten Termin auf die Welt.

Bitte beschweren Sie sich hier!

Natürlich will man sich über eine Schwangerschaft ganz zu Beginn nicht beschweren – schon gar nicht, wenn diese so sehr herbeigesehnt wurde wie unsere. Aber über die Schwangerschaftsbeschwerden schon.

Bei meiner zweiten Schwangerschaft war vieles wie bei der mit Leona und einiges total anders. Die meisten Symptome tauchten wieder auf, allerdings mit einer viel größeren Intensität. Das muss nicht bei allen Zweitgebärenden sein, aber bei mir war es so.

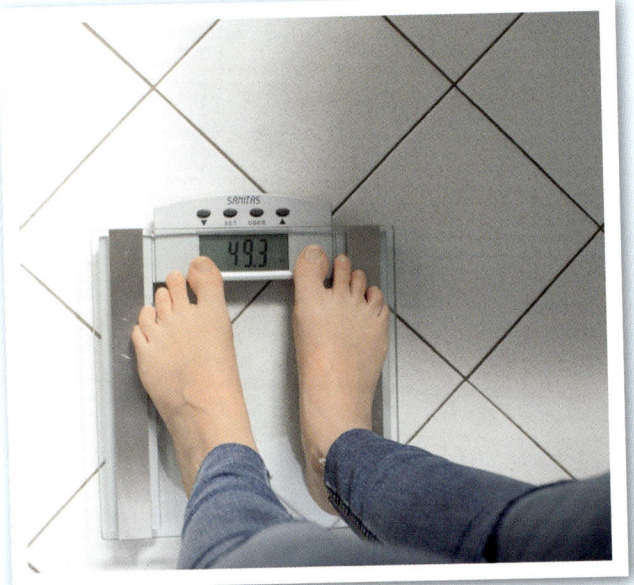

Hallo, Übelkeit!

Am schlimmsten traf mich dieses Mal die Übelkeit. Mir war anfangs morgens, dann morgens und abends und am Ende auch die ganze Nacht total übel. Ab der 8. Woche verbrachte ich viel Zeit vor der Toilettenschüssel. Schlimm war auch wieder das Zähneputzen – durch die 3 Minuten Putzzeit musste ich mich förmlich hindurch zwingen. Das war echt kein Spaß!

Eine Beschwerde kommt selten allein

Die Übelkeit war aber nicht mein einziges Schwangerschaftssymptom. Ich hatte außerdem mit Schwindel und vermehrtem Harndrang zu kämpfen. Außerdem war ich so megamüde und schlapp, wie bei Leona erst gegen Ende der Schwangerschaft.

Auch meine Stimmungsschwankungen waren anstrengend, nicht nur für mich. Sorry, Alex! Die große Ungewissheit, die über der Frühschwangerschaft liegt, diese Angst, dass doch noch etwas schiefgehen könnte, und die Tatsache, dass man das Kind noch nicht spüren kann, machten mich einfach superunruhig. Gott sei Dank ging alles gut und ab dem 4. Monat war es damit auch vorbei.

Ein weiteres unschönes Problem waren meine fettige Haut und fettigen Haare, die mich ärgerten. Ich bekam plötzlich Pickel und meine Haare sahen bereits nachmittags schon wieder ungewaschen aus. Mein Tipp: Trockenshampoo. Damit lässt sich Fettglanz im Haar beseitigen, ohne dass du es zu oft waschen musst.

Meine Heißhungerattacken unterschieden sich deutlich von denen der ersten Schwangerschaft. Bei Leona, der süßen Maus, musste es den ganzen Tag Schokolade und Süßkram sein. Dieses Mal wurde mir schon beim Gedanken an Schoki schlecht. Dafür war ich verrückt nach salzigem und deftigem Essen: nach Chips, Pommes, Eintöpfen, Wirsing, Kohlrouladen und jeder Menge Fleisch.

Hilfe gegen Übelkeit

Meine Übelkeit war so stark, dass ich in den ersten Wochen 3 Kilogramm abnahm. Damit ich meinen Alltag mit Arbeit, Haushalt und Leona noch bewältigen konnte, verschrieb mir der Arzt ein Mittel gegen Übelkeit. Das hat mir sehr geholfen. Trotzdem gilt: Medikamente in der Schwangerschaft immer nur nach ärztlicher Anweisung nehmen – egal, wie schlecht es euch geht!

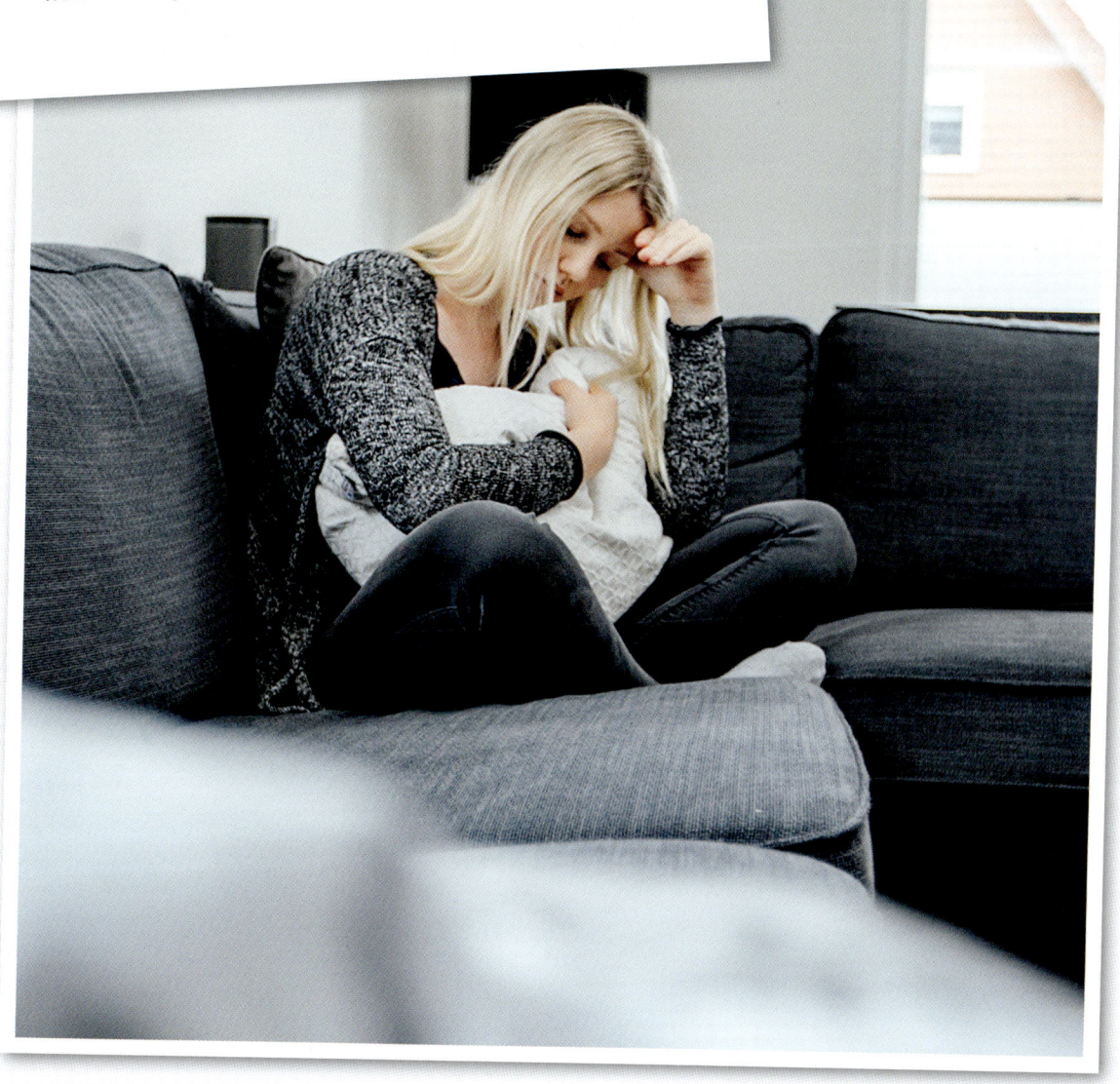

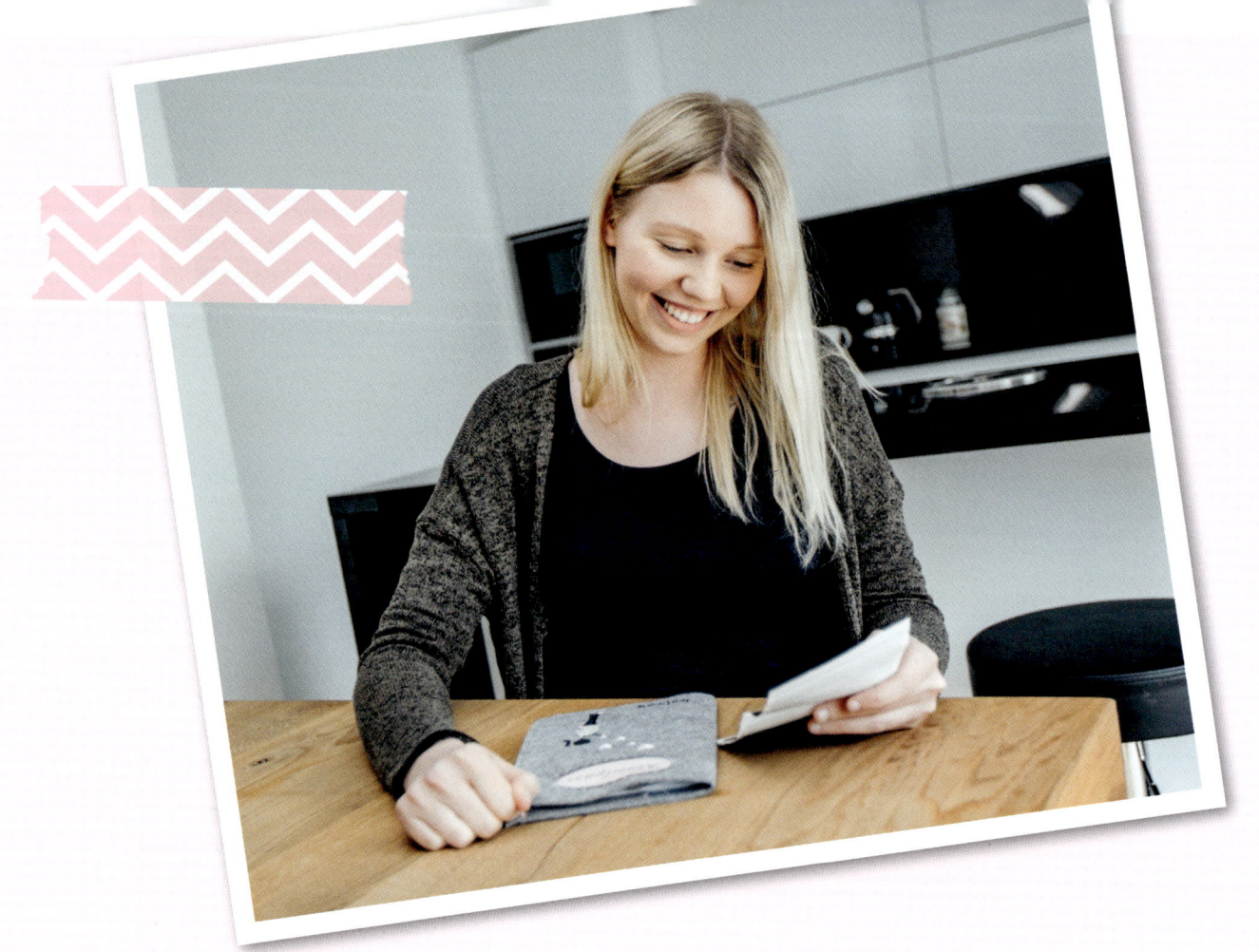

3. Monat

*3. Monat * 9.–12. Woche * Angst um das Ungeborene **

Tabus in der Schwangerschaft

Der 3. Monat – da bewegt sich was

*

Im 3. Monat, der 9. bis 12. SSW, kommt Bewegung ins Spiel – zumindest in deinem Bauch.

Dein Baby

Immer größer und größer wird der kleine Krümel in dir. In den 4 Wochen des 3. Monats wächst dein Baby um circa 2 bis 3 Zentimeter und legt 12 Gramm Gewicht zu. In der 9. SSW beginnt dein Baby, sich zu bewegen – auch wenn du davon noch nichts spürst. Es kann jetzt auch schon „in die Hände klatschen" und sein Kopf nimmt eine rundere Form an. Eine Woche später sind dann alle Organe angelegt und müssen nur noch ausreifen. Auch die Lippen sind nun zu erkennen – dein Baby sieht aus wie ein richtiger Mensch, in winzig klein! Ab der 11. SSW sind die Finger voll entwickelt und es bilden sich die Geschlechtsorgane. Bald erfährst du, ob du ein Mädchen oder einen Jungen bekommst. In der letzten SSW hat das Mübbelchen einen konstanten Baby-Herzschlag von etwa 120 bis 160 Schlägen pro Minute und bekommt sogar schon Haare und Nägel. Wie süß! Jetzt ist das Kleine nicht mehr zu halten, es kullert und purzelt wild herum und nutzt den vielen Platz, den es in deiner Gebärmutter noch hat.

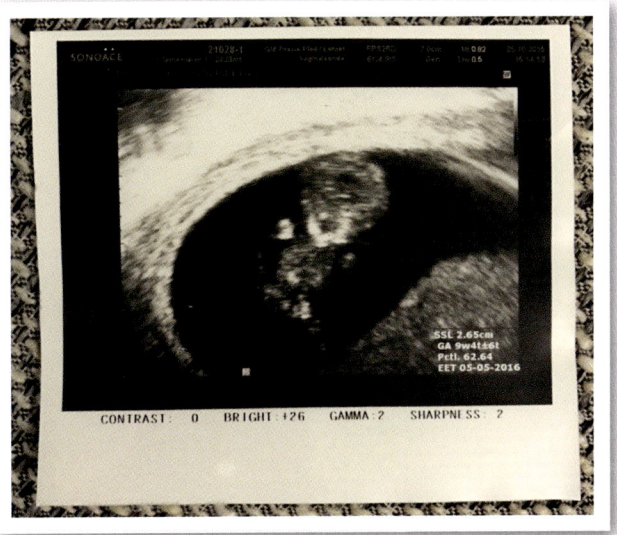

Die Mami

Dein Körper vollbringt während einer Schwangerschaft wahre Spitzenleistungen. Im 3. Monat beginnt sich, dein Blutvolumen zu erhöhen, die Gebärmutter wächst weiter und die Dehnung der Mutterbänder kann sich dabei mit einem schmerzhaften Ziehen im Unterleib bemerkbar machen. Leider sind die Wochen 9 bis 12 prall gefüllt mit unangenehmen Schwangerschaftsbeschwerden des ersten Trimesters: Haar und Haut fetten, Pickel sprießen, der Harndrang steigt, die Müdigkeit nimmt weiter zu, ebenso wie die Übelkeit. Aber keine Sorge, Hoffnung ist in Sicht: Bei den meisten werdenden Müttern erreichen die Symptome um die 12. Woche ihren Höhepunkt und lassen dann wieder nach. Viele Schwangere kaufen nun bereits ihre erste Umstandsmode – nicht weil der Bauch schon so groß wäre, sondern einfach weil sie bequemer sitzt.

Wichtig: Alle angegebenen Werte sind nur zur Orientierung und können sich von Frau zu Frau sehr unterscheiden.

Liebes Schwangerschaftstagebuch,

heute bin ich in die 13. SSW gerutscht. Ein großer Meilenstein ist geschafft! Das Risiko, mein ungeborener Schatz, Dich zu verlieren, ist nun rapide gesunken. Jetzt sind meine Ängste und Sorgen vergessen und ich kann mich komplett auf meine Schwangerschaft freuen. Ich bin so erleichtert, dass du Krümelchen es bis hierhin geschafft hast. Allerdings hast du es mir die letzten Wochen nicht leichtgemacht – mir ging es wirklich schlecht. Ich habe bereits 5 Kilogramm abgenommen durch das ständige Erbrechen. Aber mein Appetit ist immer noch gut. Zurzeit steht jeden Tag ein Nudelgericht auf meinem Speiseplan - in verschiedenen Variationen. Auch Leona sieht, dass es Mama derzeit nicht gut geht, und ist besorgt um mich. Ich sage ihr aber immer wieder, dass es mir bald besser geht. In meiner ersten Schwangerschaft hat sich die Übelkeit pünktlich mit der 13. SSW verabschiedet. Ich hoffe, dass ich auch dieses Mal bald erlöst bin. Auch meinen Einsatz in der Notaufnahme erleichtert die Übelkeit nicht gerade. Umso schöner, dass ich rücksichtsvolle Arbeitskollegen habe, die immer wieder betonen, ich soll regelmäßig Pausen machen.

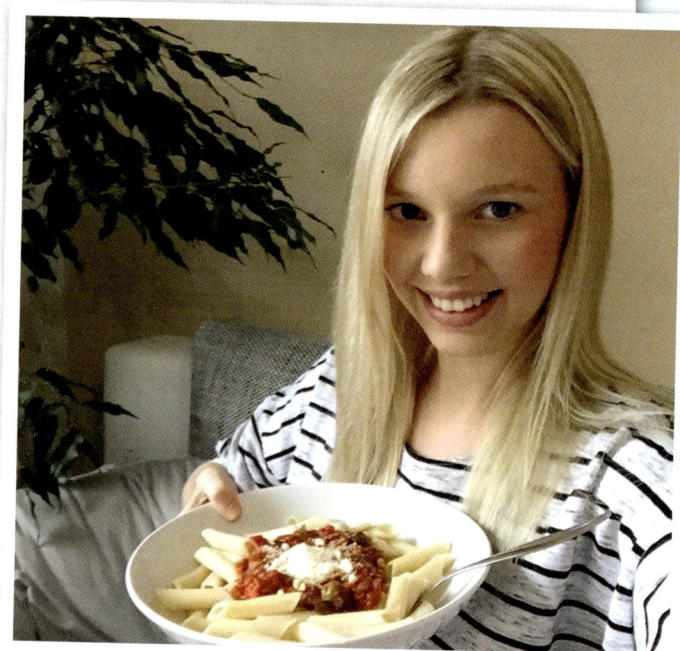

Meine Beschwerden:
* Starke Übelkeit (morgens und abends)
* Gewichtsverlust
* Müdigkeit
* Unreine Haut
* Schwere Beine

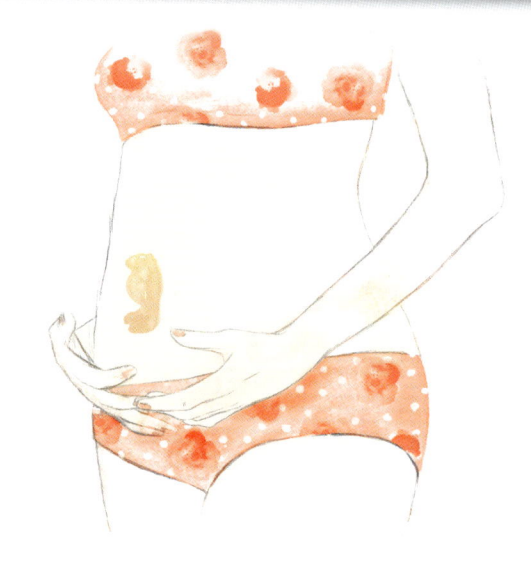

Ängste einer werdenden Mutter

*

Die ersten 3 Monate sind ein ständiges Auf und Ab der Gefühle. Man ist so unglaublich glücklich, dass es mit dem Schwangerwerden geklappt hat und ein Baby unterwegs ist. Gleichzeitig weiß man, dass in den ersten 12 Wochen das höchste Fehlgeburtsrisiko der gesamten Schwangerschaft besteht – das zehrt ganz schön an den Nerven. Meine Stimmung ist in dieser Zeit ständig Achterbahn gefahren, was besonders für Alex nicht einfach war. Auch wenn man sich selbst noch so oft sagt: „Alles wird gut!" – ständig nagt die Angst an einem. Da hilft nur, sich abzulenken, positiv zu bleiben und mit dem Partner über die eigenen Ängste zu sprechen.

Aus diesem Grund warten viele werdende Eltern bis nach der 13. SSW, bevor sie ihr Umfeld informieren oder die ersten Babysachen kaufen. Aber das muss jedes Paar für sich selbst entscheiden. Wir waren so happy über die erneute Schwangerschaft, dass wir unsere Eltern unbedingt sofort einweihen mussten, sonst wären wir geplatzt.

Ein Geschwisterchen für Leona

Unsere Eltern, die zukünftigen zweifachen Großeltern, haben wir dieses Mal auf besondere Weise eingeweiht. „Leona" hat ihnen einen süßen Brief geschrieben, in dem sie ihnen ganz stolz erzählt hat: „Ich bekomme ein Geschwisterchen!" Alle haben sich so sehr mit uns gefreut, dass sich unser Glück gleich noch einmal verdoppelt hat.

Auch besonders enge Freunde wurden von uns eingeweiht. Meistens merkt es die beste Freundin sowieso, da man auf einmal etwas anders isst, keinen Alkohol mehr trinkt oder nicht mehr raucht, öfters aufs Klo rennt und sich generell irgendwie anders verhält.

Als die 13. Woche endlich um war, konnten wir unsere Freude mit der ganzen Welt teilen. Was für eine Erleichterung!

Tabus in der Schwangerschaft

＊

Eine Schwangerschaft ist keine Krankheit, aber dennoch eine große Veränderung für deinen Körper. Wenn du keine Beschwerden hast, kannst du dein Leben fast weiterleben wie bisher, aber eben nur FAST. Denn einige wichtige Dinge sollte man schon beachten, wenn einem die eigene Gesundheit und vor allem die des ungeborenen Babys wichtig ist.

Meine absoluten No-Gos

Natürlich muss jede Mama für sich selbst entscheiden, was sie in der Schwangerschaft für richtig hält.

Für mich gibt es definitiv 2 große Tabus: Rauchen und Alkohol! Babys, die im Mutterleib Zigarettenkonsum ausgesetzt waren, kommen nachweislich mit im Durchschnitt kleinerem Geburtsgewicht zur Welt, haben öfters Gelbsucht und später öfter Allergien oder Asthma und die Mutter hat in der Schwangerschaft vermehrt mit Komplikationen zu kämpfen. Diese Folgen sind nicht einmal die schlimmsten, denn Nikotin in der Schwangerschaft kann auch zu Fehlentwicklungen beim Kind führen und das Risiko des plötzlichen Kindstod erhöhen. Auch das Nervengift Alkohol gelangt über das Blut und die Nabelschnur in den Kreislauf des Unge-

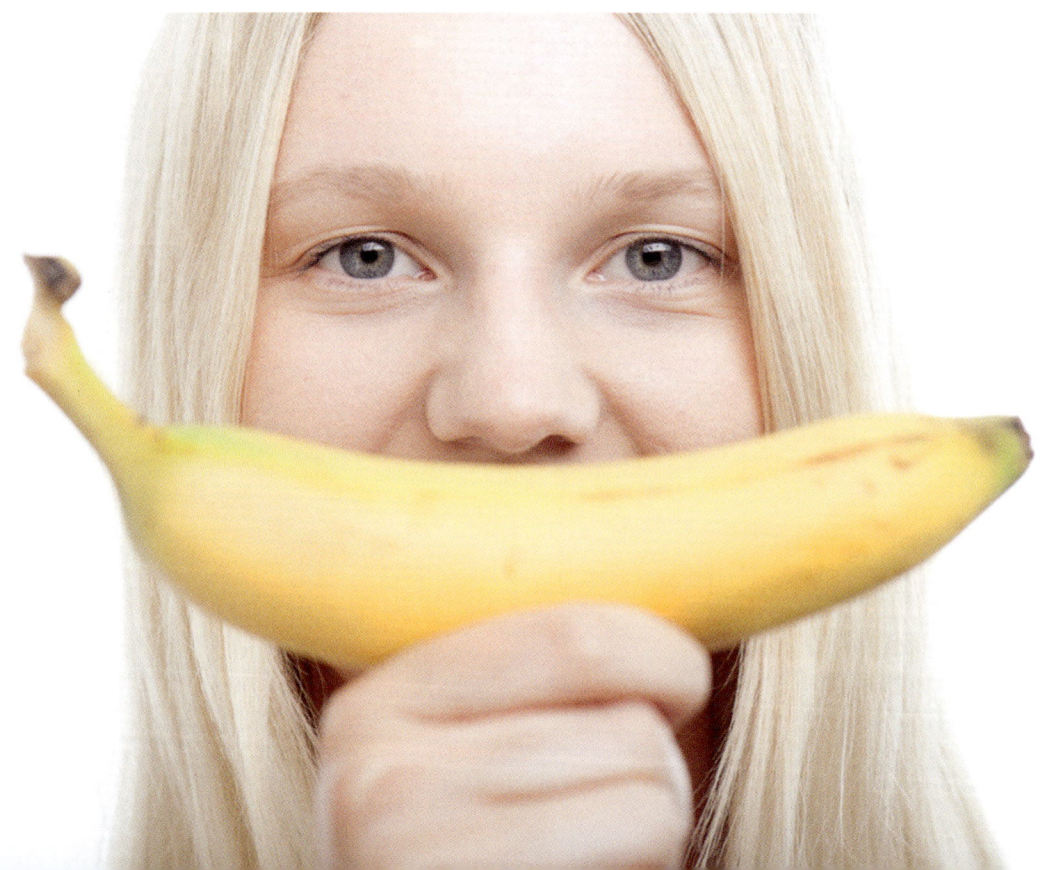

borenen und kann sich so negativ auf dessen Entwicklung auswirken. Gerade wenn es sich um eine geplante Schwangerschaft handelt, ist es empfehlenswert, wenn man sich bereits vor der Befruchtung von Zigaretten, Wein, Bier und Co. verabschiedet. Nicht schädlich für das Kind ist, laut meinem Frauenarzt, hingegen mein Lieblingsgetränk während der Schwangerschaft: Malzbier. Damit dürft ihr jederzeit anstoßen – Prost!

Von Pillen & Sex

Eine weitere heikle Sache während der Schwangerschaft ist die Einnahme von Medikamenten. Die meisten sind nicht an Schwangeren getestet und daher nicht freigegeben. Meine Empfehlung: Egal, ob es sich um ein verschreibungspflichtiges (z. B. Antibiotikum etc.) oder ein freiverkäufliches Medikament (z. B. Mittel gegen Sodbrennen etc.) handelt, kläre jede Einnahme mit deinem Frauenarzt ab. Auch bei rein pflanzlichen Mitteln.

Was in der Schwangerschaft hingegen völlig unbedenklich ist – sofern keine Komplikationen bestehen – ist Sex! Es spricht absolut nichts dagegen, sich mit dem Partner weiterhin zu vergnügen. Viele Schwangere berichten sogar, dass ihre Lust zugenommen hat und sie öfters zum Orgasmus kommen (der verstärkten Durchblutung sei Dank).

Weitere Dos & Don'ts

DO

* Sport wie Yoga, Schwimmen, Radfahren (Vorsicht bei Schwindel) etc.
* Haarefärben beim Friseur oder mit Naturfarben
* Autofahren (Wichtig: Gurt unterhalb des Bauchs)
* Fliegen von der 13. SSW bis zur 36. SSW (Reiseziel bedenken, z. B. Malariagebiete, zwischen der 28. und der 36. SSW ist ein ärztliches Attest erforderlich)

DON'T

* Kontaktsportarten wie Fußball, Kampfsport etc.
* Solarium (erhöhte Hautempfindlichkeit)
* Fliegen nach der 36. SSW (die meisten Airlines nehmen dich nicht mehr mit. Achtung bei längeren Reisen: Rückflugdatum checken!)
* Selber Haarefärben, denn auch die Testung verschiedener Naturfarben durch die Stiftung Ökotest hat in etlichen Produkten bedenkliche Inhaltsstoffe nachgewiesen

Guten Appetit!

✳

Das Baby isst, was du isst. Deshalb spielt die Ernährung in der Schwangerschaft eine so wichtige Rolle. Dabei geht es nicht nur um die Aufnahme der richtigen Nährstoffe, sondern auch um bestimmte Lebensmittel, die deinem Baby schaden können. Aber keine Angst – es gibt wirklich nur einige wenige wichtige Dinge zu beachten. Und natürlich entscheidet jede Mama selbst, wie sie ihren Speiseplan gestaltet.

Mein Speiseplan

Bis auf Heißhungerattacken habe ich mich während beider Schwangerschaften ausgewogen ernährt. Das fiel mir nicht besonders schwer, da ich generell recht gesund esse. Da ich wegen meiner Übelkeit in den ersten Monaten so stark abgenommen habe, gab es täglich Pasta mit verschiedenen Soßen – natürlich auch mit Gemüse. Fleisch habe ich in Maßen gegessen: Bei Baby Nummer 2 hatte ich unglaublichen Heißhunger auf Wurst, Braten und Steak, sodass ich mich hier ein bisschen zügeln musste. Mein einfacher Ernährungstipp: Esst viele Vollkornprodukte, Gemüse und Obst. Dazu etwas Fleisch und Fisch. Hin und wieder darf es auch Süßkram und Fettiges sein.

Toxo-was?

Eine durch bestimmte Nahrungsmittel übertragbare und für das Ungeborene gefährliche Krankheit ist die Toxoplasmose. Diese wird durch einen Parasiten hervorgerufen, der in rohem Fleisch vorkommen kann. Deshalb sollten Schwangere auf rohe Fleischwaren, wie Schinken, Salami oder Mett, verzichten und auch Fleisch nur gut durchgebraten essen. Ich habe mich bis auf eine Ausnahme bei beiden Schwangerschaften an diese Empfehlung gehalten: Auf Salami konnte ich einfach nicht verzichten! Achtung, Katzenbesitzer: Toxoplasmose wird auch durch Katzenkot übertragen!

Vorsicht bei Fisch und Käse

Weitere Gefahrenquellen bilden roher Fisch, rohe Eier und Rohmilchkäse. Wenn nicht mehr ganz frisch können die ersten beiden Salmonellen bein-

Und was ist mit Kaffee?

Ohne Kaffee kann ich nicht in den Tag starten. Gut, dass mein Frauenarzt mir grünes Licht gegeben hat. Circa 2 Tassen pro Tag sind in Ordnung. Das gilt auch für schwarzen und grünen Tee. Vorsicht übrigens bei bestimmten Kräutertees (Himbeerblätter etc.), die wehenfördernd sind. In Zweifelsfällen immer deine Hebamme fragen. Hebammen sind nicht nur für die Betreuung nach der Geburt zuständig, sondern beantworten auch Fragen und geben Tipps während der Schwangerschaft.

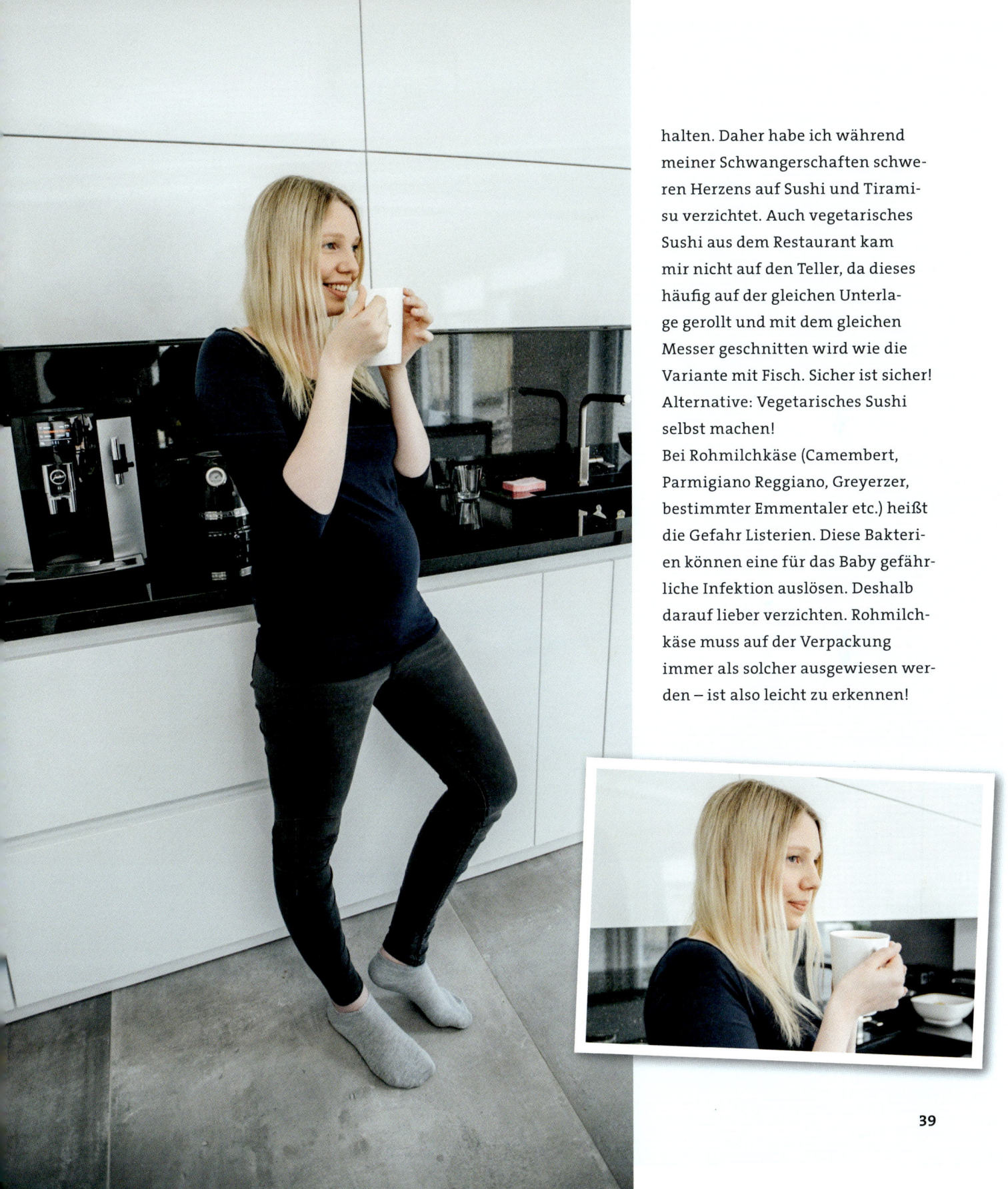

halten. Daher habe ich während meiner Schwangerschaften schweren Herzens auf Sushi und Tiramisu verzichtet. Auch vegetarisches Sushi aus dem Restaurant kam mir nicht auf den Teller, da dieses häufig auf der gleichen Unterlage gerollt und mit dem gleichen Messer geschnitten wird wie die Variante mit Fisch. Sicher ist sicher! Alternative: Vegetarisches Sushi selbst machen!

Bei Rohmilchkäse (Camembert, Parmigiano Reggiano, Greyerzer, bestimmter Emmentaler etc.) heißt die Gefahr Listerien. Diese Bakterien können eine für das Baby gefährliche Infektion auslösen. Deshalb darauf lieber verzichten. Rohmilchkäse muss auf der Verpackung immer als solcher ausgewiesen werden – ist also leicht zu erkennen!

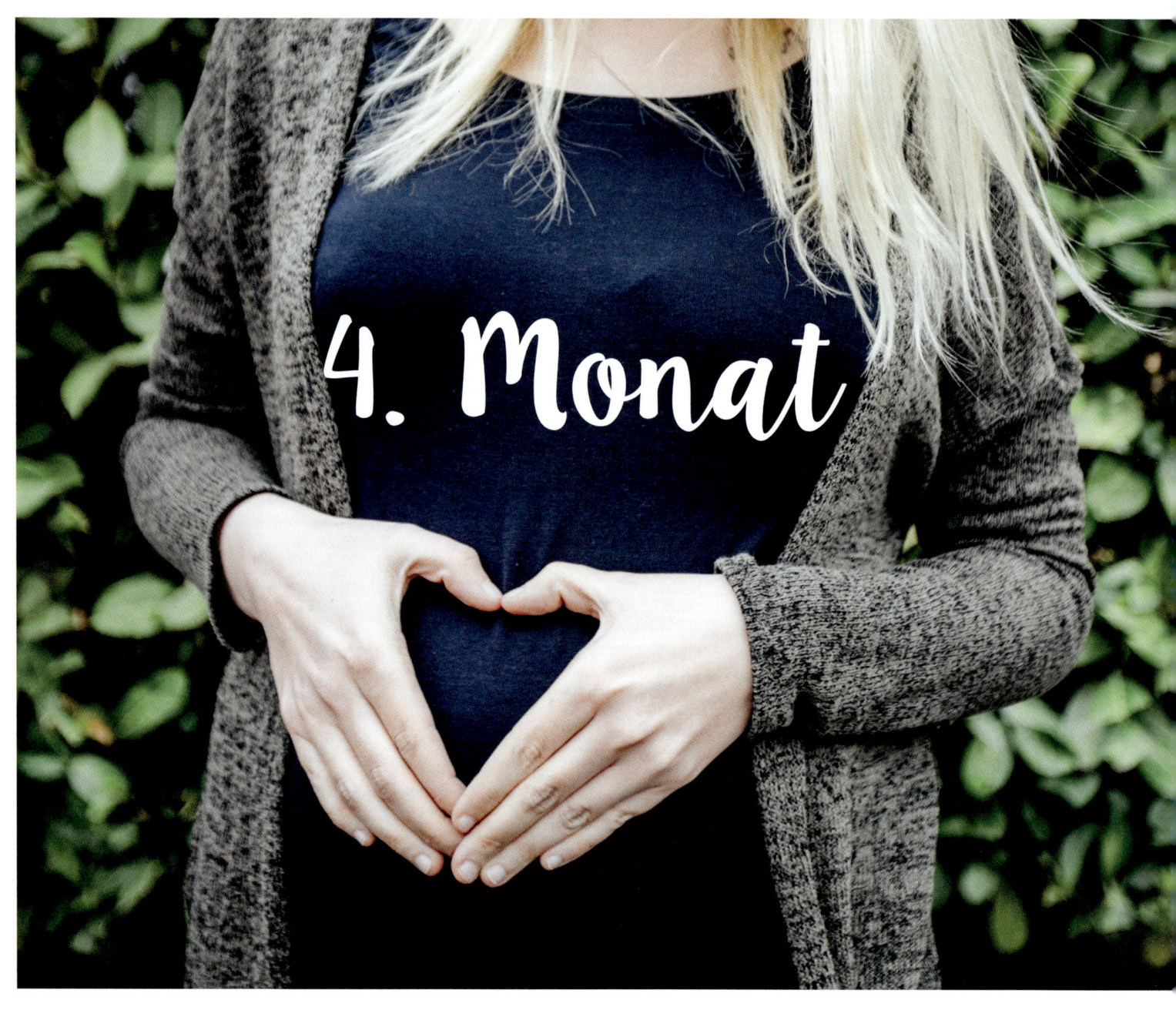

4. Monat * 13.–16. Woche * Es geht bergauf! *
Babybauch wächst * Erste Tritte

Der 4. Monat – willkommen im zweiten Trimester

*

Für viele Frauen beginnt die Schwangerschaft erst richtig mit dem 4. Monat (13. bis 16. SSW). Jetzt darf man es nicht nur allen erzählen, nun zeigen sich auch äußerlich die ersten körperlichen Veränderungen. Jetzt bist du wirklich schwanger!

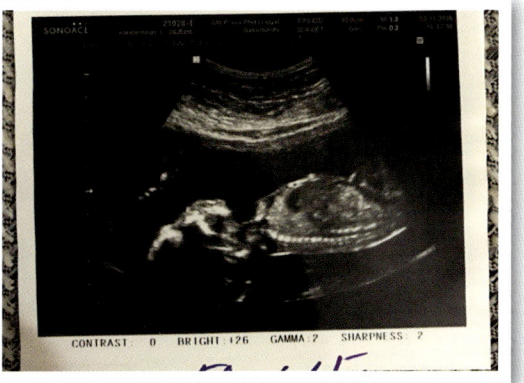

Dein Baby

Und wieder macht das kleine Menschlein einen riesigen Wachstumsschub – um ungefähr 5 Zentimeter. Damit hat es sich einfach mal so verdoppelt. Unglaublich! Beim Gewicht legt es sogar noch mehr zu und wiegt am Ende des 4. Monats stolze 80 Gramm. Mit der 13. SSW endet das erste Trimester und das Risiko einer Fehlgeburt sinkt drastisch. Das Baby übt ab der 14. SSW das Atmen und trinkt fleißig Fruchtwasser, das es über die Nieren wieder ausscheidet. Aber keine Angst, dein Fruchtwasser erneuert sich ständig. Auch den Daumen entdecken manche Babys jetzt schon für sich und nuckeln fleißig daran. Das Geschlecht ist im Ultraschall – bei richtiger Lage – deutlich zu erkennen, aber dein Arzt darf es dir erst nach Ende der 12. SSW mitteilen. Noch ein kleines bisschen Geduld also!

Die Mami

Die unsichtbaren und unangenehmen Symptome lassen langsam nach. Dafür tauchen die ersten sichtbaren Anzeichen deiner Schwangerschaft auf – wie aufregend! Ab der 13. SSW lässt sich die Gebärmutter deutlich von außen ertasten und wandert langsam vom Beckenboden nach oben in Richtung Bauch. Übelkeit und Stimmungsschwankungen lassen nach und so langsam steigt auch der Zeiger auf der Waage. Bis zum Ende der 16. SSW haben viele Schwangere etwa 3 bis 5 Kilogramm zugenommen. Ab der 14. SSW fangen bei manchen neue Beschwerden an: Schlaflosigkeit, Verstopfung, Unruhe, Müdigkeit. Dafür sorgen die ersten Wassereinlagerungen für einen schönen, straffen Teint im Gesicht! Weitere sichtbare Zeichen: Die Brüste wachsen und die Brustwarzen färben sich dunkler.

Wichtig: Alle angegebenen Werte sind nur zur Orientierung und können sich von Frau zu Frau sehr unterscheiden.

Liebes Schwangerschaftstagebuch,

endlich geht es bergauf! Meine Übelkeit ist fast weg und schränkt mich in meinem Mama-Alltag nicht mehr ein. Ich habe wieder mehr Kraft und Zeit für Leona. Und ich glaube, ich habe das erste Mal unseren kleinen Krümel gespürt. Da ich dieses Mal keine Vorderwandplazenta habe, kann ich **dich** besser spüren. Es fühlt sich an wie kleine Seifenblasen, die zerplatzen. Oder als ob ich viele kleine Schmetterlinge in meinem Bauch habe. Es ist einfach unbeschreiblich schön! Die Tage in der Notaufnahme sind zunehmend einfacher für mich zu bewältigen. Man sieht mir mein Glück an und langsam wölbt sich mein Bauch nach außen. Ich bin schon gespannt, mein ungeborener Krümel, ob **du** ein Junge oder ein Mädchen bist. Mein Herz sagt mir, **du** bist ein Mädchen!

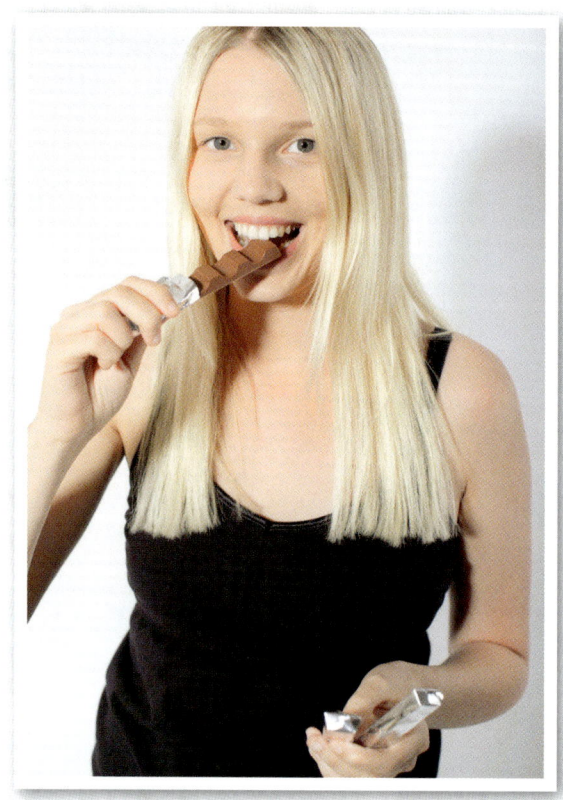

Beschwerden:

* Kreislauf
* Heißhunger auf Schokolade
* Juckreiz der Haut

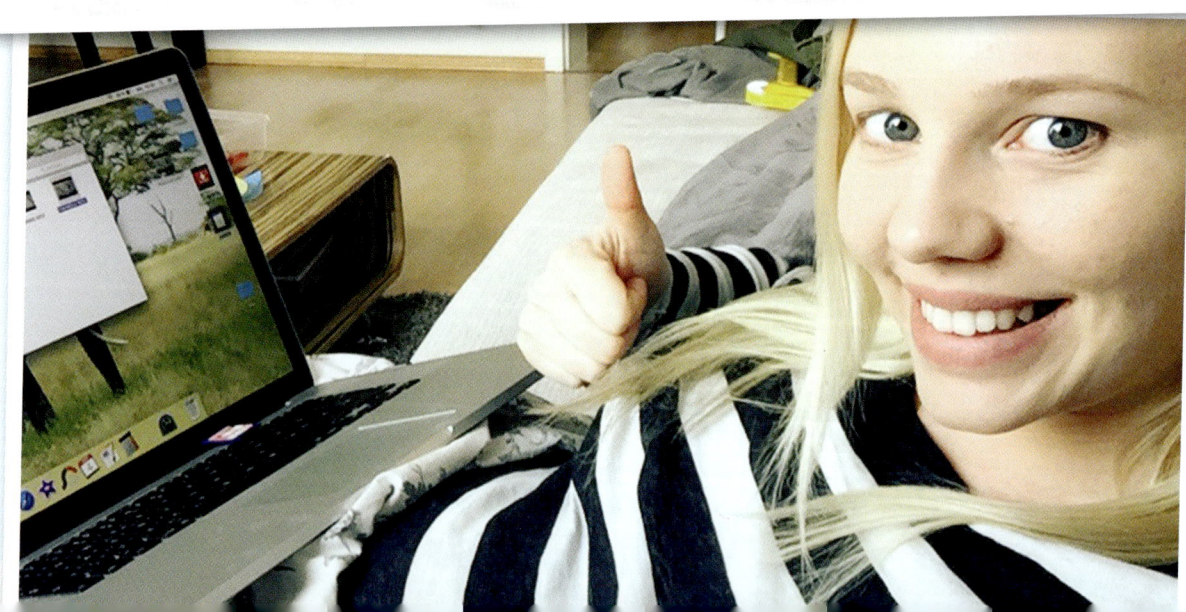

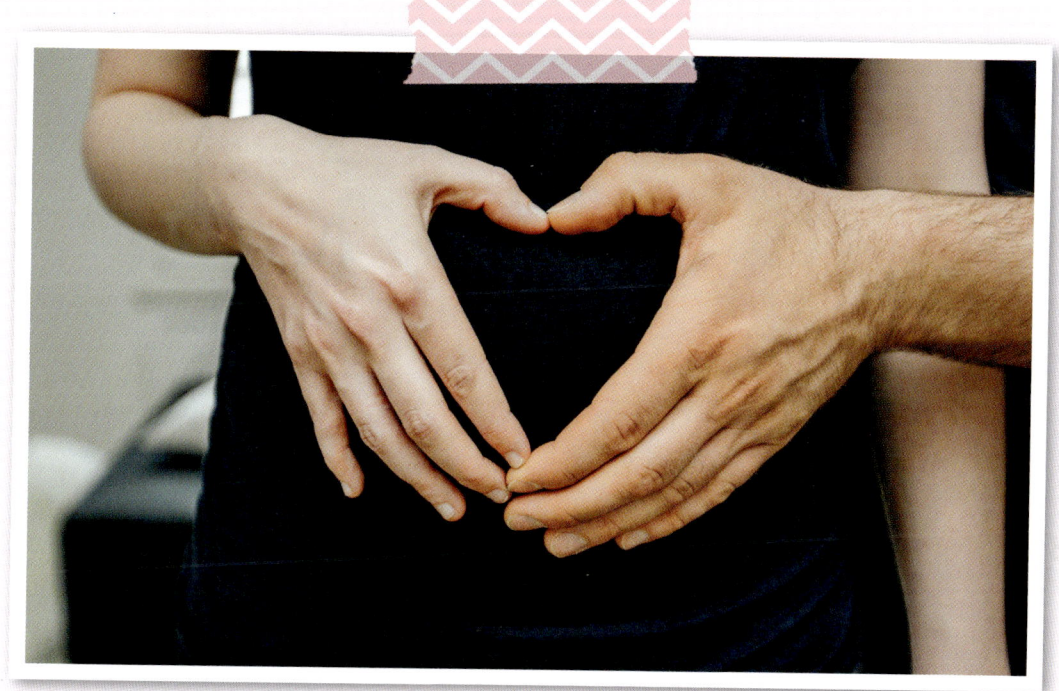

Da wölbt sich was!

＊

Ab dem 4. Monat zeigt sich endlich das deutlichste Schwangerschaftsanzeichen: Der Bauch wölbt sich! Das Wachstum des Bauchs ist nicht bei allen Frauen gleich – bei manchen zeigt sich schon im 4. Monat ein deutliches Bäuchlein, während bei anderen erst im 5. oder gar 6. Monat etwas zu sehen ist.

Vom Ei zum Fußball

Bei meiner zweiten Schwangerschaft konnte ich ab Mitte des 4. Monats ein deutliches Bäuchlein sehen. Wie toll! Zumeist zeigt sich bei Zweitgebärenden früher eine Rundung als bei Erstgebärenden, was häufig mit der Vordehnung des Gewebes durch die erste Schwangerschaft erklärt wird.

Die Entwicklung der Gebärmutter (Uterus) läuft während der Schwangerschaft immer gleich ab. Zu Beginn der Schwangerschaft, wenn sich das befruchtete Ei einnistet, hat sie ungefähr die Größe eines Eies. Der Uterus sitzt noch tief, auf Höhe der Schamhaare. Mit jeder Woche wächst die Gebärmutter und schiebt sich nach oben in Richtung Bauchnabel. Dabei rutschen die anderen Organe zur Seite, um Platz zu machen. Am Ende der Schwangerschaft hat die Gebärmutter die Größe eines kleinen Medizinballs und wiegt etwa 1 Kilogramm.

Verflixte Dehnungsstreifen

Im Bauch der Mama ist nur begrenzt Platz, egal, wie sehr die anderen Organe zusammenrücken. Irgendwann reicht der Platz nicht mehr aus und der Bauch beginnt, sich nach außen zu wölben. Dabei drückt der Uterus immer stärker von innen gegen die Bauchdecke und dehnt sie – die Ursache für die gefürchteten Schwangerschafts- bzw. Dehnungsstreifen (Striae).

Deine Mama-Orden

Manche Frauen nennen ihre Dehnungsstreifen liebevoll „Mama-Orden", die sie sich damit verdient haben, dass ein wundervolles neues Wesen in ihnen herangewachsen ist. Das ist eine tolle Sicht auf die Dinge. Aber seien wir einmal ehrlich – niemand will Schwangerschaftsstreifen! Denn im Gegensatz zu vielen anderen Begleiterscheinungen in der Schwangerschaft verschwinden die Streifen nach der Geburt nicht wieder. Dehnungsstreifen entstehen, wenn die Haut überdehnt wird, also dem Druck nicht mehr gewachsen ist und reißt. Es entstehen feine Risse im Unterhautgewebe. Anfänglich sind sie rötlich, da die Blutgefäße durchschimmern.

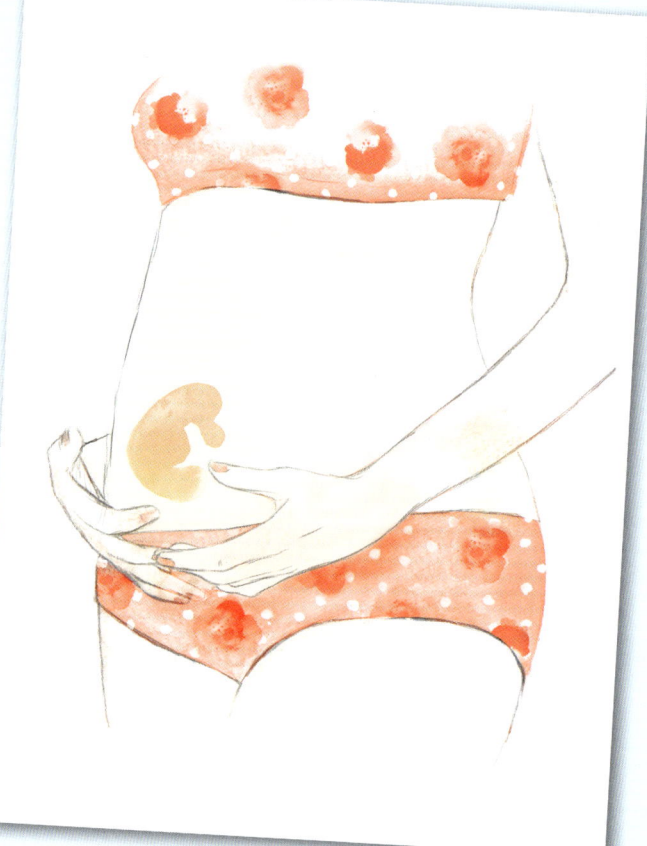

Dann vernarben sie und werden weiß. Solltest du Dehnungsstreifen bekommen, bist du damit nicht alleine: 60 bis 90 Prozent aller Schwangeren bekommen sie. Ich habe auch welche!

Gestreiftes Erbe

Ob du Schwangerschaftsstreifen bekommst oder nicht, hängt von verschiedenen Faktoren ab: Zum einen davon, wie schnell dein Bauch wächst – je schneller, desto weniger Zeit hat die Haut der Bauchdecke sich zu dehnen. Zum anderen von deinem Alter – bei jüngeren reißt die Haut schneller als bei älteren (Ü30) Schwangeren. Angeblich liegt dies am im Bindegewebe enthaltenen Kollagen, welches bei jungen Frauen noch instabil ist. Der Hauptfaktor: die Gene! Ob deine Haut mehr oder weniger dehnbar ist, liegt in deinen Genen. Wenn du vor oder zu Beginn deiner Schwangerschaft einen Blick in die Zukunft werfen möchtest, frag einfach deine Mutter, ob sie Dehnungsstreifen bekommen hat – wenn ja, kannst du mit großer Wahrscheinlichkeit auch damit rechnen!

Dehnungsstreifen vorbeugen

Wenn du die Veranlagung hast, kannst du den Streifen kaum entkommen, aber es gibt Mittel und Wege, ihre Intensität zu mindern:

* Täglich cremen und ölen (spezielle Schwangerschaftsöle)
* Tägliche Massage (in Kombi mit den Ölen)
* Straffende Wechselduschen
* Peeling (2 x wöchentlich)
* Viel Bewegung
* Gesunde Ernährung mit viel Vitamin E
* Viel Trinken
* Stützende Wäsche tragen (vor allem BHs)

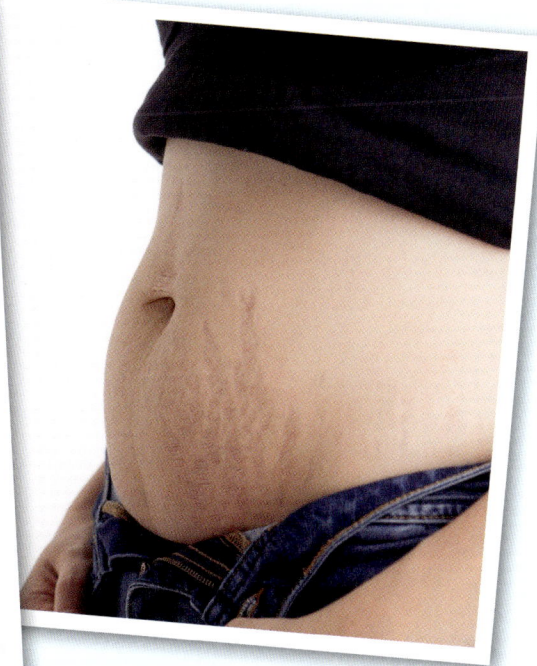

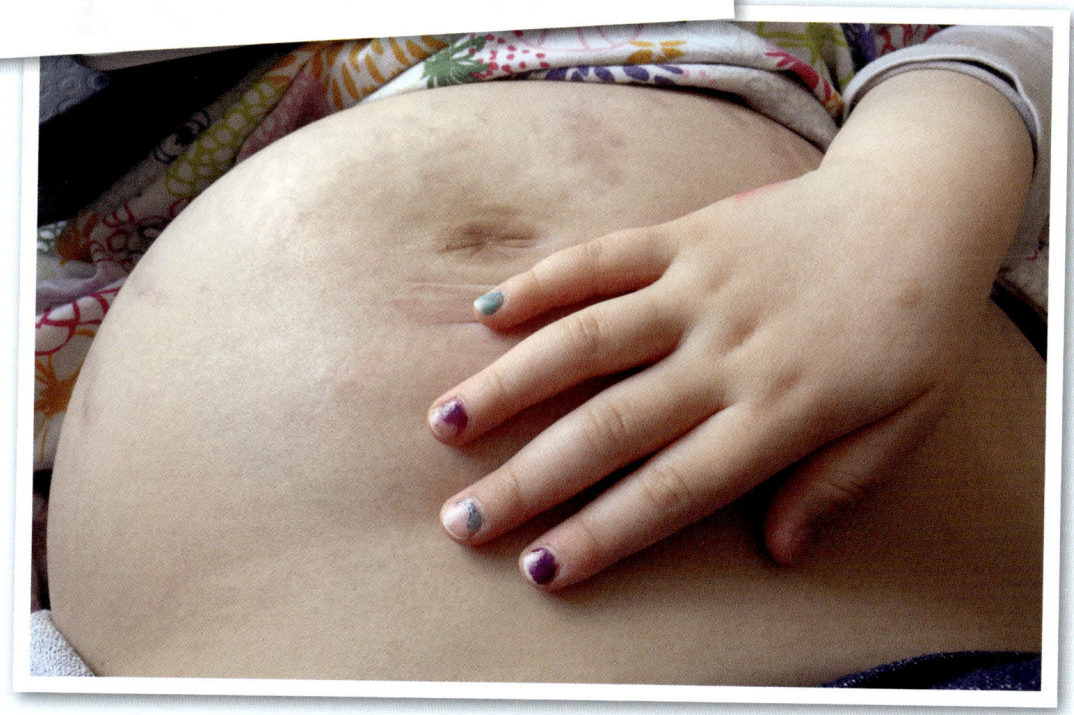

Schmetterlinge im Bauch

*

Dein Baby bewegt sich schon lange in deinem Bauch, bevor du es spüren kannst. Und bis es von außen von dir oder deinem Partner fühlbar ist, vergehen noch einmal einige Wochen. Aber ab wann kannst du nun mit spürbaren Kindsbewegungen rechnen?

Von Mama zu Mama verschieden

Wann du deinen Krümel das erste Mal spüren kannst, ist von verschiedenen Dingen abhängig. In der zweiten Schwangerschaft nehmen Mütter ihre Babys häufig früher wahr. Das hat vor allem damit zu tun, dass sie wissen, worauf sie achten müssen und wie es sich anfühlt.

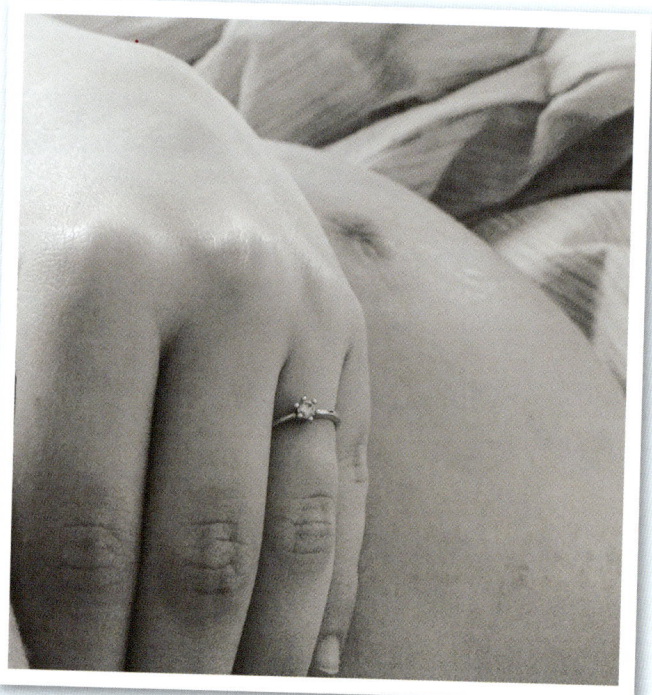

Bei mir war es dieses Mal schon im 4. Monat, um die 15. SSW, so weit. Es fühlte sich an wie 1.000 Schmetterlinge im Bauch oder wie viele platzende Seifenblasen. Einfach unbeschreiblich schön! Auch wenn du dieses aufregende Erlebnis gerne mit deinem Partner teilen möchtest – dieser besondere erste Moment der Kontaktaufnahme gehört nur dir und deinem Baby!

Da regt sich was!

Ab der 8. Woche bewegt sich der Embryo in dir – Woche für Woche mehr. Aber erst ab einer bestimmten Größe hat er auch genug Kraft, um sich bei dir bemerkbar zu machen. In der Regel kannst du davon ausgehen, dass du dein Baby ab der 20. SSW spüren kannst. Aber keine Sorge, wenn es bei dir noch etwas auf sich warten lässt. Auch das ist völlig normal, sofern dein Frauenarzt nichts anderes sagt.

2 Punkte können beeinflussen, ob du dein Kind früher oder später spürst: Eine Vorderwandplazenta (Plazenta zur Bauchdecke hin) dämpft Kindsbewegungen in der Wahrnehmung. Außerdem haben dünnere Frauen eine größere Chance, ihr Baby früher zu spüren. Dies ist jedoch kein Grund, während der Schwangerschaft zu hungern. Denn damit würdest du die Gesundheit deines Kindes aufs Spiel setzen.

Sei also nicht traurig, wenn du im 4. Monat noch nichts spüren kannst. Das ist völlig normal. Bald wird sich auch dein süßes Würmchen bemerkbar machen!

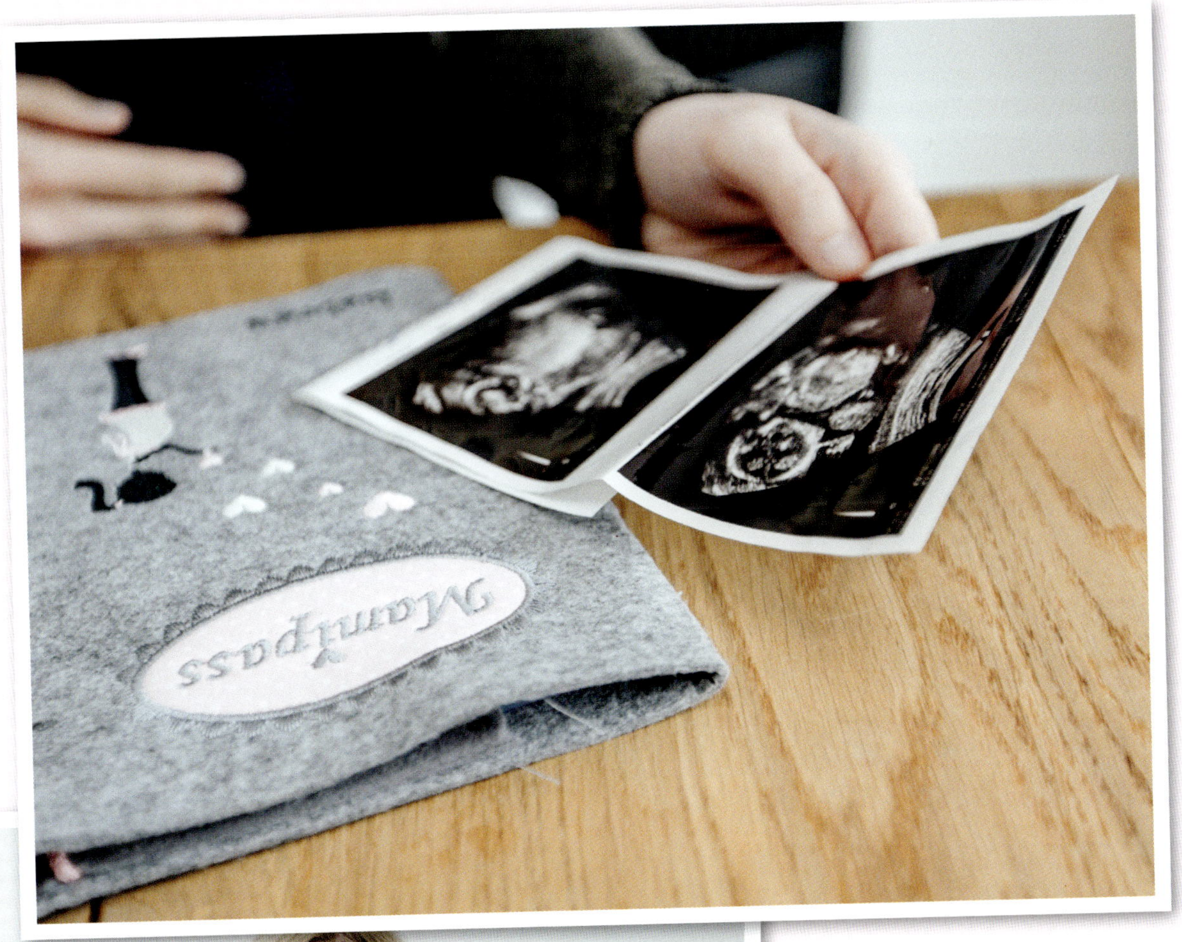

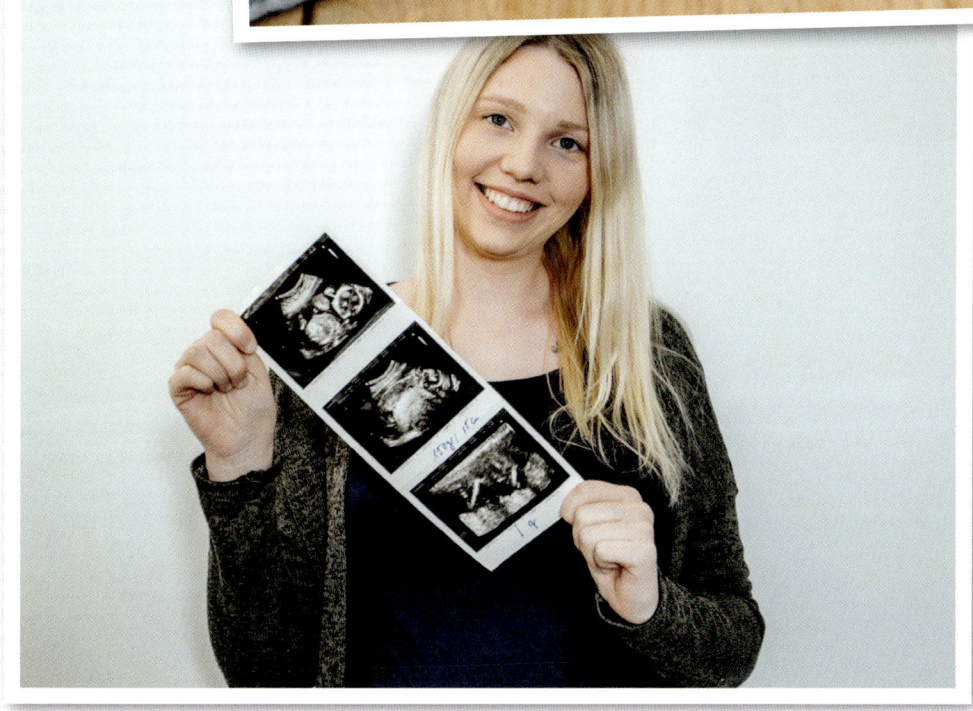

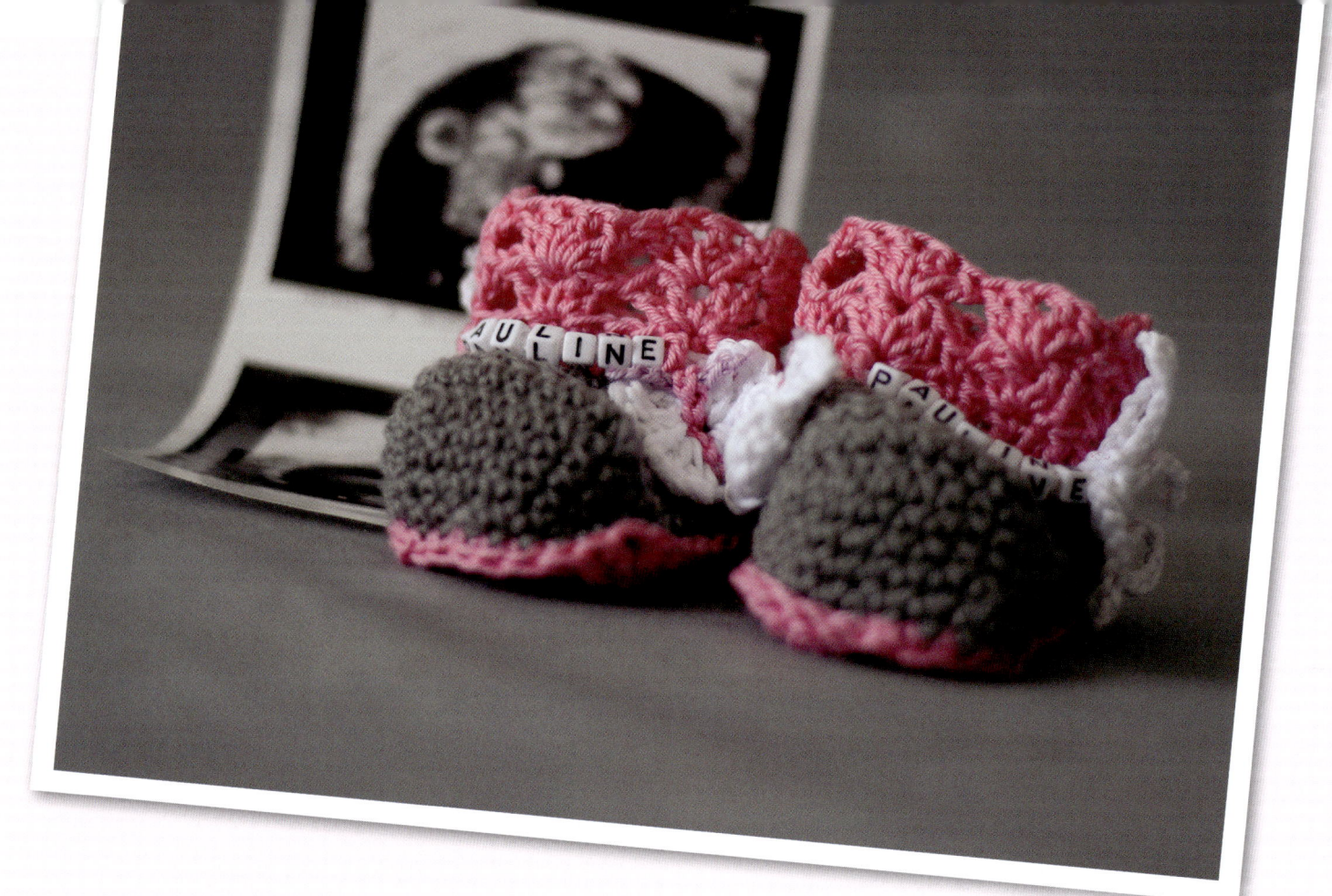

5. Monat

5. Monat * 17.–20. Woche * Endlich Halbzeit *
Outing Geschlecht

Der 5. Monat – endlich Halbzeit!

*

Von der 17. bis zur 20. SSW ist ein guter Zeitpunkt, um noch einmal mit dem Partner in den Urlaub zu fahren – nur ihr 2! Jetzt haben die meisten Schwangeren die Strapazen der ersten 3 Monate überstanden und die Schwangerschaft ist noch nicht so weit fortgeschritten, dass Reisen zu anstrengend ist. Wenn das Baby erst einmal da ist, heißt es für sehr lange Zeit nur noch: Reisen zu dritt! Was natürlich auch superschön ist!

Dein Baby

Dein Mini-Me kann in der 17. Woche schon greifen und reckt und streckt sich immer weiter. Anfang des 5. Monats ist er oder sie circa 11 Zentimeter groß. In der 20. SSW dann um die 15 Zentimeter. Sein bzw. ihr Gewicht liegt am Ende des 5. Monats bei 200 Gramm. Ab der 18. SSW wächst dein Baby etwas langsamer – sonst wäre es bei der Geburt viel zu groß. Wenn ihr das Geschlecht eures Babys bis jetzt noch nicht wisst, kann es euch dein Frauenarzt bei der nächsten Untersuchung mitteilen. Es sei denn, euer Schatz spielt nicht mit und versteckt die hinweisgebenden Körperteile.

Mit der 19. SSW verfeinert das Baby seine Sinne: Es reagiert jetzt auf Geräusche und seine Augen auf Helligkeit. In der letzten Woche des 5. Monats überziehen die Hautdrüsen deines Babys es mit der sogenannten Käseschmiere, die es vor dem Fruchtwasser schützt. Die einzelnen Hautschichten bauen sich weiter auf und dein Baby beginnt, sich eine Fettschicht zuzulegen. Das ist wichtig, damit es nach der Geburt – außerhalb der wohltemperierten Gebärmutter – nicht friert.

War da was?

Als Schwangerschaftsdemenz wird die verstärkte Vergesslichkeit während der Schwangerschaft und von Müttern direkt nach der Geburt bezeichnet. Durch hormonelle Prozesse im Körper kommt es zu Gedächtnisstörungen, die einige Zeit nach der Geburt von alleine wieder verschwinden.

Die Mami

Gratulation! Mit der 20. SSW hast du die Halbzeit deiner Schwangerschaft erreicht. Wahrscheinlich spürst du immer noch die Dehnung deiner Mutterbänder als Ziehen im Unterleib. Dafür lässt bei vielen ab der 17. SSW der Harndrang etwas nach. Aber freu dich nicht zu früh. Wenn das Baby gegen

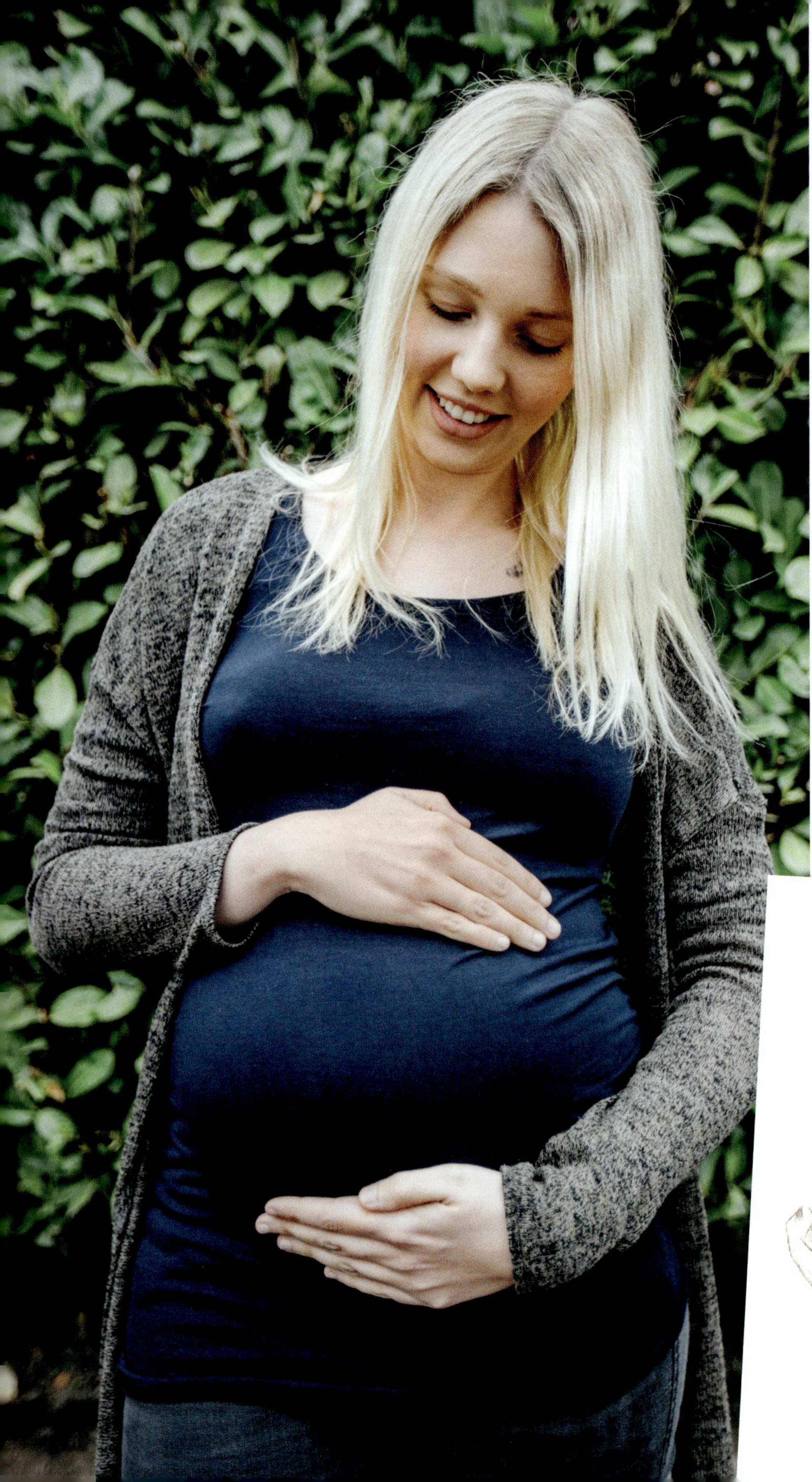

Ende der Schwangerschaft auf die Blase drückt, kommt der verstärkte Harndrang zurück. Mit dem wachsenden Baby und Bauch bekommen viele Frauen Rückenschmerzen. Auch wird es langsam schwieriger, eine bequeme Schlafposition zu finden. Natürlich legen auch deine Brüste noch einmal zu. Mein Tipp: Um das Bindegewebe deiner Brust zu stützen, unbedingt einen passenden BH kaufen – das kann auch schon ein Still-BH sein. Weitere Symptome: Schwindel, verstopfte Nase, Kopfschmerzen und Vergesslichkeit (Schwangerschaftsdemenz).

Wichtig: Alle angegebenen Werte sind nur zur Orientierung und können sich von Frau zu Frau sehr unterscheiden.

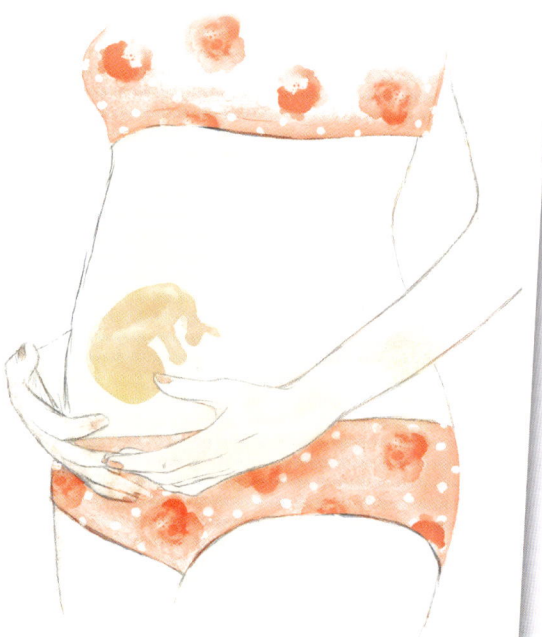

Liebes Schwangerschaftstagebuch,

mein Schatz in meinem Bauch, **du bist ein Mädchen**.
Beim letzten Ultraschall hat mir mein Frauenarzt
gesagt, dass wir ein zweites Mädchen bekommen.
Papa, Leona und ich freuen uns so sehr auf dich.
Jetzt kann endlich das Shoppen losgehen, mein
Nestbautrieb hat auch schon eingesetzt. Ich habe
heute wieder gesehen, wie groß du geworden bist.
Im dritten Ultraschall konnte ich schon etwas von
deinem Gesicht sehen. Du bist das schönste Baby
auf dieser Welt. Nun ist die Schwangerschaft nicht
mehr zu übersehen: Außenstehende sprechen mich
auf meine Babykugel an. Die Hälfte der Schwangerschaft haben wir schon geschafft - endlich Halbzeit. Langsam drückst du mir mit deinem Gewicht
auch schon auf die Harnblase.

Beschwerden:
* Kurzatmigkeit
* Einschlafprobleme
* Erhöhter Harndrang

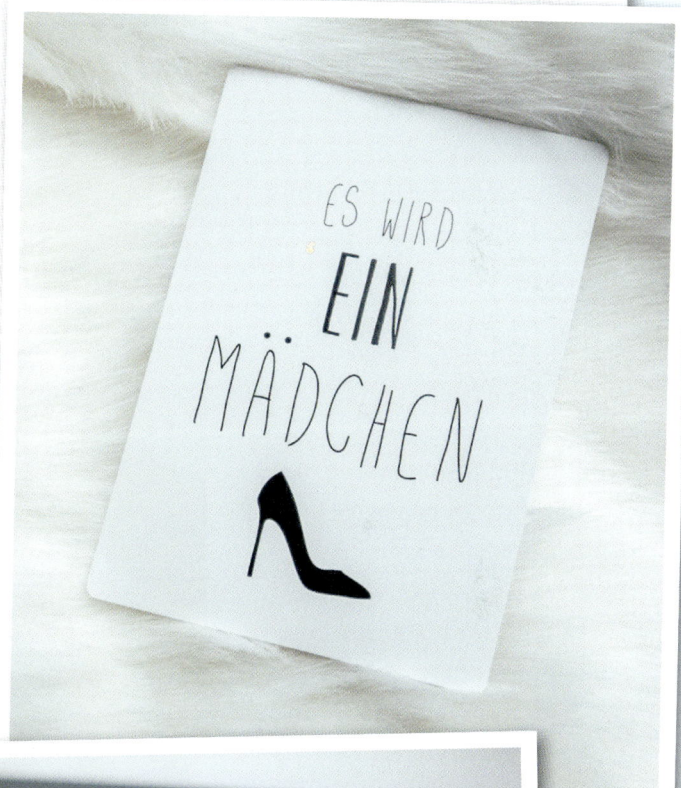

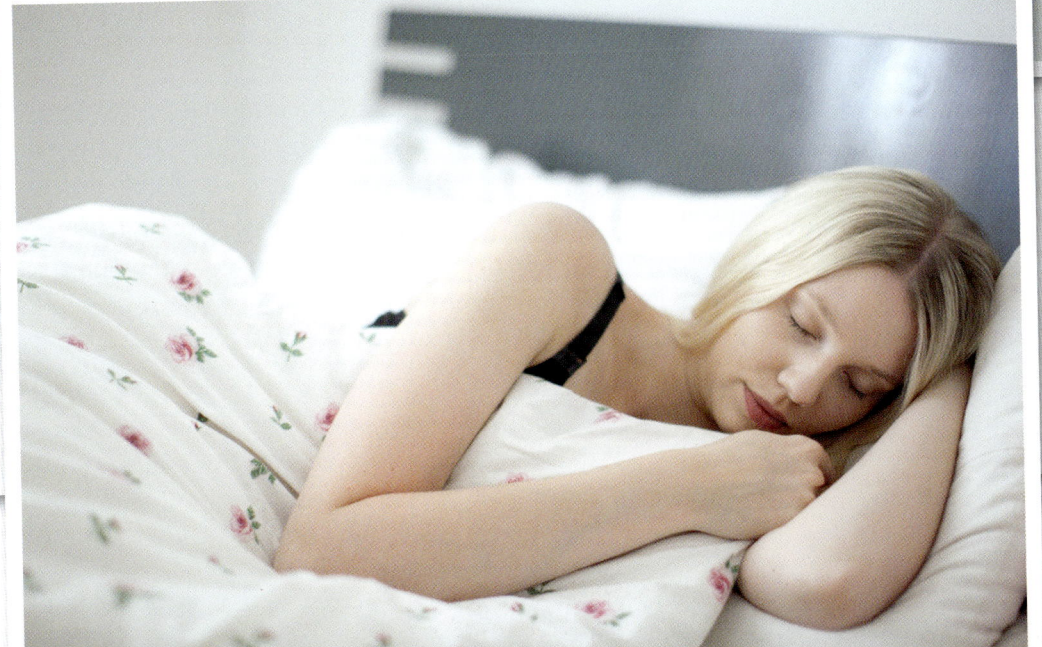

Juchee, es ist ein ...

✳

Bei meinem zweiten großen Ultraschall in der 17. SSW wurden wir endlich erlöst: Mein Frauenarzt hat uns verraten, ob Leona ein Schwesterchen oder ein Brüderchen bekommt. Wir waren die ganze Zeit so gespannt und haben uns fleißig Jungen- und Mädchennamen überlegt. Insgeheim hatte ich aber die ganze Zeit schon eine Vermutung. Also, jetzt aber, es wird ein ... Mädchen!

Die Enthüllung des Geschlechts, sofern man sich nicht erst bei der Geburt überraschen lassen möchte, ist einer der aufregendsten Wegpunkte in der Schwangerschaft. Wir wollten unbedingt wissen, was es wird. Ich finde es nämlich toll, dass ich mein Baby dann schon mit seinem richtigen Namen ansprechen kann. Außerdem macht es das Shoppen und Einrichten des Kinderzimmers einfacher – zumindest wenn man so eine rosa Prinzessinnen-Mama ist wie ich.
Nach dem Outing-Termin beim Arzt war ich völlig gerührt und musste vor Freude erst einmal weinen (wie ihr vielleicht in meinem Video „Outing" auf meinem Vlog live miterlebt habt). Ich habe sofort Alex angerufen und er war genauso aus dem Häuschen wie ich.

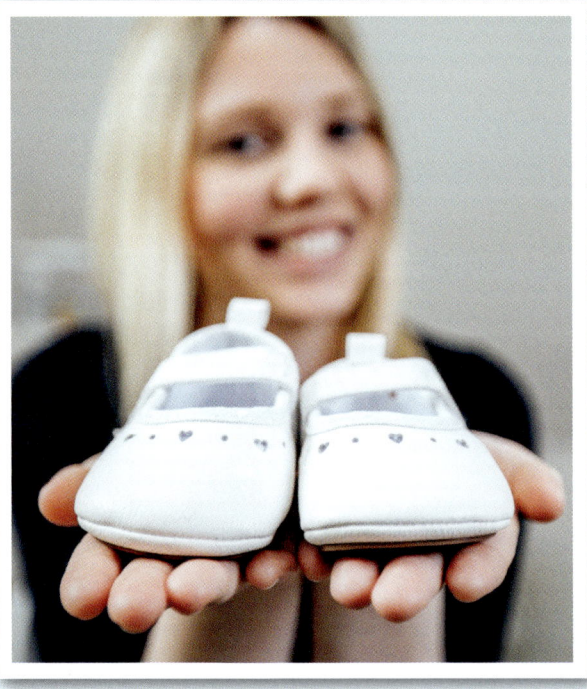

Leona haben wir es abends gemeinsam erzählt und sie hat sich mega darüber gefreut, ein kleines Schwesterlein zu bekommen.

Natürlich hätten wir uns auch über einen süßen Jungen gefreut. Denn wichtig ist, dass das Baby gesund ist, nicht welches Geschlecht es hat. Dennoch hat fast jede Mama eine Präferenz, ob sie lieber einen Jungen oder ein Mädchen möchte. Ist das Baby erst einmal auf der Welt, ist dieser Wunsch meist aber völlig vergessen: Dann lieben wir unser Baby einfach nur noch von ganzem Herzen!

Es gibt viele Spekulationen darüber, ob bestimmte Sexstellungen oder Lebensmittel das Geschlecht eines Babys beeinflussen. Angeblich ist die Wahrscheinlichkeit ein Mädchen zu bekommen höher, wenn der Sex früher als der Eisprung stattfindet. Bei einer Empfängnis um den Eisprung herum, ist die Chance auf einen Jungen angeblich höher. Lasst euch von solchen Theorien aber nicht beeinflussen. Ich denke, das Geschlecht eines Babys ist absoluter Zufall!

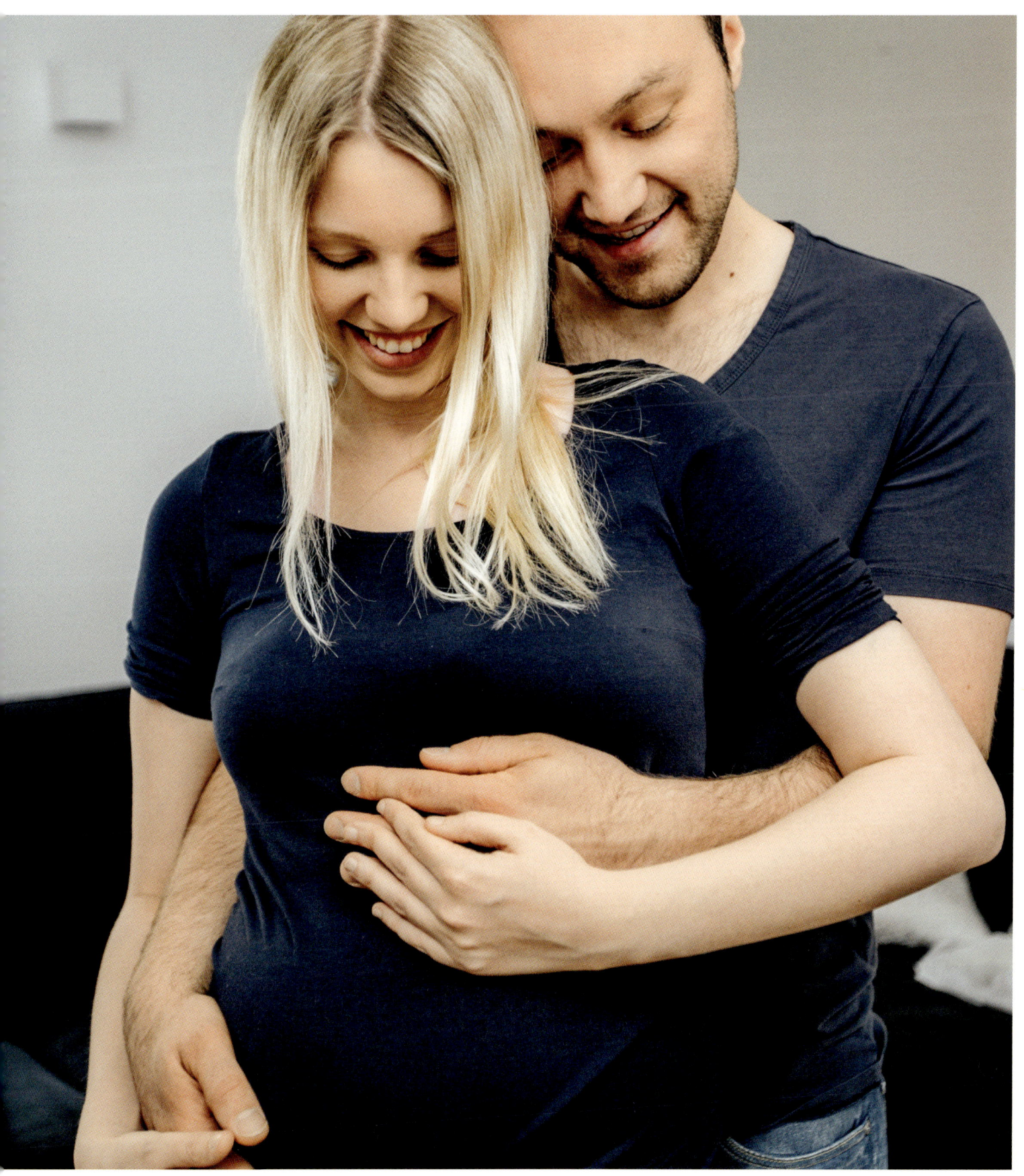

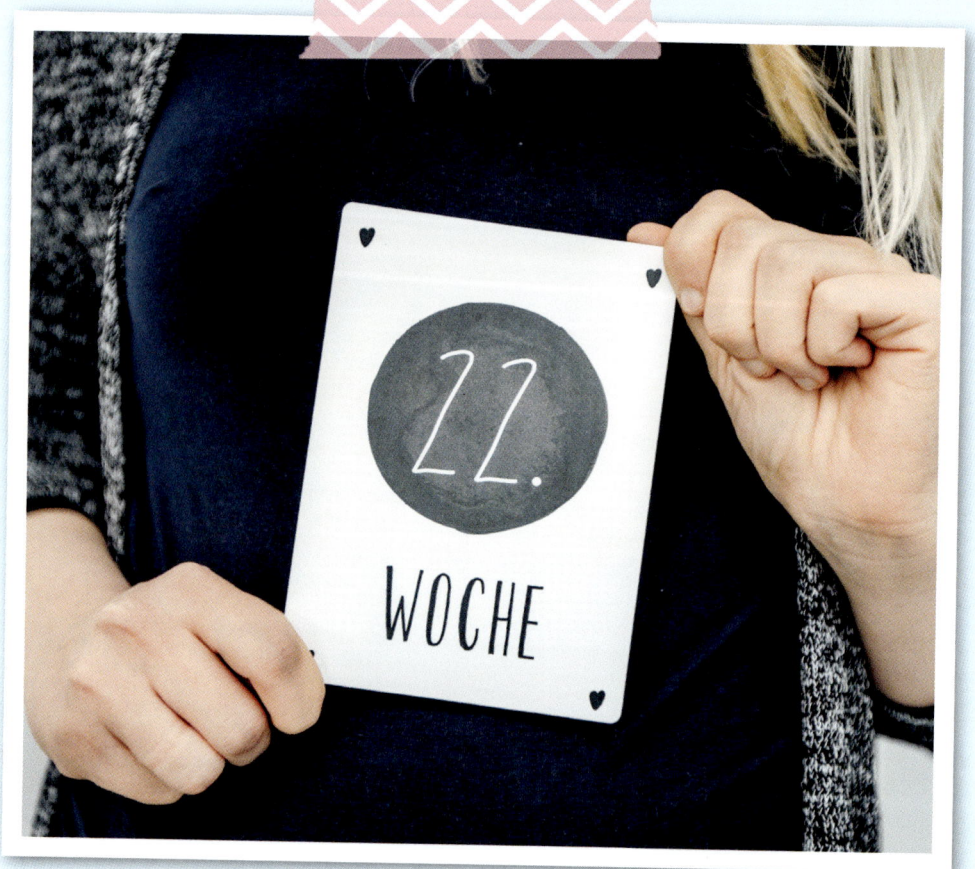

6. Monat

*6. Monat * 21.–24. Woche * Papa kann dich spüren **

Baby-Grundausstattung

6. Monat – Kontaktaufnahme zur Außenwelt

✳

Zwischen der 21. und 24. SSW ist es bei den meisten Schwangeren endlich so weit: Die Kindsbewegungen sind auch von außen spürbar. Nun können auch der Papa und die Geschwister aktiv Kontakt zum neuen Familienmitglied aufnehmen. Was für ein tolles Gefühl für die ganze Familie!

Dein Baby

In der 21. SSW schluckt und verdaut dein Baby immer mehr Fruchtwasser. Davon bekommt es manchmal sogar Schluckauf, den du von außen spüren kannst. In der ersten Woche des 6. Monats wachsen die ersten bleibenden Haare auf dem Babyköpfchen. Das Skelett verfestigt sich und immer mehr Organe nehmen ihre Tätigkeit auf. Eine Woche später bilden sich die ersten Geschmacksknospen und entwickeln sich bis zur 24. SSW vollständig. Ab der 22. SSW kannst du deinem Baby erstmals Musik vorspielen: Es kann sie jetzt hören. In der 23. Woche hat dein Krümel bereits einen Schlaf-Wach-Rhythmus, den du anhand seiner Bewegungen wahrnehmen kannst. In der

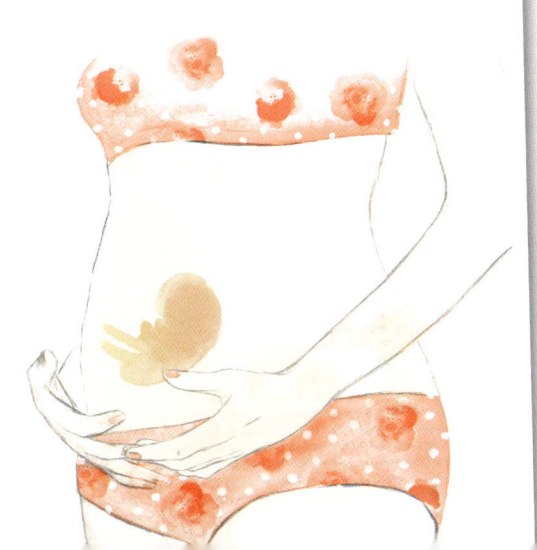

24. SSW sind die Augen deines Babys richtig geöffnet – wahrscheinlich damit es auch sieht, wohin es dich so kräftig tritt. Dein Baby ist nun circa 30 Zentimeter groß und wiegt etwa 640 Gramm.

Die Mami

Im 6. Monat steigt dein Gewicht weiter. Teilweise auch durch die Wassereinlagerungen, die deine Beine vor allem gegen Abend nun anschwellen lassen können. Deine Mutterbänder dehnen sich immer noch und sorgen für Schmerzen im Unterleib und Rücken. Möglicherweise produzieren deine Brüste nun schon die erste Vormilch (Kolostrum), sodass du schon Stilleinlagen benutzen musst. Alle Nebenwirkungen des 5. Monats bleiben bestehen, es können nun aber auch noch Zahnfleischbluten, Hämorriden und Krampfadern dazukommen. Die Ursache liegt in der verstärkten Durchblutung und der größeren Blutmenge, die nun durch deinen Körper zirkuliert.

Wichtig: Alle angegebenen Werte sind nur zur Orientierung und können sich von Frau zu Frau sehr unterscheiden.

Liebes Schwangerschaftstagebuch,

langsam nehme ich an Gewicht zu: 3,5 Kilogramm habe ich schon zugenommen. Meine kleine Prinzessin, deine Organe sind komplett angelegt, jetzt musst DU noch ganz viel wachsen und stark werden. Die letzten Wochen war ich ziemlich oft erkältet, aber Hauptsache dir geht es gut! Ich öle täglich meine Babykugel ein, weil diese unheimlich stark juckt. Schwangerschaftsstreifen sind allerdings noch nicht in Sicht. Ich kann jetzt auch schon die ersten Bewegungen von außen wahrnehmen. Am liebsten magst du es, wenn ich dich massiere oder wenn ich die Fernbedienung auf meinen Bauch lege. Diese trittst du dann immer runter. Allerdings rührst du dich nicht mehr, wenn deine Schwester Leona oder dein Papa Alex die Hand auf meinen Bauch legen. Zurzeit schlafe ich immer mit dem Oberkörper nach oben, da mich das Sodbrennen nicht einschlafen lässt. Auch mein Stillkissen ist derzeit mein bester Freund - die Rückenschmerzen nerven mich so.

Beschwerden:
* Sodbrennen
* Weniger Ausdauer
* Geringere Konzentration
* Rückenschmerzen

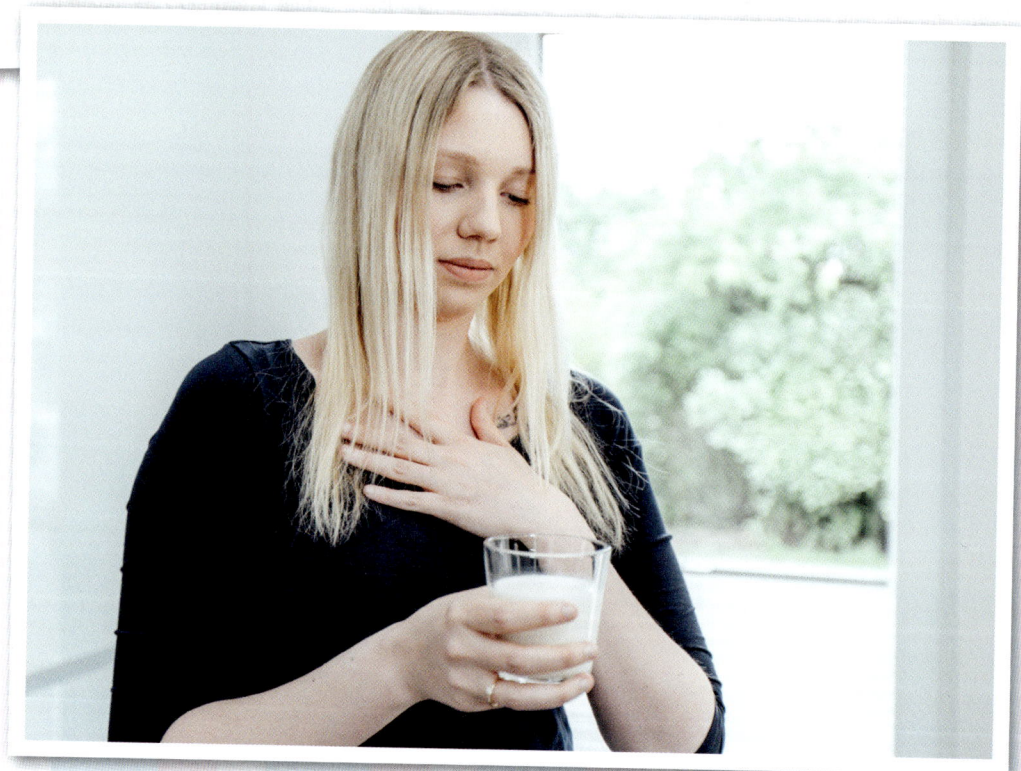

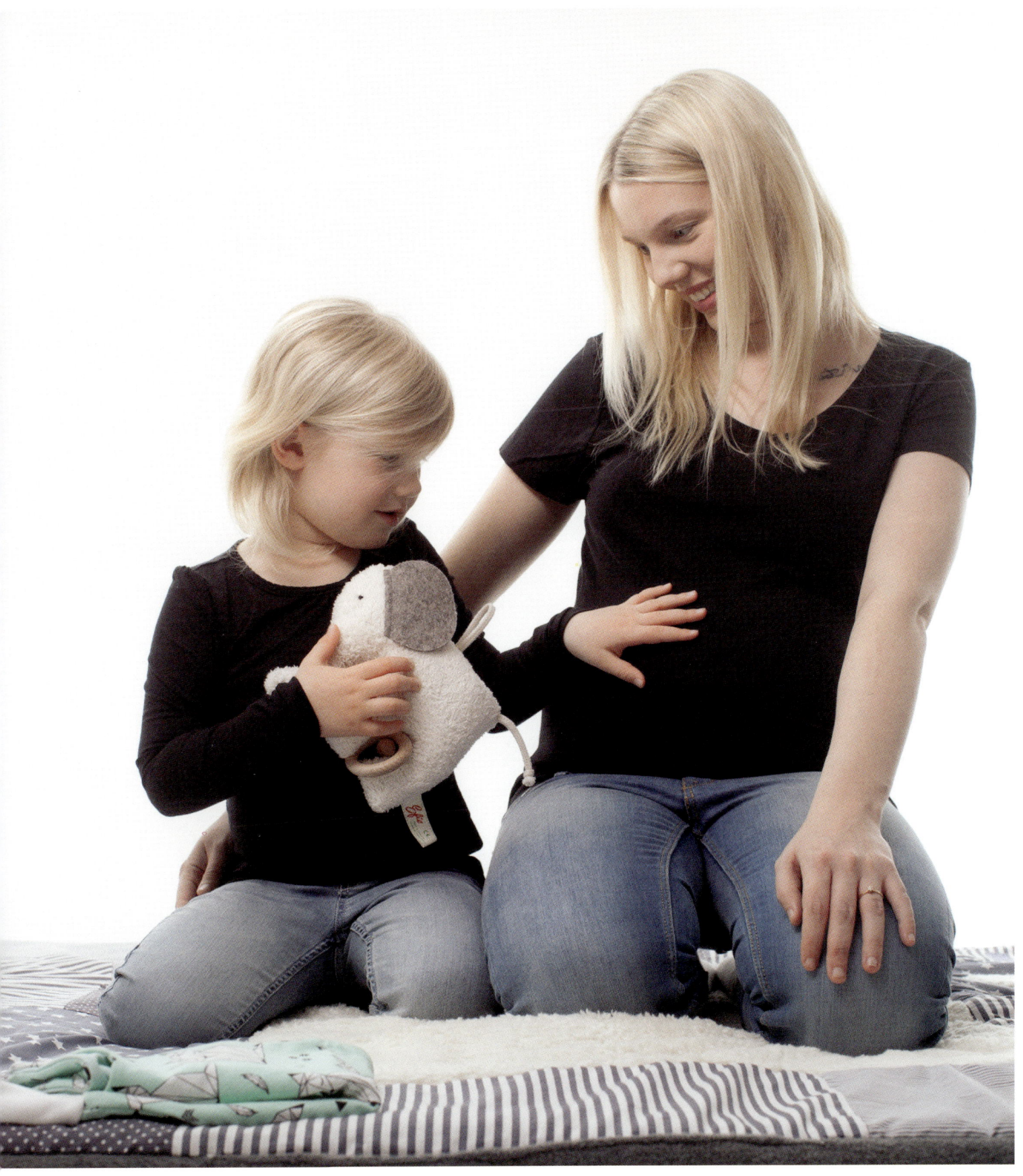

Shopping fürs Baby

✳

Bestimmt hast du schon lange den ersten süßen Strampler im Schrank liegen. Manche Dinge sind einfach nur niedlich, andere essenziell für die ersten Tage und Wochen mit deinem Baby. Damit ihr nicht last minute noch hektisch zum Shoppen losstürmen müsst, ist es gut, sich bereits jetzt eine Erstausstattung zuzulegen.

Schick und bequem

Gerade bei den niedlichen Stramplern in den winzigen Größen kann man sich beim Shoppen kaum bremsen. Aber bedenke: Du weißt die endgültige Größe erst nach der Geburt und Neugeborene wachsen sehr schnell. Bei der Auswahl auch unbedingt auf die Jahreszeit achten.

Gute Nacht

Hauptsache bequem und sicher – so soll die Schlafstätte deines Babys sein. Ob es sich dabei um ein Baby- oder Beistellbett oder einen Stubenwagen handelt, ist egal. Wichtig sind zudem ein passender Schlafsack (keine Bettdecken oder Kissen im Bett aufgrund der Erstickungsgefahr!) und eine gute Matratze.

Streichelzart

Ein Wickeltisch ist definitiv empfehlenswert, da man dort alle Dinge, die man zum Wickeln des Babys benötigt, zur Hand hat. Auf jeden Fall brauchst du ein Paket Wegwerfwindeln oder Stoffwindeln in der kleinsten Größe. Dazu Reinigungstücher (Feuchttücher oder Waschlappen) und Wundcreme für den Notfall.

Guten Appetit

Egal, ob Still- oder Flaschenkind, Spucktücher (Mullwindeln) sind ein Muss. Wer nicht stillen kann oder will, sollte sich mit entsprechendem Milchpulver und Fläschchen eindecken. Für den Notfall ist dies auch zu empfehlen, wenn du stillen willst. Man weiß ja nie.

Outdoor

Für den Heimweg nach der Entbindung unbedingt an die Babyschale für das Auto denken. Wer mit dem Taxi fährt, kann eines mit Babyschale anfordern. Außerdem empfiehlt sich ein Kinderwagen oder ein Tragesystem (Babytuch oder Babytrage) für gemeinsame Ausflüge an der frischen Luft.

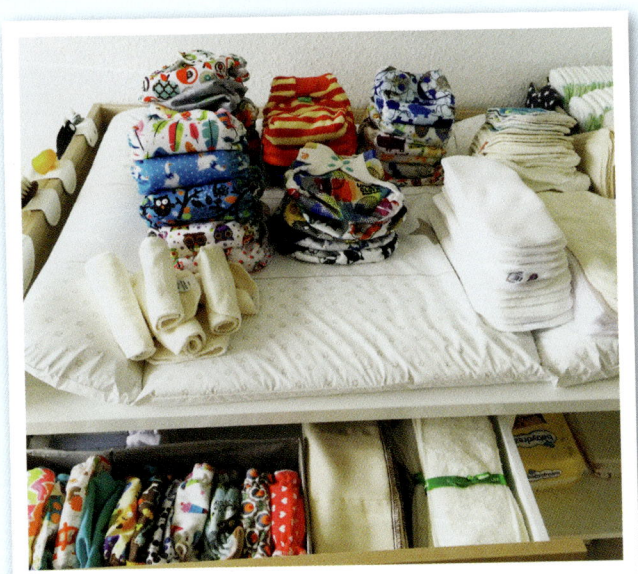

Checkliste: deine Erstausstattung

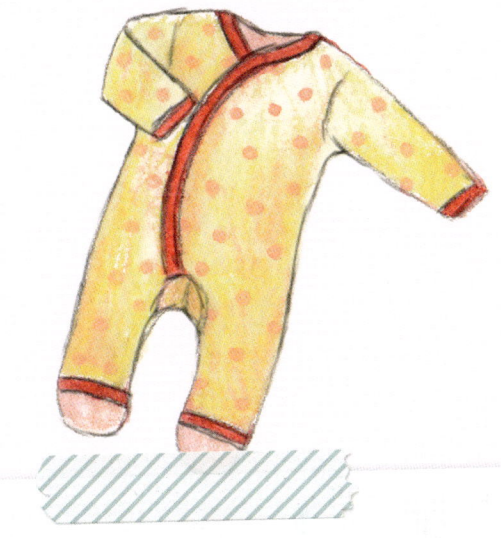

Pflegen

* 1 Wickeltisch + Wickelauflage
* 1 Paket Wegwerf- oder Stoffwindeln (kleinste Größe)
* 1 Paket Feuchttücher oder Waschlappen
* 1 Wundcreme
* 1 Babybadewanne oder -eimer
* 1 Kapuzenhandtuch
* 1 Badethermometer
* 1 Fieberthermometer
* Eventuell Wärmelampe (Winter)

Anziehen

Alles Größe 56/62:
* 6–8 Bodys
* 6–8 Strampler und/oder 6–8 Jacken-Hosen-Kombis
* 6–8 Pullover oder Shirts
* 3–6 Paar Söckchen (kleinste Größe)
* 1 Mützchen
* Eventuell 2 Schlafanzüge
* 1 Babyoverall für draußen (Jahreszeit entsprechend)

Schlafen

* 1 Babybett, Beistellbett oder Stubenwagen
* 1 Matratze für Säuglinge
* 1–2 Spannbettlaken
* 1–2 Schlafsäcke (Jahreszeit entsprechend)

Essen

* 6–8 Spucktücher (Mullwindeln)
* 2–3 Milchfläschchen
* 2–3 Sauger (Größe 1)
* 1 Schnuller
* 1 Säuglingsnahrung
* 2–3 Still-BHs für die Mama
* Stilleinlagen für die Mama
* Brustwarzensalbe für die Mama

Unterwegs

* 1 Kinderwagen
* 1 Tragetuch
* 1 Babyschale
* 1 Wegwerf-Wickelunterlage
* 1 Wickeltasche (kein Muss)

Die Checkliste enthält nur die absoluten Basics. Umfangreiche Erstausstattungslisten bekommst du von deiner Hebamme oder im Internet.

Kommunikation mit der Welt jenseits des Bauchs

✱

Mit jeder Schwangerschaftswoche (SSW) wird dein Baby stärker. Zu Anfang hast du seine Bewegungen nur als zartes Zittern oder Flattern im Bauch bemerkt. Dann wurde es langsam zu einem zappelnden Fisch, der immer deutlicher gegen deine Bauchdecke stupste. Um die 24. SSW herum nehmen die meisten Frauen die ersten Tritte und Knuffe auch von außen wahr. Endlich kann auch der Papa mit seinem Baby „kommunizieren!"

Schau mal, wer da boxt!

Es ist so ein wundervoller Moment, wenn der Papa sein Baby das erste Mal spüren kann. Alex war ganz aus dem Häuschen. Und auch für Leona war es ein kleines Wunder, dass sie die Bewegungen ihres kleinen Schwesterleins erstmals sehen und fühlen konnte. Immer wenn sie sah, dass sich mein Bauch bewegte, rief sie ganz aufgeregt nach ihrem Papa, damit sie zusammen mit

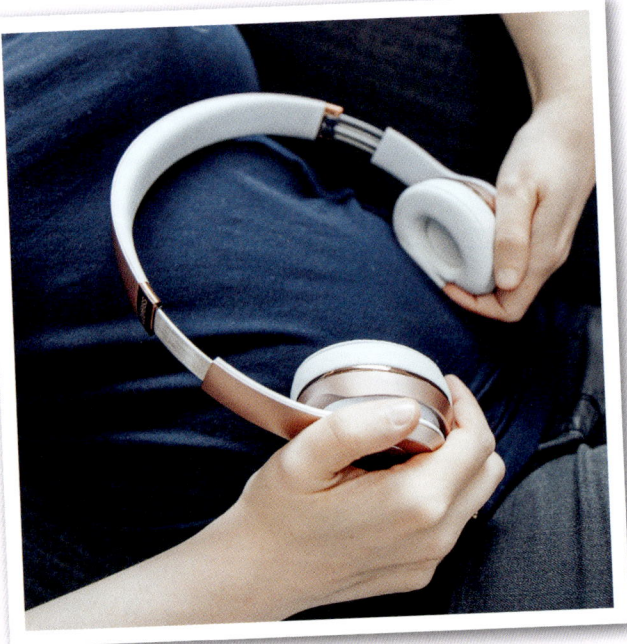

dem Baby spielen konnten. Ich hätte jedes Mal vor Glück weinen können.

Babydisco

Wenn das Baby so deutlich tritt, dass man es von außen sehen kann, ist die Schwangerschaft meist schon so weit fortgeschritten, dass das Baby auch schon sehen und hören kann – natürlich gedämpft durch Fruchtwasser und Bauchdecke. Eine tolle Gelegenheit, um mit dem neuen Familienmitglied Kontakt aufzunehmen und sich „kennenzulernen". Sobald Alex sanft meinen Bauch massiert hat, veranstaltete die Kleine in mir eine richtige Babydisco. So toll!

Licht und Schatten

Große Freude hatten Leona und Alex auch, wenn sie mit dem Strahl einer Taschenlampe über meinem Bauch gekreist sind und die Kleine darauf mit kräftigen Tritten reagierte. Man konnte deutlich sehen, wie sie den hellen Punkt des Lichts förmlich verfolgt hat.

Let's dance

Auch das Vorspielen von Musik ist ab jetzt ein großes Vergnügen für alle und ein beliebtes Mittel der Kommunikation. Manchen Babys ist es egal, ob du ihnen Klassik, Hip-Hop oder Schlager vorspielst, während andere auf bestimmte Musikstile besonders stark reagieren. Na, hat dein kleiner Schatz schon einen ausgewählten Musikgeschmack?

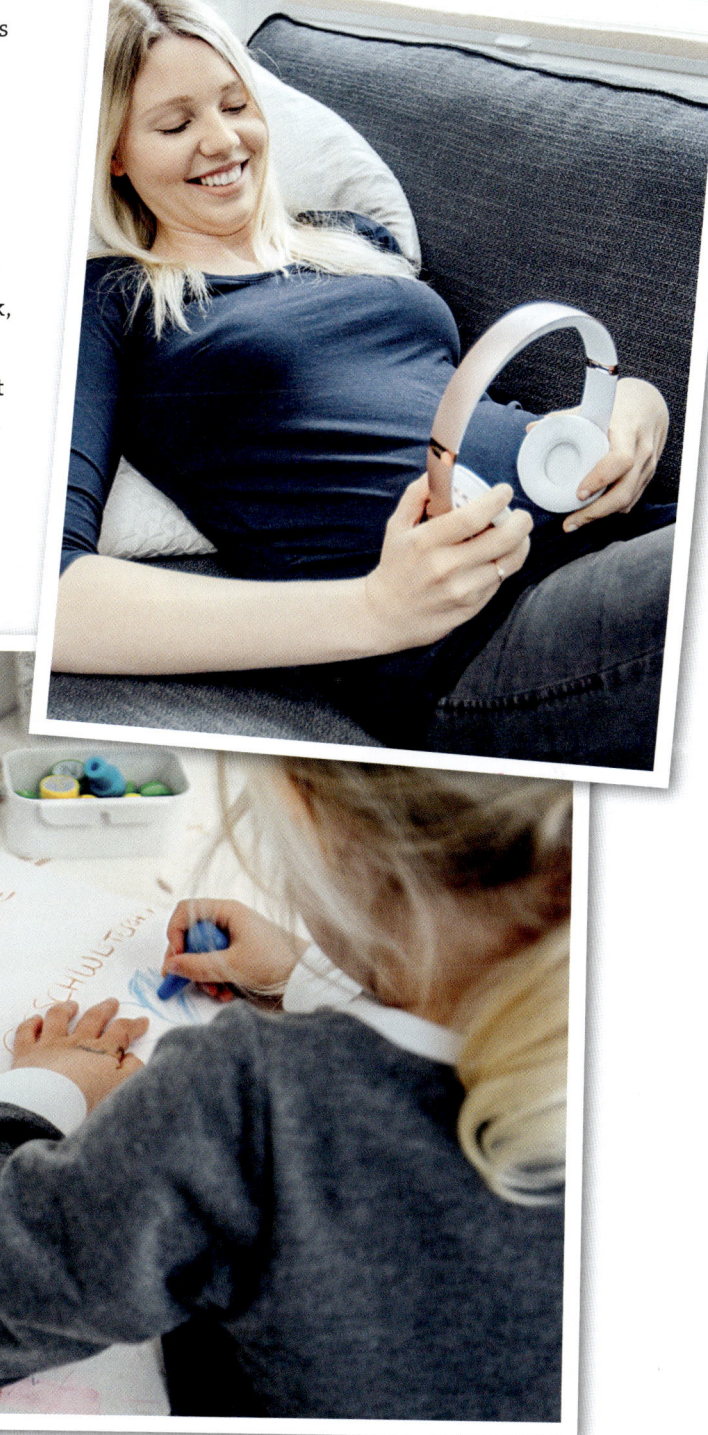

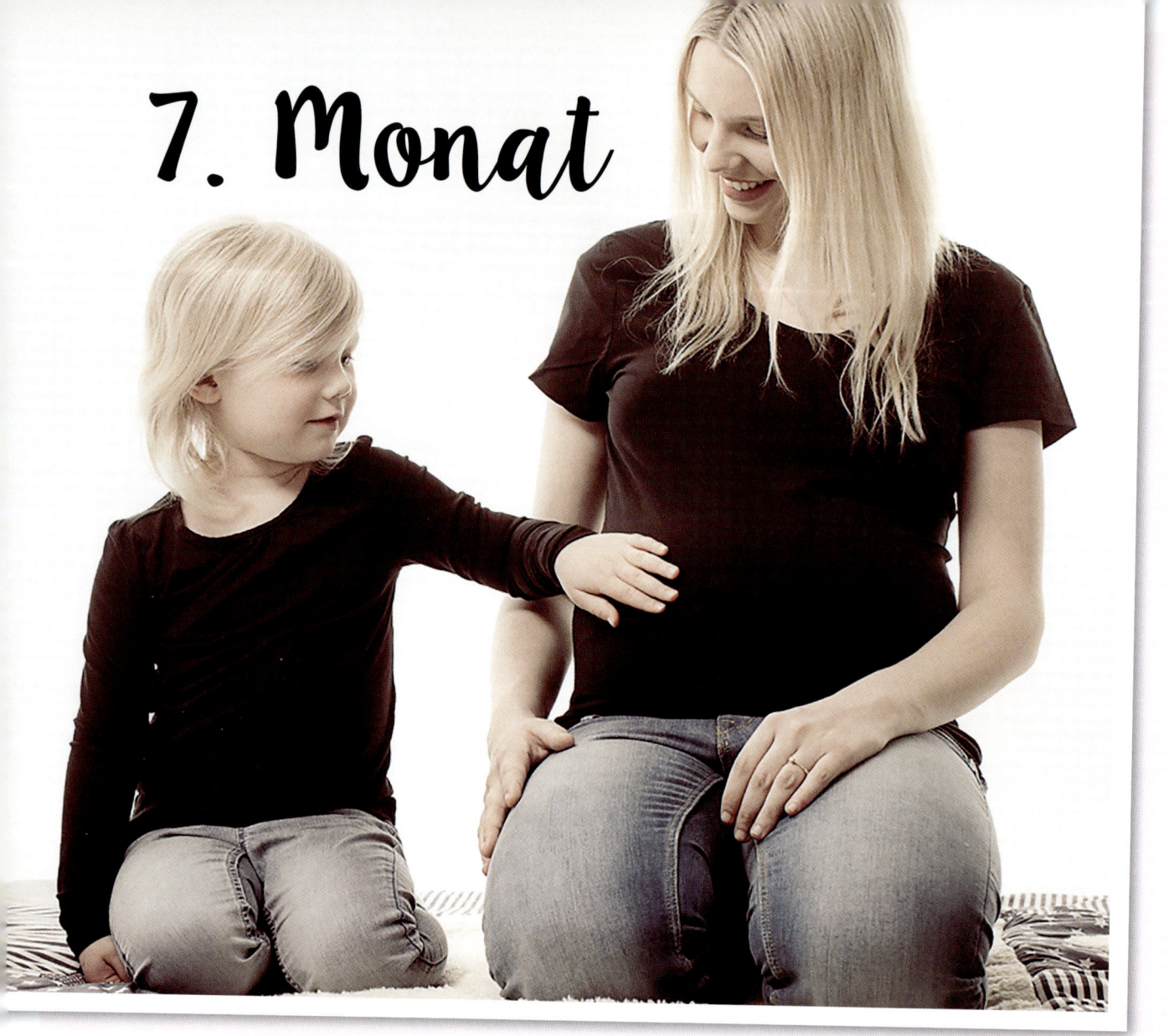

7. Monat

7. Monat * 25.–28. Woche * Übungswehen *
Erstes CTG * Hilfe bei Sodbrennen

7. Monat –
von allem etwas mehr

*

Dein Baby

So langsam kann man bei deinem Baby nicht mehr von einem kleinen Krümel sprechen, denn bis zum Ende des 7. Monats misst es schon stolze 37 Zentimeter und wiegt bis zu 1.100 Gramm. Ab der 25./26. SSW haben Frühgeborene auch eine reale Überlebenschance – dank moderner Technik. In der 25. SSW nuckelt dein Baby fleißig am Daumen und spielt mit seinen Händen und Füßen oder der Nabelschnur. Auch die Alltagsgeräusche bekommt es jetzt alle mit, natürlich nur gedämpft. Insgesamt entwickelt sich alles weiter: die Sinne, die Organe, das Gehirn. Mit jedem Tag legt es weitere Fettpölsterchen zu und benötigt in der 28. SSW schon fast den gesamten Platz in der Gebärmutter. Trotzdem schafft es dein Baby noch, sich munter zu bewegen und zu drehen – was je nach Position für die Mami ganz schön anstrengend sein kann.

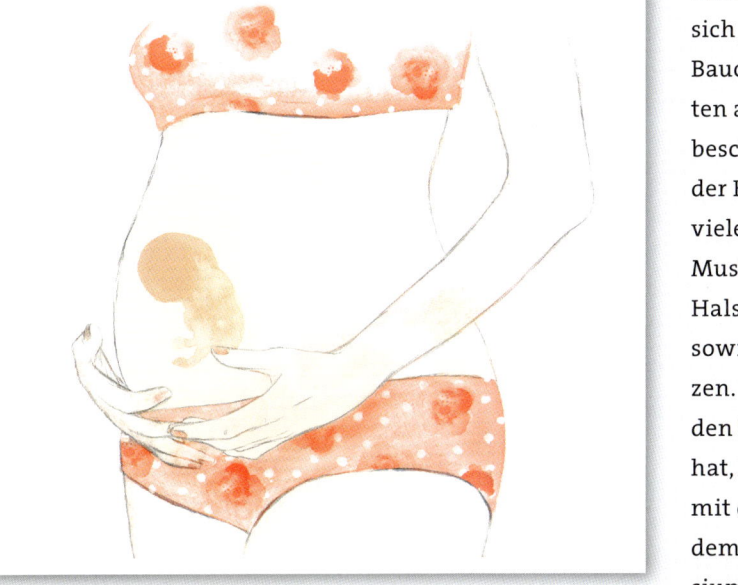

Die Mami

In den meisten Fällen schlägt der Waagenzeiger immer weiter aus – im Schnitt haben Schwangere bis zur 28. SSW um die 10 Kilogramm zugenommen. Wenn du zu Schwangerschaftsstreifen neigst, könnten sich jetzt die ersten am Bauch und an den Brüsten abzeichnen. Das beschwerende Gewicht in der Körpermitte sorgt bei vielen Schwangeren für Muskelverspannungen im Hals- und Nackenbereich sowie für Rückenschmerzen. Wer mit Krämpfen in den Beinen zu kämpfen hat, kann nach Absprache mit der Hebamme oder dem Frauenarzt Magnesium nehmen. Unangenehm kann jetzt vor allem der leichte Urinverlust sein, der beim Lachen, Husten oder Niesen auftreten kann.

Wichtig: Alle angegebenen Werte sind nur zur Orientierung und können sich von Frau zu Frau sehr unterscheiden.

Liebes Schwangerschaftstagebuch,

langsam bereiten wir das Babyzimmer für unsere zweite Prinzessin vor. Ich richte schon fleißig ein und Alex baut alle Möbel auf. Auch unser Kinderwagen ist schon gekauft. Meine Babykugel wächst natürlich immer weiter, wir sind jetzt schon bei 102 Zentimetern Umfang. Ich durfte beim Frauenarzt im CTG (Wehenschreiber) das erste Mal dein Herzchen schlagen hören, mein kleiner Schatz. Es gibt kein schöneres Geräusch für mich derzeit. Nachts plagen mich Wadenkrämpfe, aber mit Magnesium bekomme ich diese Schmerzen gut in den Griff. Ich habe geträumt, dass du bei der Geburt braune Locken hast. Derzeit träume ich sehr viel und intensiv von DIR! Ich hatte in der 28. SSW meine ersten Übungswehen. Es fühlt sich an wie ein leichter Muskelkater im Bauch. Der Bauch zieht sich für ein paar Sekunden zusammen

und entspannt sich wieder. Er bereitet sich langsam auf die bevorstehende Geburt vor. Im Kreißsaal haben wir uns schon vorgestellt und für den 5. Mai 2016 angemeldet.

Beschwerden:
* Wadenkrämpfe
* Übungswehen
* Unruhiger Schlaf
* Schlechtes Hautbild
* Kurzatmigkeit
* Heißhunger auf Pasta
* Rückenschmerzen
* Sodbrennen
* Übungswehen

Mehr zu meinem 7. Schwangerschafts-monat erzähle ich dir hier.

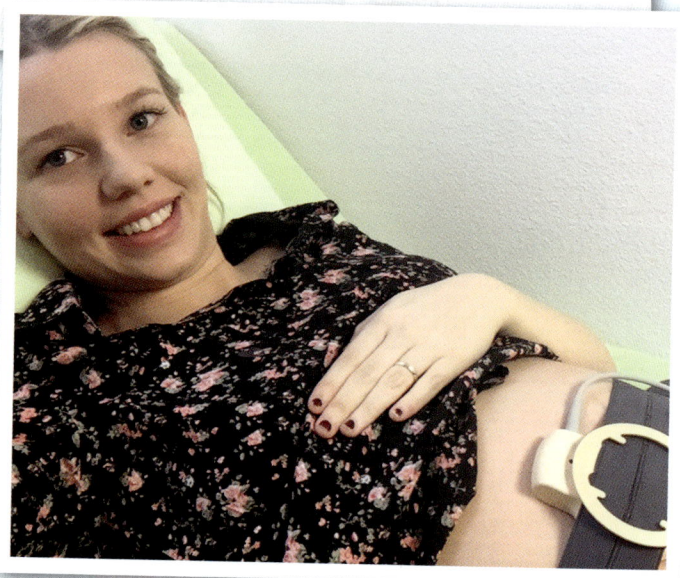

Wo brennt's?

Im Verlauf der Schwangerschaft leiden bis zu 80 Prozent aller Schwangeren unter Sodbrennen. Auch ich gehörte bei beiden Schwangerschaften dazu.

Bei Sodbrennen fühlst du einen brennenden Schmerz im Bereich des Brustbeins, der bis nach oben zum Hals ausstrahlen kann. Sodbrennen entsteht, wenn Magensäure aus dem Magen zurück in die Speiseröhre fließt (Reflux). In der Schwangerschaft lassen der veränderte Hormonspiegel und der erhöhte Druck im Bauchraum den Schließmuskel des Magens erschlaffen, sodass er für die Magensäure durchlässiger wird. Auch die Bewegungen des Kindes bewirken, dass vermehrt Magensaft aufsteigt.

Vorsicht ist besser als Nachsicht

Um Sodbrennen vorzubeugen, sollte man lieber kleinere statt große Mahlzeiten zu sich nehmen. Und auf folgende Speisen solltest du lieber verzichten: Scharfes und Fettiges, Süßigkeiten und Zucker, Nüsse (außer Mandeln), Eier, Kohl, Mais, Zwiebeln, Hülsenfrüchte, Äpfel und Zitrusfrüchte. Bei den Getränken fördern Kaffee und schwarzer Tee, Alkohol (sollte eh tabu sein), saure Säfte und kohlensäurehaltige Getränke die Entstehung von Sodbrennen.

Am besten nicht zu spät essen, sodass dein Magen bis zum Schlafengehen mit dem Verdauungsprozess weitestgehend abgeschlossen hat.

Erste Hilfe bei Sodbrennen

Mir persönlich hat gegen Sodbrennen am besten ein kaltes Glas Milch vor dem Schlafengehen und erhöhtes Liegen auf der linken Seite geholfen. Folgende (für Schwangere unbedenkliche) Hausmittelchen sollen auch helfen: Haferflocken, Weißbrot, Bananen, Mandeln, gekochte Kartoffeln, rohe Karotten, Heilerde, Ingwer und milder Senf.

Jeder Schwangeren hilft etwas anderes: Deshalb probiere dich einfach mal durch und schau, was dein Sodbrennen lindert.

Entwarnung: Mit der Geburt endet das Sodbrennen in der Regel wieder.

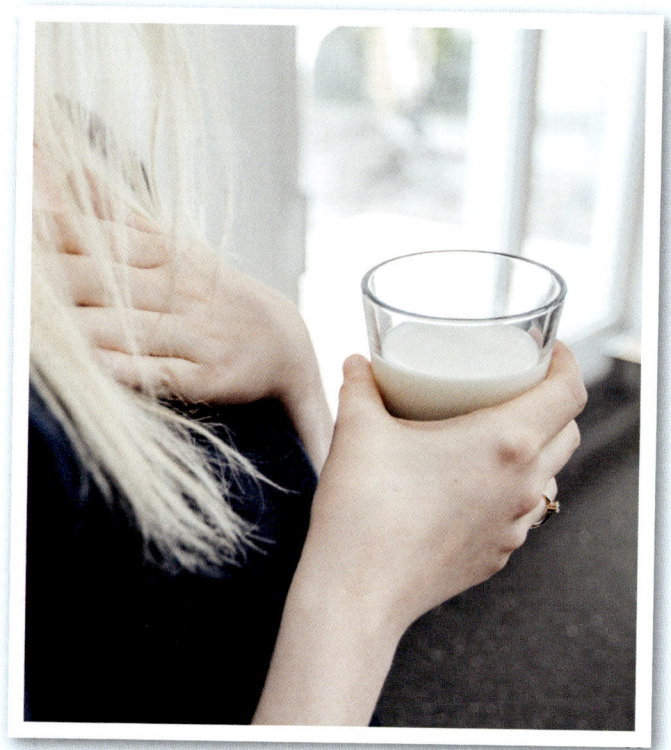

Wehe, es geht schon los!

*

War das gerade eine Wehe? Jetzt schon? Du bist doch erst im 7. Monat! Keine Sorge, das ist völlig normal. Ab der 25. SSW kann es zu den sogenannten Übungswehen kommen. Dein Körper übt jetzt schon für die Geburt. Deinem Baby schaden diese Wehen nicht.

Muskelkater im Bauch

Bei mir haben die Übungswehen pünktlich zur 26. SSW angefangen und waren teilweise schon ganz schön dolle. Woran man Übungswehen erkennt? Sie sind unregel-mäßig und nicht schmerzhaft. Übungswehen können bis zu 3 Mal stündlich auftreten und fühlen sich ein bisschen an wie Muskelkater. Der Bauch wird dabei für kurze Zeit ganz hart und entspannt sich dann wieder. Übungswehen werden nicht stärker und nehmen bei Bewegung ab. Solltest du unsicher sein oder zu den Wehen den Verlust des Schleimpfropfs, der während der Schwangerschaft den Muttermund verschließt, oder Blutungen bemerken, dann wende dich unbedingt an deinen Frauenarzt oder deine Hebamme. Im Zweifelsfall kann mit einem CTG (Wehenschreiber) und durch Un-

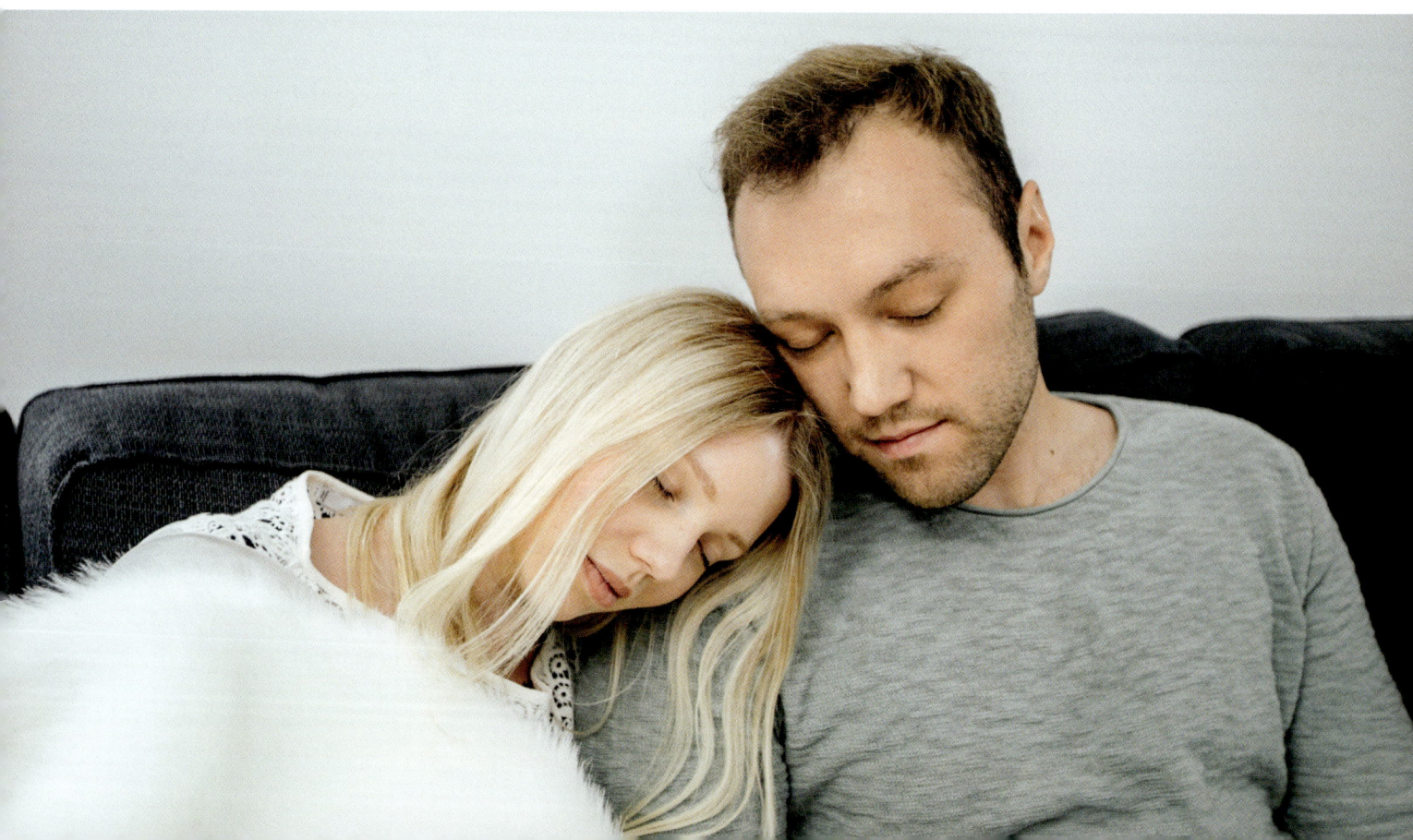

tersuchung des Muttermunds und des Gebärmutterhalses festgestellt werden, um welche Art von Wehen es sich bei dir handelt.

Es ist aber auch völlig normal, wenn du bis zur Geburt gar keine Übungswehen gespürt hast – dadurch wird die Geburt nicht schwerer oder leichter.

Ausnahmen bestätigen die Regel

Bei mir haben die Übungswehen einen Tag lang verrückt gespielt. Während der Arbeit spürte ich zunächst die gewohnten unregelmäßigen schmerzfreien Übungswehen. Nach einiger Zeit kamen sie jedoch alle 20 Minuten und taten richtig weh. Praktischerweise habe ich zu dieser Zeit im Krankenhaus gearbeitet. So konnte ich schnell zu den Kollegen im Kreißsaal huschen und die Wehen per CTG checken lassen. Es handelte sich Gott sei Dank wirklich nur um Übungswehen.

Gute Vorbereitung ist alles

Nachdem sich dein Körper bereits mit Übungswehen auf die Geburt vorbereitet, ist es nun langsam an der Zeit, dass auch du und dein Partner sich bereit für die Geburt machen – mit einem Geburtsvorbereitungskurs. Die Kosten dafür übernimmt die gesetzliche Krankenkasse.

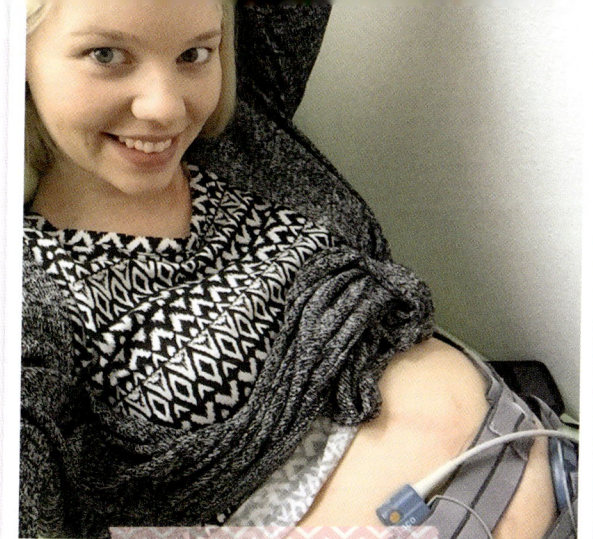

Kleines Wehen-1x1

* **Übungswehen:** etwa ab der 25. SSW (auch früher möglich), schmerzfrei, unregelmäßig, ebben langsam ab und hören wieder auf

* **Vorwehen:** etwa ab der 36. SSW, leicht schmerzhaft, unregelmäßig, ebben langsam ab und hören wieder auf

* **Senkwehen:** selten vor der 36. SWW, ähnlich wie Vorwehen, drücken den Kopf des Kinds nach unten ins Becken, Bauch senkt sich ab

* **Frühwehen:** können tatsächlich die Geburt einleiten, mehr als 3 Wehen pro Stunde vor der 36. SSW, schmerzhaft, in immer kürzeren Intervallen, möglicher wässriger oder blutiger Ausfluss, Rückenschmerzen – unbedingt deinen Arzt kontaktieren!

* **Eröffnungswehen:** starten den Geburtsprozess, von unregelmäßig zu regelmäßig (z. B. alle 10, 5, 3, 2, … Minuten), Dauer jeweils circa 1,5 Minuten, innerhalb einer Wehe: starten leicht, steigern sich, Höhepunkt, fallen wieder ab

* **Presswehen:** bringen das Baby durch den Geburtskanal nach draußen, regelmäßig, schmerzhaft, Drang zu pressen, bis zum Ende der Geburt

* **Nachwehen:** dienen nach der Geburt dem Ausstoß der Plazenta, zumeist schwächer als Geburtswehen, Dauer ungefähr 10 bis 15 Minuten

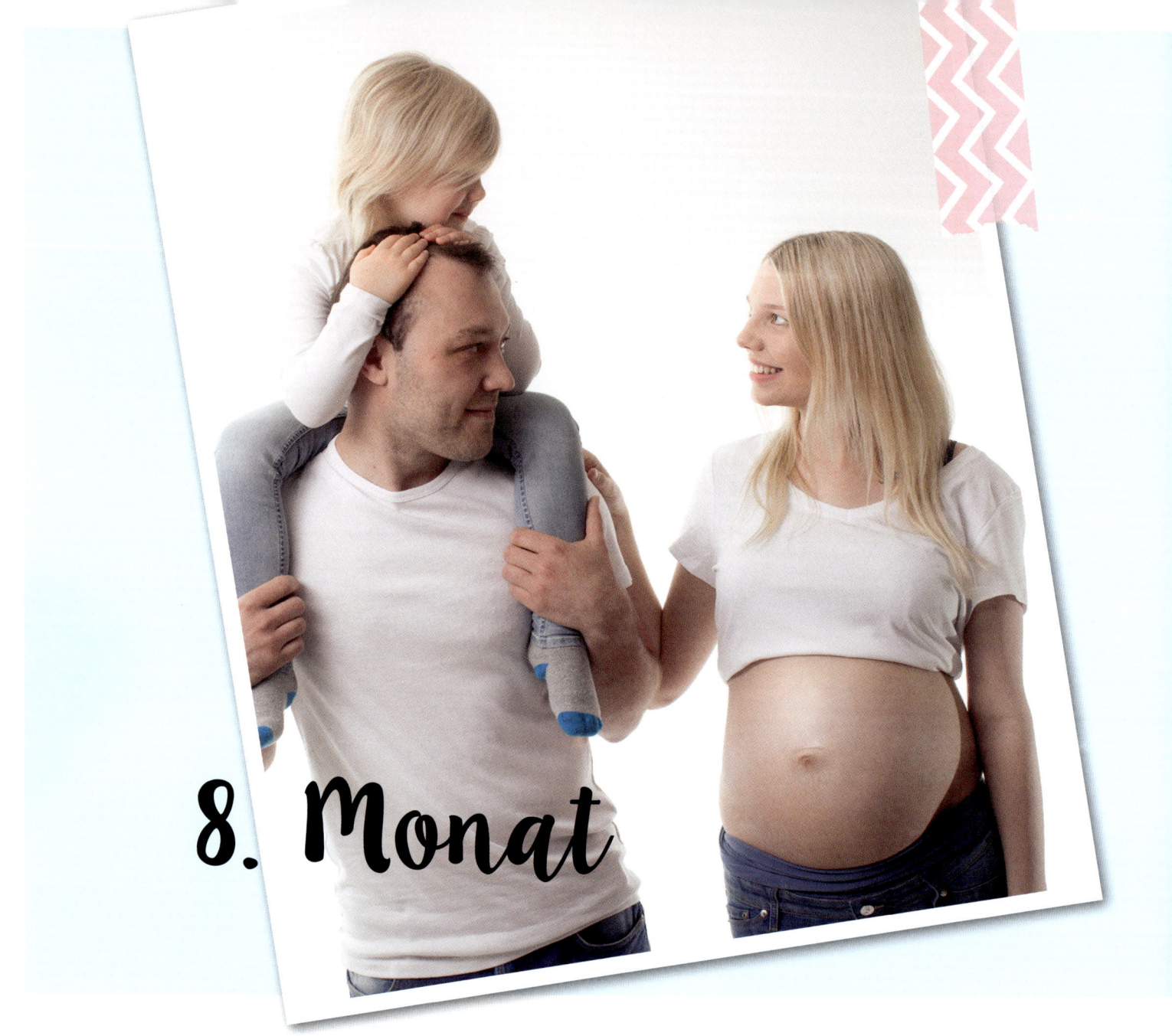

8. Monat

8. Monat * 29.–32. Woche *

Kliniktasche packen

8. Monat – dem Schwangerschaftsende zugewandt

*

So langsam stehen alle Zeichen auf Geburt. Der Körper übt mit Übungswehen für den Ernstfall und viele Babys nehmen jetzt schon die Geburtsposition ein. Aber keine Sorge, wenn dies bei dir noch nicht der Fall ist. Das Baby kann sich auch noch in den nächsten Wochen oder sogar kurz vor der Geburt drehen.

Dein Baby

Zwischen der 29. und 32. SSW arbeiten dein Baby selbst und dein Körper fleißig an der Fertigstellung des kleinen Menschleins. Am Ende des 8. Monats wiegt dein Baby circa 1800 Gramm und misst etwa 43 Zentimeter. Das Gewicht wird sich bis zur Geburt im Normalfall noch verdoppeln!!! In der 29. SSW haben sich die Lungenbläschen gebildet. Das ist für das selbstständige Atmen außerhalb von Mamas Bauch sehr wichtig. Bei Frühgeburten ist die unausgereifte Lunge häufig eines der größten Probleme. Die Käseschmiere bedeckt jetzt den gesamten Körper. In dieser und den nächsten Wochen wird immer weiter an der Funktion der Organe gefeilt, Nervenbahnen vernetzt und das Gehirn entwickelt sich. Auch das Kopfhaar deines Babys wächst in der 30. SSW weiter – bei manchen mehr, bei anderen weniger. Viele Babys begeben sich jetzt auch in die sogenannte Fötusstellung, bei der sie sich zu einer kleinen kompakten Kugel mit überkreuzten Armen und Beinen zusammenrollen. Ab der 31. SSW sind alle Sinnesorgane funktionstüchtig. So langsam bekommt dein Baby sogar schon einen rosigen Teint und durch die Gewichtszunahme glätten sich seine Gesichtszüge. In der letzten Woche des 8. Monats füllt sich der Darm deines Babys mit Kindspech (Mekonium). Dieser schwarz-grünliche Stuhl wird nach der Geburt als Erstes ausgeschieden.

Symphysenlockerung

Einige Frauen spüren gegen Ende der Schwangerschaft auch einen unangenehmen Schmerz zwischen den Beinen im Bereich des Schambeins. Häufig ist hierfür die sogenannte Symphysenlockerung verantwortlich, bei der sich die Muskeln und Gelenke im Becken für die Geburt bereits lockern. Bei starken Problemen kann dir dein Arzt einen stützenden Beckengurt verschreiben.

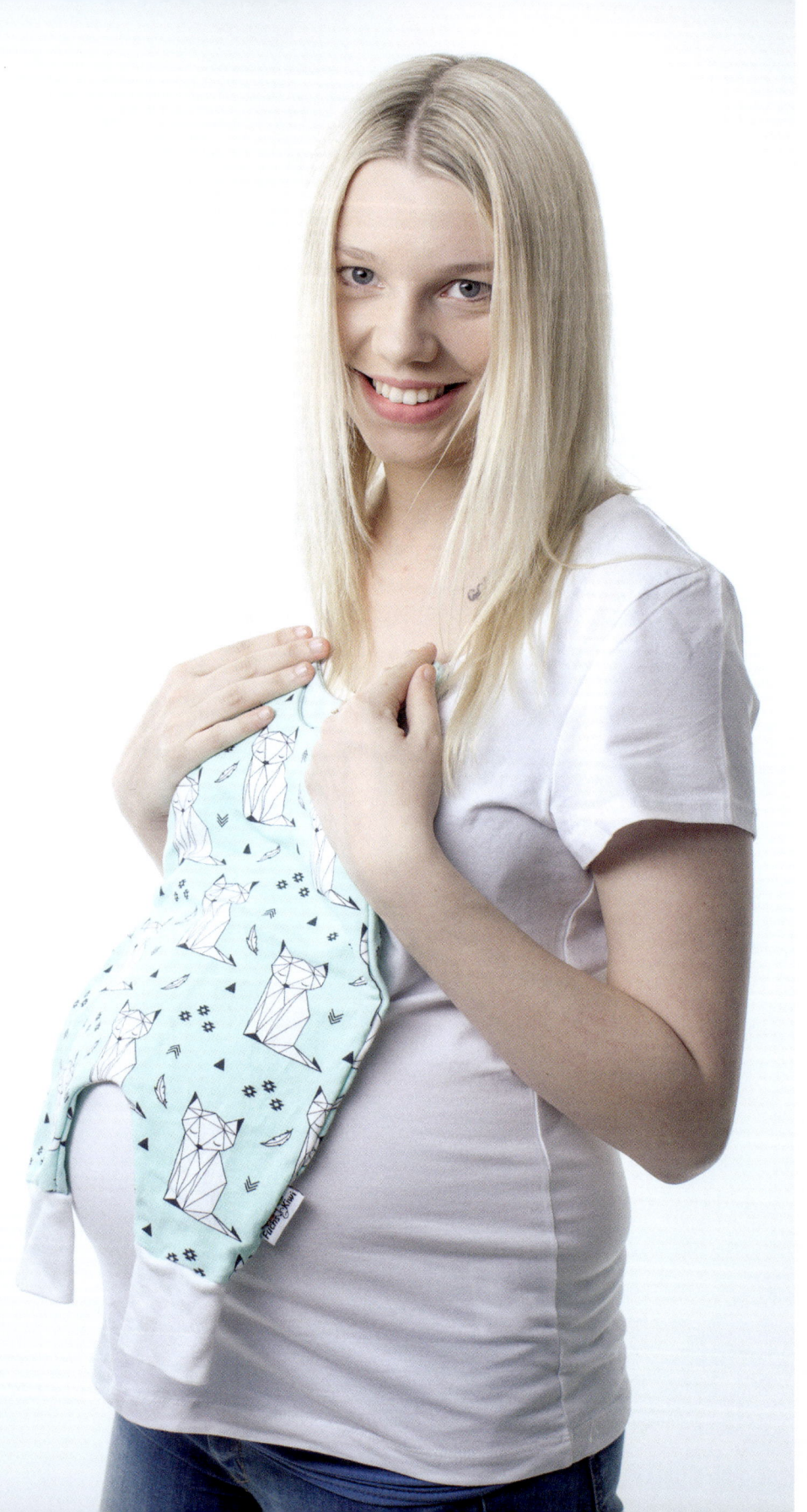

Die Mama

Je näher du deinem Entbindungstermin kommst, desto anstrengender wird die Bewältigung deines Alltags. Einfache Dinge, wie das Ausräumen der Geschirrspülmaschine oder das Aufhängen von Wäsche, können eine Dritttrimestlerin schon aus der Puste bringen. Bis zum Ende der 32. SSW liegt die Gewichtszunahme bei etwa 12 Kilogramm. Bis zum Ende deiner Schwangerschaft kommen aber noch ein paar Kilos dazu. Dies kann bei manchen zu Gleichgewichtsproblemen führen. In der 29. SSW hat deine Gebärmutter fast ihren höchsten Stand erreicht. Viele Schwangere spüren auch im 8. Monat immer wieder Übungswehen. Mit folgenden Symptomen kann sonst noch gerechnet werden: Harndrang, Sodbrennen, Schlafprobleme, schwere Beine, Wassereinlagerungen, Rückenschmerzen, Unterleibsziehen (Dehnen der Mutterbänder), Atemnot, Wadenkrämpfe etc.

Wichtig: Alle angegebenen Werte sind nur zur Orientierung und können sich von Frau zu Frau sehr unterscheiden.

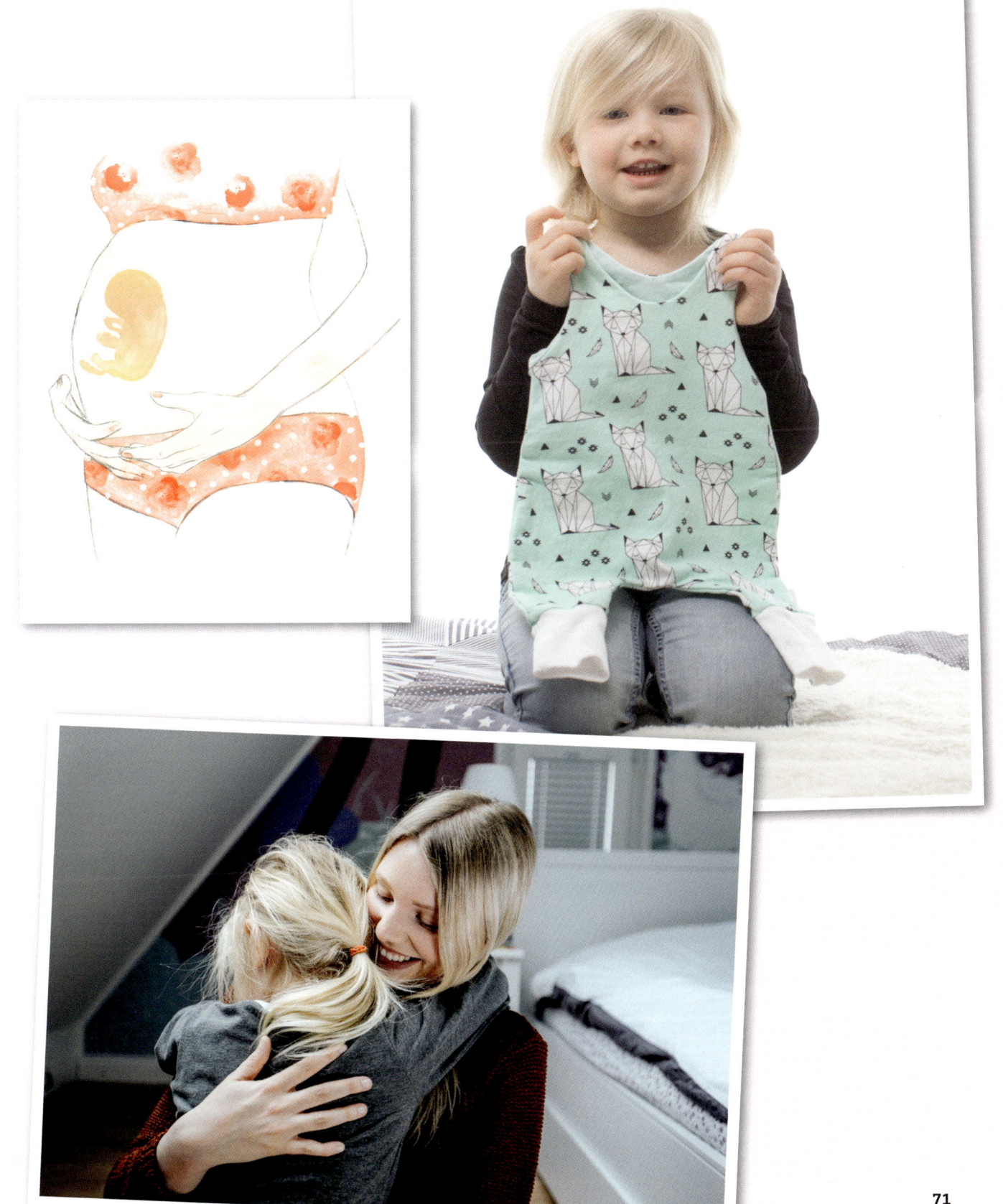

Ich packe meinen Koffer ...

*

... und tue hinein: alles, was ich für die Geburt im Krankenhaus und die Zeit danach brauche.

Bei uns wurden dieses Mal gleich 4 Taschen gepackt: eine für Papa Alex mit Kleidung für die Zeit in der Klinik. Eine Tasche für Leona für den Besuch bei den Großeltern, während Mama und Papa im Krankenhaus schlafen und das neue Geschwisterchen in Empfang nehmen. Eine große Tasche für mich und das Baby. Und eine kleine Tasche nur für den Kreißsaal.

Deine Kliniktasche – deine Checkliste

Ganz wichtig:

- ◯ Mutterpass
- ◯ Krankenkassenkarte (sofern gesetzlich versichert bzw. die private Krankenkasse diese zur Verfügung stellt)
- ◯ Ausweis
- ◯ Geldbeutel
- ◯ Behördenunterlagen (Sorgerechtserklärung, Vaterschaftsanerkennung, ggf. Familienstammbuch)

Für dich

- ◯ Kulturbeutel mit Kosmetik und Hygieneartikeln (praktischer Tipp: Reisegrößen einpacken)
- ◯ Föhn
- ◯ 2–3 Oberteile
- ◯ 2–3 bequeme Hosen
- ◯ 2–3 Stilltops
- ◯ 1–2 Still-BHs
- ◯ 2–3 Paar Socken
- ◯ 2–3 Unterhosen
- ◯ Plastiktüte für Schmutzwäsche
- ◯ Ohropax (falls kein Einzelzimmer)
- ◯ Brustwarzensalbe mit Lanolin (für wunde Brustwarzen)

Für das Baby

- ◯ ggf. 2–3 Überhosen für Stoffwindeln (Einwegwindeln gibt es im Krankenhaus)
- ◯ 1 Outfit für die Heimfahrt
- ◯ 2 Bodys
- ◯ 1 Jäckchen
- ◯ 1 Paar Söckchen
- ◯ 1 Mützchen
- ◯ 1 Decke für die Heimfahrt
- ◯ Neben der Tasche nicht vergessen: Babyschale für die Heimfahrt

Liebes Schwangerschaftstagebuch,

heute habe ich meine Kliniktasche gepackt. Falls es bald losgeht, ist alles für den Aufenthalt im Krankenhaus vorbereitet. Denn mein Gebärmutterhals hat sich schon auf 3,2 Zentimeter verkürzt. Meine kleine Prinzessin, du rutschst langsam weiter nach unten ins Becken und übst Druck aus. Du liegst in Schädellage - ich hoffe, das bleibt jetzt so bis zur Geburt. Zurzeit schlafen meine Beine abends immer ein und kribbeln ganz stark. Mit etwas Bewegung verschwindet das Symptom dann Gott sei Dank wieder. Ich denke jetzt immer mehr an die Geburt und an das Leben zu viert. Was wird sich verändern und wie wird Leona auf dich reagieren? So viele Fragen, die sich bald beantworten lassen!

Beschwerden:
* Starkes Sodbrennen
* Kribbeln in den Beinen
* Druck nach unten
* Kurzatmigkeit
* Abendliche Übelkeit

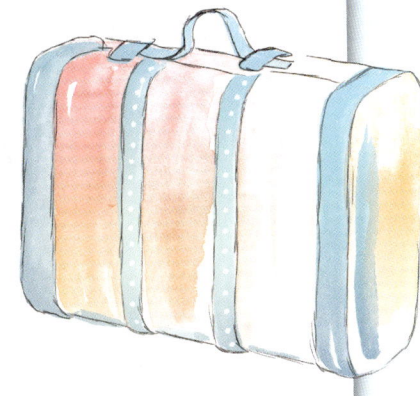

Für den Kreißsaal

◌ Snacks (z. B. Mandeln, Trockenfrüchte, Müsliriegel, belegte Brote etc.)

◌ Getränke (im Krankenhaus gibt es Wasser und Tee)

◌ 1 Paar dicke Socken (kalte Füße können die Wehen hemmen)

◌ 1 Lippenpflegestift (Hecheln macht trockene Lippen)

◌ Mundwasser (als schneller Zahnputzersatz bei langer Geburt)

◌ Deo

◌ Haargummis (wenn man schwitzt oder in die Wanne möchte)

◌ Weites Hemd oder Nachthemd mit durchgehender Knopfleiste

◌ Hausschuhe

◌ Bademantel

◌ Kleidung für die Zeit nach der Geburt (falls du im Kreißsaal duschen willst/kannst)

◌ Großes Handtuch (zum Duschen)

◌ Fotoapparat (Ladekabel/Akku)

◌ Handy und Ladegerät

◌ Brille, ggf. Kontaktlinsenutensilien (auch wichtig für Kontaktlinsenträger)

Hinweis: Die meisten Kliniken stellen dir für die Zeit deines Aufenthalts Windeln und alles, was du zum Wickeln brauchst, genauso wie Kleidung für dein Baby zur Verfügung.

Geburtsvorbereitung: der Papierkram

✳

Als zukünftige Eltern kommt man um eines nicht herum: Behördengänge! Damit alles seine Richtigkeit hat und dein frisch geschlüpfter Schatz ordentlich angemeldet werden kann, empfiehlt es sich, den meisten Papierkram schon vor der Geburt zu erledigen. Solltest du dies vergessen oder zeitlich nicht dazu kommen, lässt sich alles auch noch nach der Geburt regeln. Ich finde es jedoch schön, wenn man sich nach der Geburt um nichts anderes als um sein Baby kümmern kann.

Du gehörst zu mir

Wenn ihr, wie Alex und ich, bei der Geburt eures Kinds nicht verheiratet seid, dann braucht ihr 2 wichtige Dokumente: die Vaterschaftsanerkennung und die Sorgerechtserklärung. Wenn ihr beide Dokumente bereits mit in die Klinik bringt, könnt ihr sie in den meisten Fällen dort abgeben und euer Kind wird automatisch beim Standesamt angemeldet. Die Geburtsurkunde wird euch dann ohne weiteres Zutun nach Hause zugeschickt.

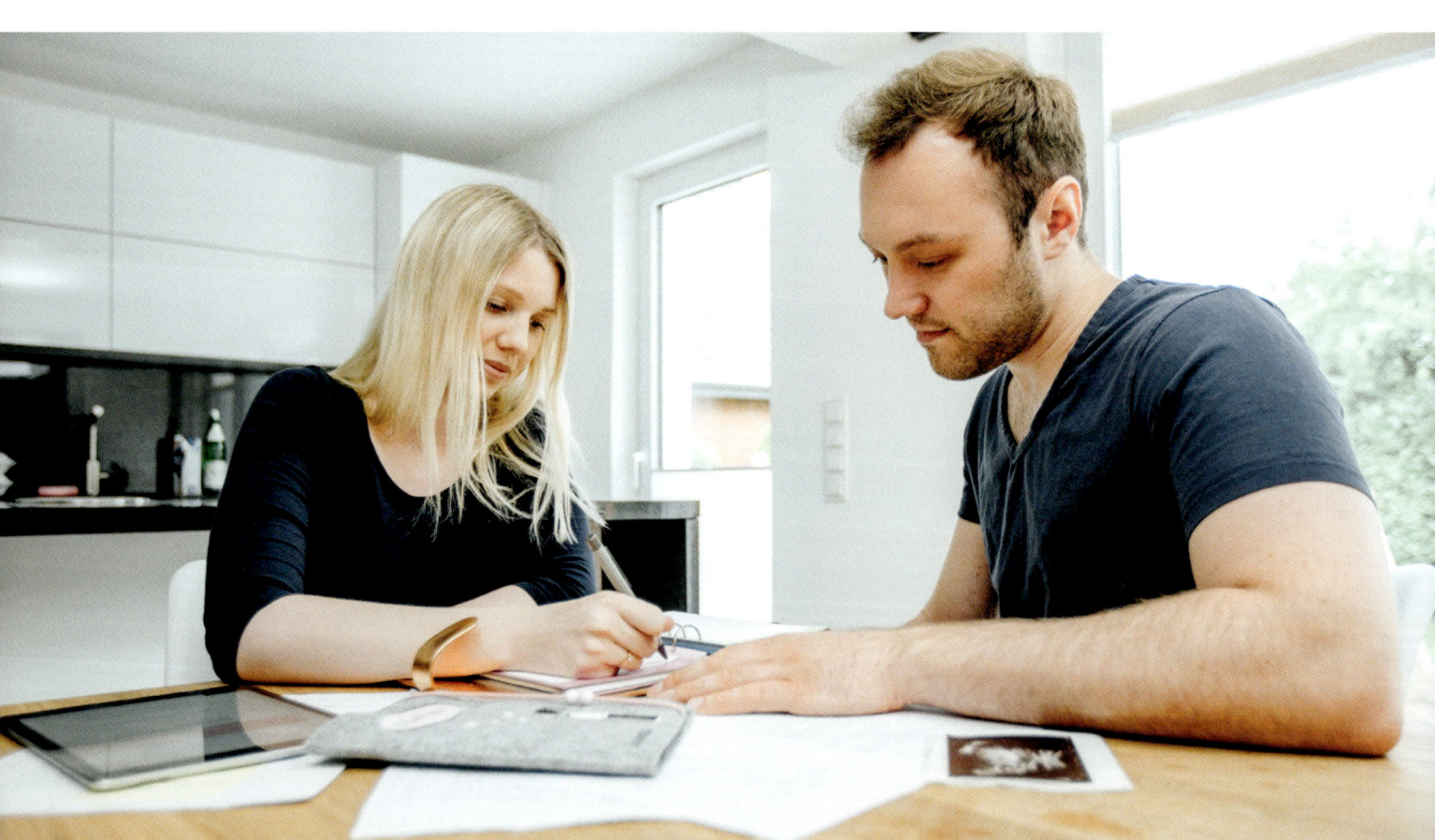

Superpraktisch!
Beide Dokumente bekommt ihr bei eurem zuständigen Jugendamt. Dafür einfach einen gemeinsamen Termin vereinbaren – und schon habt ihr alle nötigen Papiere.

Mutterschaftsgeld und Elterngeld

6 Wochen vor und 8 Wochen nach der Geburt erhältst du als gesetzlich Versicherte im Regelfall Mutterschaftsgeld von deiner Krankenkasse. Als Mitglied einer privaten Krankenkasse kannst du Mutterschaftsgeld beim Bundesversicherungsamt in Bonn beantragen. Für die Zeit ab der 9. Woche nach der Entbindung könnt ihr einen Elterngeldantrag bei der Elterngeldstelle einreichen. Dieser kann noch bis zu 3 Monate nach der Geburt gestellt werden. Diese Frist solltet ihr besser nicht versäumen, da ihr sonst rückwirkend kein Geld bekommt. Dein Elterngeld berechnet sich nach deinem Monatsgehalt vor dem Mutterschutz. In der Regel bekommst du 67 Prozent deines Nettolohns als Elterngeld auf dein Konto überwiesen. Mit einem der vielen Elterngeldrechner im Internet kannst du vorab schon einmal ausrechnen, wie viel Geld du in etwa bekommen wirst.

Wir haben den Antrag immer schon vor der Geburt ausgefüllt und nach der Entbindung mit der Geburtsbescheinigung abgeschickt, da wir keine Lust hatten, uns statt um unser süßes Baby um Behördenkram zu kümmern.

So ein Elterngeldantrag kann ganz schön verwirrend sein. In vielen größeren Städten findest du kostenlose Beratungsstellen, die dir beim Ausfüllen helfen.

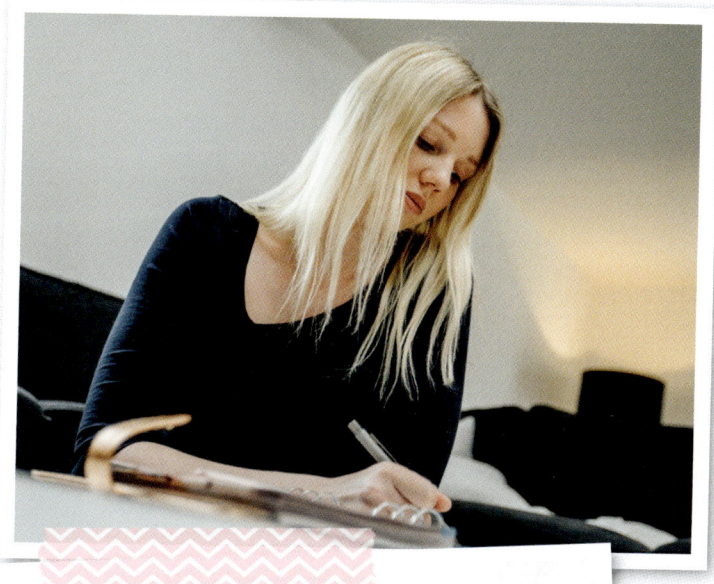

Kindergeld

Nicht zu verwechseln mit dem Elterngeld ist das Kindergeld. Diesen Antrag könnt ihr erst nach der Geburt eures Kindes stellen, da man dafür die Steuernummer des Kindes braucht (wird vom Finanzamt automatisch zugeschickt). In Deutschland erhalten Eltern aktuell für das erste und zweite Kind 192 Euro pro Monat. Für das dritte 198 Euro und für jedes weitere 223 Euro. Im Januar 2018 wird das monatliche Kindergeld um 2 Euro erhöht.

Wo möchtest du entbinden?

＊

Krankenhaus, Geburtshaus oder doch lieber zu Hause? Heutzutage hat man als Mama in spe eine große Auswahl an möglichen Geburtsorten. Bei der Wahl des Geburtsorts spielt aber nicht nur deine persönliche Wunschvorstellung eine Rolle, sondern auch dein gesundheitlicher Zustand und die Lage deines Kindes. Deshalb solltest du immer mit deinem Frauenarzt besprechen, wo dein Kind am besten und vor allem am sichersten auf die Welt kommen kann.

Der Klassiker – Krankenhaus

In Deutschland kommen circa 98 Prozent aller Babys im Krankenhaus zur Welt. Die meisten Frauen entscheiden sich aus Sicherheitsgründen für eine Geburt in der Klinik. Im Notfall ist hier alles für einen Kaiserschnitt bereit und viele Kliniken haben sogar eine angeschlossene Frühchenstation. Auch im Krankenhaus wird deine Entbindung von einer Hebamme begleitet, ein Arzt kommt meist erst zum Ende der Geburt oder bei

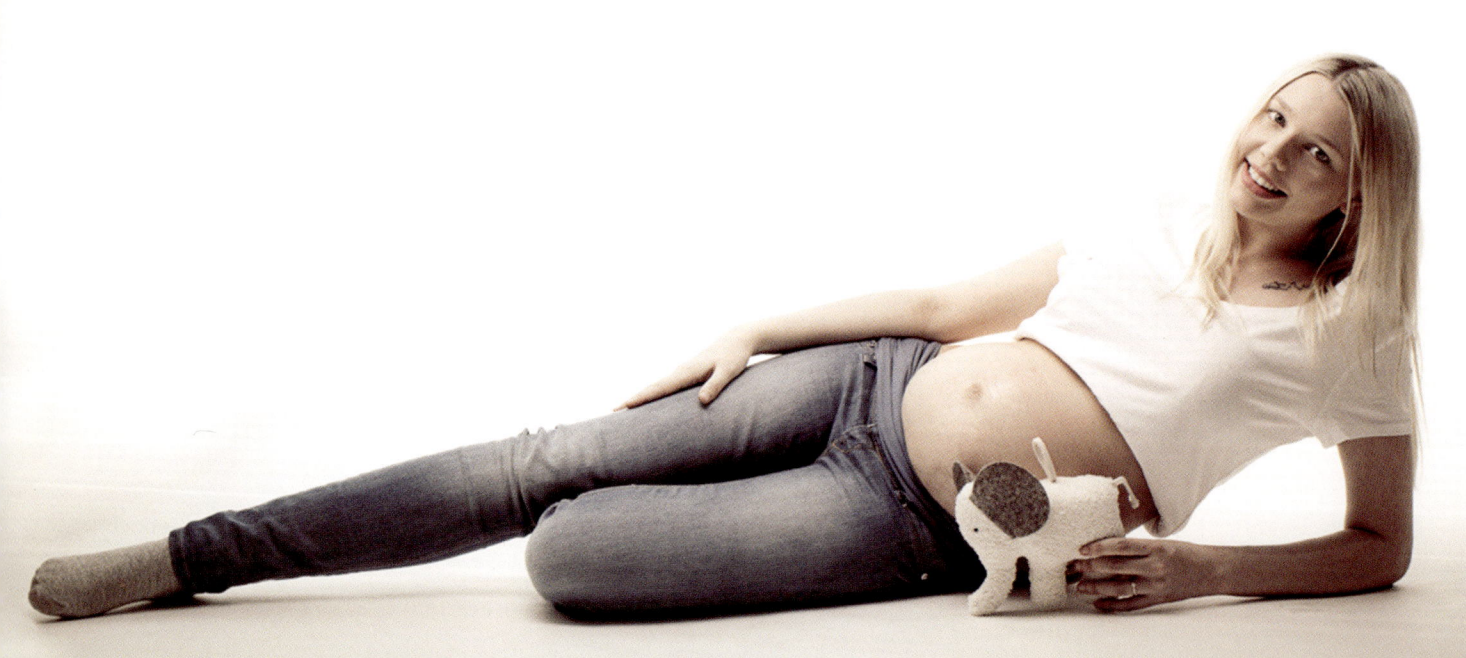

Problemen dazu. Wenn es um die Behandlung möglicher geburtsbegleitender Schmerzen geht, hast du im Krankenhaus die größte Auswahl zur Medikation (z. B. PDA [Periduralanästhesie, Betäubung der Rückenmarksnerven]). Kalter steriler Kreißsaal? Das war gestern. Heute haben viele Krankenhäuser gemütlich gestaltete Kreißsäle mit verschiedensten Entbindungsmöglichkeiten. Alle Kliniken bieten Besichtigungen ihrer Geburtsstationen und Infoabende an. Du kannst dir auch mehrere Krankenhäuser anschauen, bevor du dich für eines entscheidest.

Die Alternative – Geburtshaus

Wer sein Kind in ruhiger und familiärer Atmosphäre zur Welt bringen möchte, für den ist das Geburtshaus eine Alternative zum Krankenhaus. Hier werden die Geburten nur von Hebammen begleitet und es steht eine natürliche Geburt ohne medizinisches Eingreifen im Vordergrund. Die Hebammen unterstützen dich darin, dein Kind genauso auf die Welt zu bringen, wie es für dich am angenehmsten ist – egal, ob das im Stehen, im Vierfüßlerstand oder in der Badewanne bei einer Wassergeburt ist. Zur Schmerzlinderung stehen hier allerdings weniger Medikamente zur Verfügung. Kommt es zu Komplikationen, wird die Hebamme eine Verlegung in die nächste Klinik veranlassen.

Die Ausnahme – Hausgeburt

Früher war es völlig üblich, dass Kinder zu Hause auf die Welt kamen. Und auch heute entscheiden sich immer mehr Frauen für eine Geburt in vertrauter Umgebung. Wenn du dich bei dem Gedanken an eine Hausgeburt am wohlsten fühlst und medizinisch nichts dagegenspricht, suche dir am besten rechtzeitig eine Hebamme, die Hausgeburten durchführt – davon gibt es nämlich nicht so viele.

Was ist eine Beleghebamme?

Eine Beleghebamme begleitet dich bereits durch die Schwangerschaft bis hin zur Geburt im Krankenhaus, sodass du (außer deinem Partner) immer eine vertraute Person an deiner Seite hast. Beleghebammen arbeiten entweder mit einer bestimmten Klinik zusammen oder kommen mit dir in die Klinik deiner Wahl.

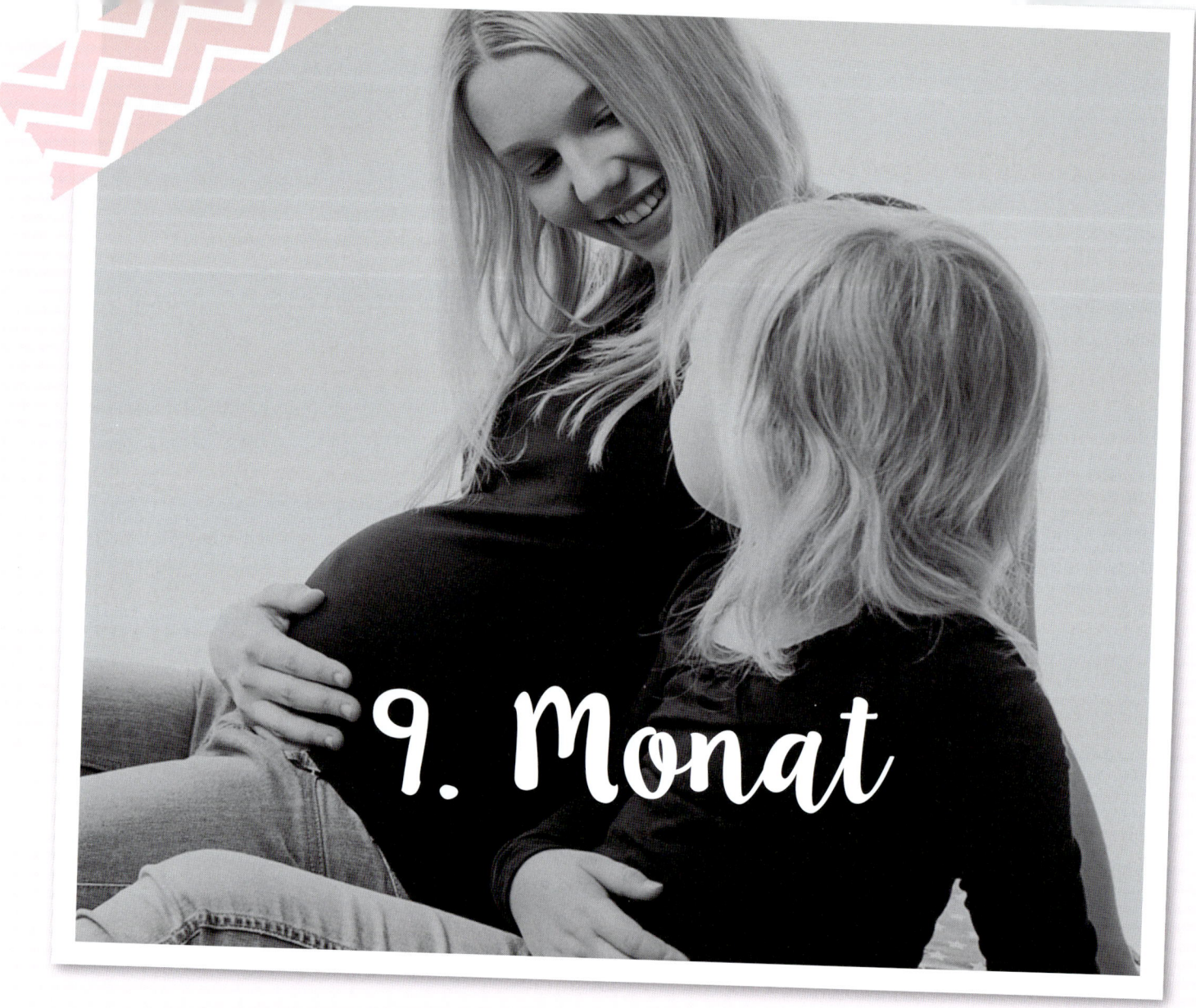

9. Monat

9. Monat * 33.–36. Woche * Fehlalarm! Fruchtwasserabgang *
Erste Vormilch * Bauchgipsabdruck

9. Monat – in Startposition

✳

Eines der ersten Dinge, die man in der Schwangerschaft lernt: Sie dauert 10 und nicht wie oft fälschlicherweise angegeben 9 Monate. In der 33. bis 36. SSW macht sich dein Baby aber schon einmal startklar für die bevorstehende Geburt.

Dein Baby

Größer und schwerer – diese beiden Ziele verfolgt dein Baby in den letzten Wochen. Bis zum Ende des 9. Monats wiegt es etwa 2700 Gramm und misst 47 Zentimeter. Die meisten Babys begeben sich um die 35. SSW in die endgültige Geburtsposition (mit dem Kopf nach unten und dem Gesicht nach vorne). Bleib gelassen, falls dein Baby es sich noch anderweitig bequem gemacht hat. Es kann sich bis zur Geburt jederzeit noch drehen. Und selbst wenn nicht, so bedeutet dies heutzutage nicht zwangsweise einen Kaiserschnitt. Ab der 34. SSW sind das Gehirn und das Nervensystem endlich vollständig entwickelt. Dafür beginnt die Plazenta nun zu altern. Aber keine Sorge, etwas Zeit habt ihr noch. Auch die Lunge ist um die 36. SSW fertig ausgereift – im Falle einer frühzeitigen Geburt könnte dein Baby jetzt selbstständig atmen. 2 Dinge, die dein Baby während der Zeit in der Fruchtblase geschützt haben, beginnen, sich wieder zurückzubilden: die Käseschmiere und die Lanugobehaarung.

Karpaltunnelsyndrom

Durch die vermehrte Wassereinlagerung in den Armen kann der Medianusnerv am Handgelenk abgeklemmt werden, wodurch es zum Karpaltunnelsyndrom kommt. Die Folge: Taubheit in den Fingern, besonders in der Spitze des Zeigefingers und des Daumens, vor allem nachts. Abhilfe kann Schütteln oder eine vom Arzt verschriebene Bandage schaffen.

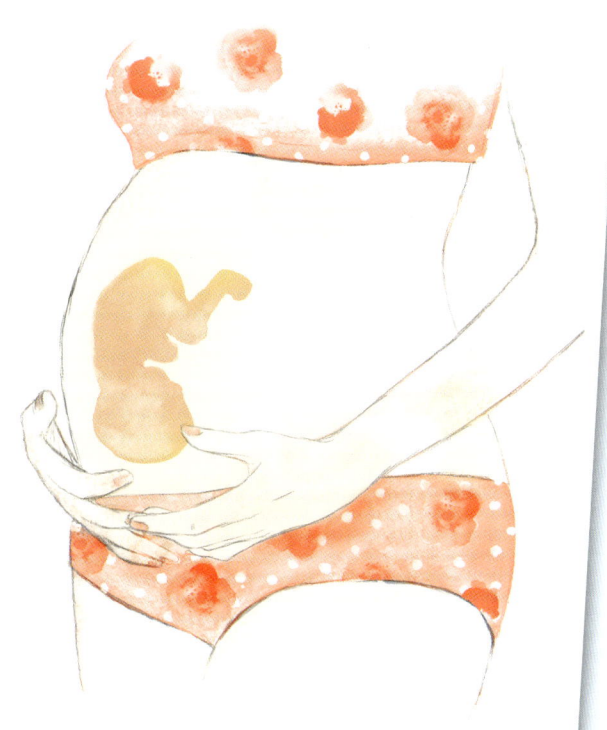

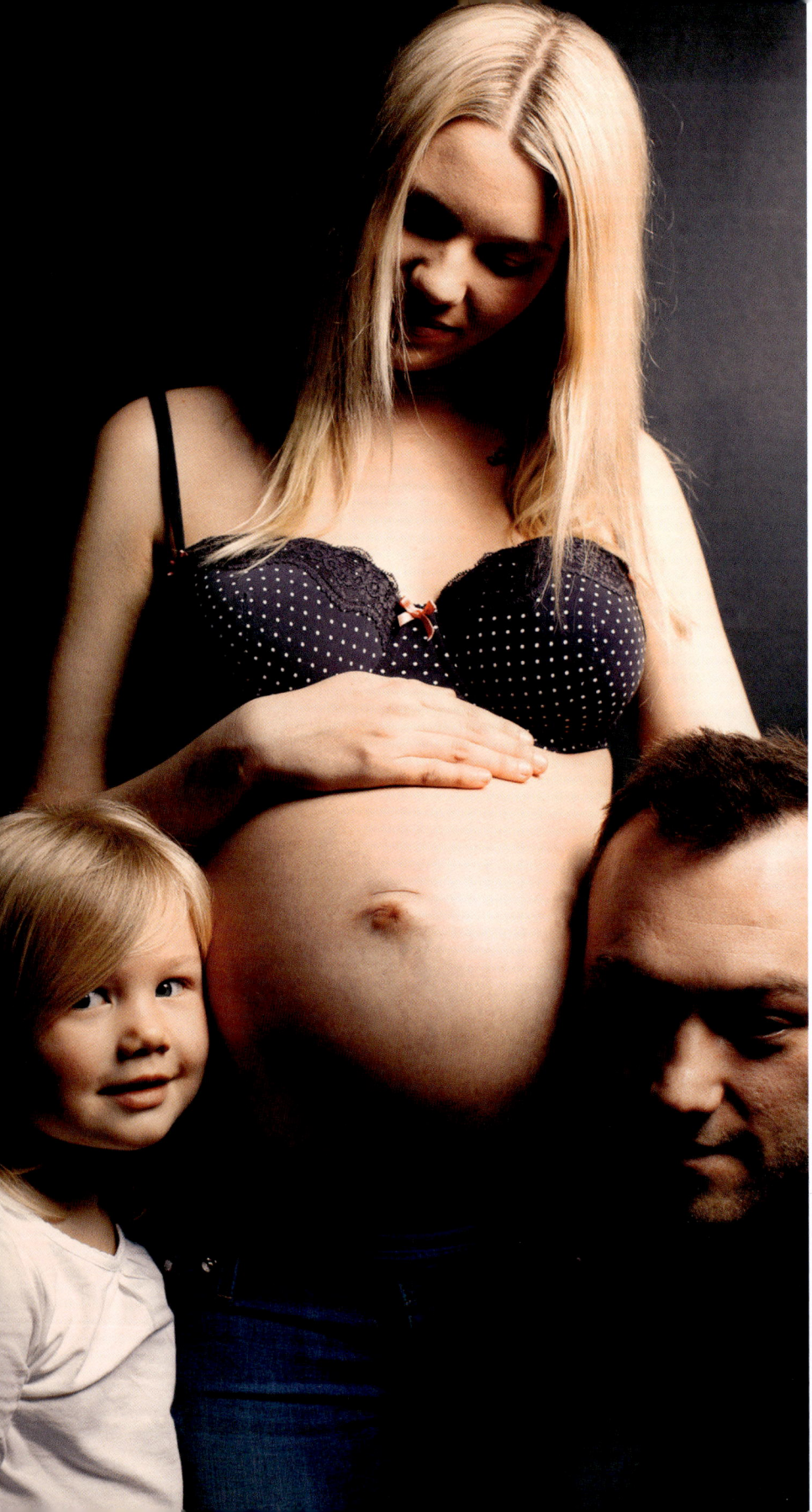

Die Mami

Schwer, schwerer, am schwersten? Der vorletzte Monat ist für viele Mamas schon sehr anstrengend. Die Gewichtszunahme beträgt Ende der 36. SSW im Durchschnitt 13 Kilogramm. Es ist aber auch gut möglich, dass du etwas darüber oder darunter liegst. Solange dein Arzt nicht besorgt ist, musst du es auch nicht sein. Mit dem nahenden Ende der Schwangerschaft werden die Beschwerden bei den meisten Frauen nicht weniger: Schlaf- und Kreislaufprobleme, Kopf- und Rückenschmerzen, Sodbrennen, Kurzatmigkeit, spannende Brüste, juckender Bauch, Inkontinenz (durch den Druck des Babys im Becken auf die Blase), Übungswehen, Appetitlosigkeit (durch den verkleinerten Magen), Einschränkung der Beweglichkeit (durch den Bauch,
z. B. beim Schuhebinden oder Autofahren), Übelkeit etc.

Mir machte um die 36. SSW am meisten das Sodbrennen zu schaffen. Kein Hausmittelchen half mehr, sodass ich mir Hilfe in der Apotheke holen musste. Lasst euch beraten, welche Medikamente gegen Sodbrennen für Schwangere geeignet sind. Ich empfehle Gel. Das kühlt bereits im Hals sehr angenehm und lindert den Schmerz.

Wichtig: Alle angegebenen Werte sind nur zur Orientierung und können sich von Frau zu Frau sehr unterscheiden.

Oh Schreck!

In den letzten Wochen vor der Geburt achtet man als Mama verstärkt auf die Signale seines Körpers: Waren das jetzt noch Übungswehen oder schon richtige? Ist das in meiner Unterhose Pipi oder schon Fruchtwasser? Meistens handelt es sich bei den Symptomen um einen Fehlalarm. Nichtsdestotrotz: Solltest du etwas Unge-wöhnliches bemerken, das dich verunsichert, solltest du Schmerzen haben oder sonst ein ungutes Gefühl? Dann melde dich bei deinem Frauenarzt oder fahr direkt in die Klinik. Lieber einmal zu viel durchgecheckt als einmal zu wenig!

Liebes Schwangerschaftstagebuch,

mein süßer Schatz hat mir diesen Monat vielleicht einen Schreck eingejagt. Wir hatten doch tatsächlich einen Fehlalarm. Mein Bauch wurde hart und ich musste die Übungswehen wegatmen. Dabei hat es dann in der Küche begonnen, leicht aus mir herauszutröpfeln. Mein erster Gedanke: **Oh Gott, deine Fruchtblase ist eingerissen!** Auch bei Leona ging vor 4 Jahren so die Geburt los. Eine Stunde später folgten damals die Wehen und 30 Stunden später war Leona geboren. Ich bin also direkt zum Frauenarzt und habe es kontrollieren lassen. Der Befund war negativ und dir ging es weiterhin gut. Du wolltest also doch noch nicht ausziehen - große Erleichterung! Ich bekomme jetzt auch meine erste Vormilch, die schon ab und zu nach der heißen Dusche rausläuft. Auch über das Thema Stillen mache ich mir derzeit viele Gedanken. Ich hoffe, bei DIR klappt es diesmal und ich kann dich voll stillen. Eventuell werde ich bei Stillproblemen auch eine Stillberatung hinzuziehen.

Beschwerden:
* Rückenschmerzen
* Starker Harndrang
* Schmerzhafte Übungswehen
* Vergesslichkeit
* Weiterhin starkes Sodbrennen

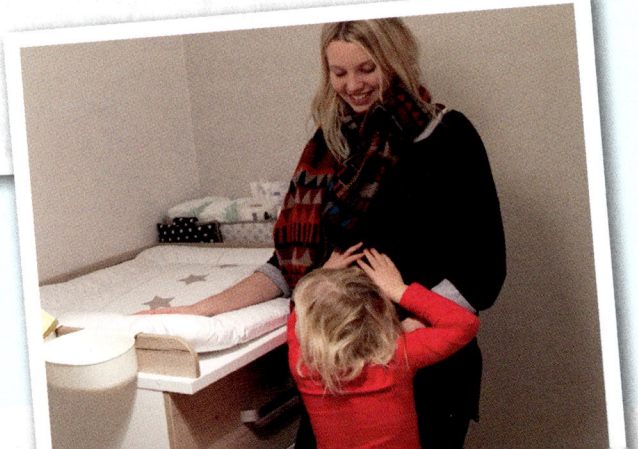

So geht es wirklich los!

✱

Auch wenn die Geburt bei jeder Schwangeren anders beginnt, gibt es dennoch einige Anzeichen, die eindeutig darauf hindeuten, dass es sich dieses Mal nicht um einen Fehlalarm handelt (egal, in welcher SSW).

Eindeutige Zeichen

Das eindeutigste Anzeichen, dass die Geburt nun losgeht, sind schmerzhafte Wehen, die immer regelmäßiger werden. Jetzt handelt es sich vermutlich nicht mehr um Übungswehen. Kommen die Wehen alle 5 bis 7 Minuten – ab ins Krankenhaus, ins Geburtshaus oder die Hebamme rufen! Ein weiterer deutlicher Hinweis ist der Blasensprung. Das Fruchtwasser muss nicht immer in einem wasserfallartigen Schwall abgehen, sondern kann auch in Schüben mit weniger Flüssigkeit herauslaufen. Sitzt dein Baby noch nicht tief im Becken, solltest du einen Krankenwagen rufen und dich nur liegend ins Krankenhaus bringen lassen. Presst das Baby bereits deutlich seinen Kopf in dein Becken (frag bei deinen Besuchen beim Frauenarzt immer nach der aktuellen Position deines Babys), kannst du ganz

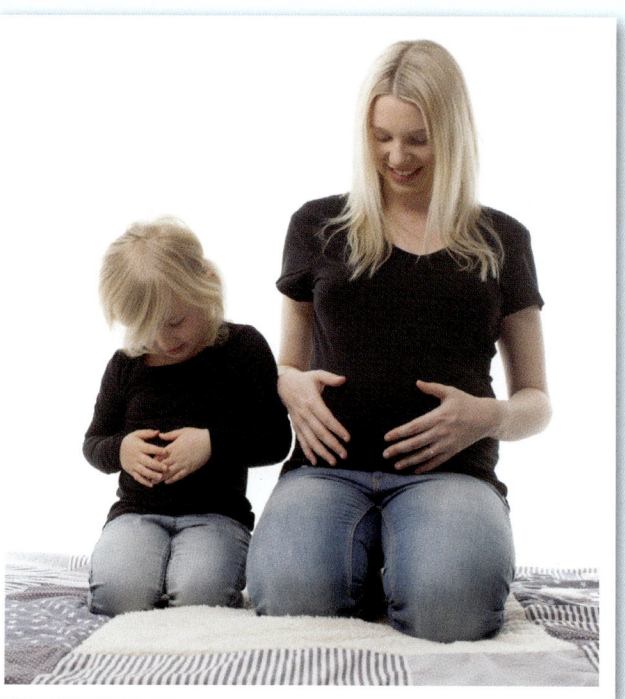

normal selbst in die Klinik/ins Geburtshaus fahren oder deine Hebamme für die Hausgeburt anrufen. Die Wehen können übrigens auch erst nach dem Blasensprung einsetzen. Das dritte hinweisgebende Zeichen ist der Abgang des Schleimpfropfs, der den Muttermund wie ein Korken abschließt und so vor Keimen und Bakterien von außen schützt. Der Schleimpfropf – der Name ist Programm – kann sich auch schon einige Zeit vor der Geburt lösen. In der Regel geschieht dies aber kurz vor dem Einsetzen der Wehen.

Uneindeutige Zeichen

Mögliche, aber nicht immer 100-prozentig sichere Zeichen, dass es losgeht, können auch Muskelzittern, Durchfall, starke Schmerzen im unteren Rücken und Übelkeit sein. Ein psychischer Hinweis, der dir sagt, dass es vielleicht so weit ist, ist innere Unruhe. Viele Mamas sagen, dass sie es einfach wussten.

Bleibende Erinnerung

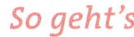

Vieles, was man in der Schwangerschaft erlebt, vergisst man nach der Geburt wieder. Wie habe ich mich im 6. Monat gefühlt? Wann kamen die ersten Übungswehen? Wie dick war mein Bauch wirklich? Wer seine Gefühle und sein Empfinden während der Schwangerschaft in Erinnerung behalten will, sollte – wie ich – ein Schwangerschaftstagebuch führen. Denn so sehr du dir auch vornimmst, all die wunderbaren Momente deiner Schwangerschaft im Gedächtnis zu behalten – mit der Geburt stürzt so viel Neues auf dich ein, dass alles andere einfach in den Hintergrund gedrängt und leicht vergessen wird.

Zur Erinnerung an deine körperliche Schwangerschaftspräsenz kannst du natürlich Daten wie Gewicht und Umfang notieren. Viel schöner ist jedoch eine Erinnerung zum Anfassen: ein Gipsabdruck deines Babybauchs.

Gipsabdruck von deinem Babybauch

Für den Abdruck deines Bauchs brauchst du Gipsbinden. Diese kannst du entweder in der Apotheke oder als Abdruckset mit Farben zum Anmalen im Internet kaufen. Lass dir am besten von deinem Partner oder einer Freundin beim Fertigen des Abdrucks helfen.

So geht's

Oberkörper freimachen. Alle einzugipsenden Bereiche (ich empfehle auch die Brüste bis zum Dekolleté einzugipsen – sieht schöner aus) dick mit Vaseline einreiben. Dann die Gipsbinden in Wasser tauchen und insgesamt 3 Schichten auflegen. Vorsicht: Die erste Schicht ist sehr kalt. Es dauert circa 30 Minuten, bis alle Schichten aufliegen und der Gips ausgehärtet ist. Wenn du – wie ich – mit Kreislaufproblemen zu kämpfen hast, kannst du deinen Bauch auch ohne Probleme im Sitzen abformen. Nach 30 Minuten ist der getrocknete Abdruck abnehmbar – er muss jedoch noch weitere 24 Stunden durchtrocknen. Danach kannst du „deinen Babybauch" bemalen. Wir haben das zusammen mit Leona gemacht – eine tolle Family-Aktion!

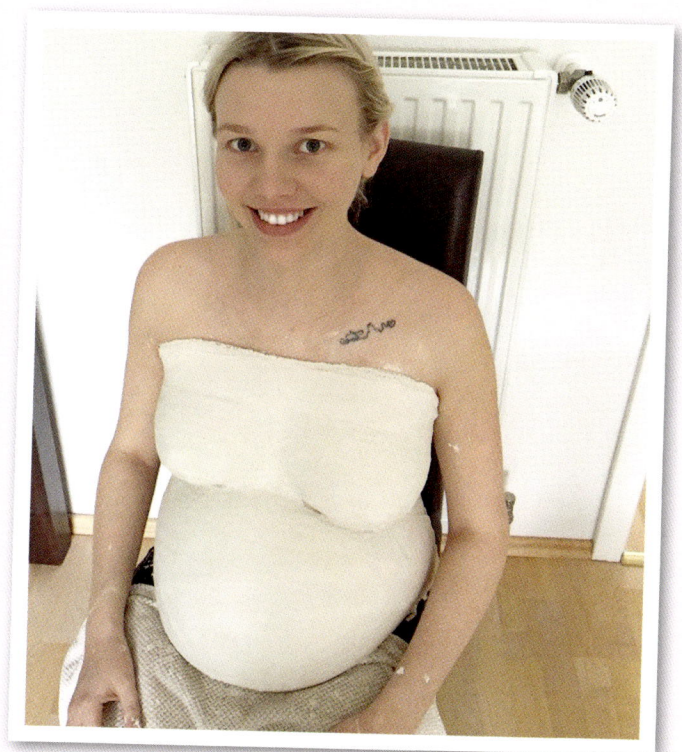

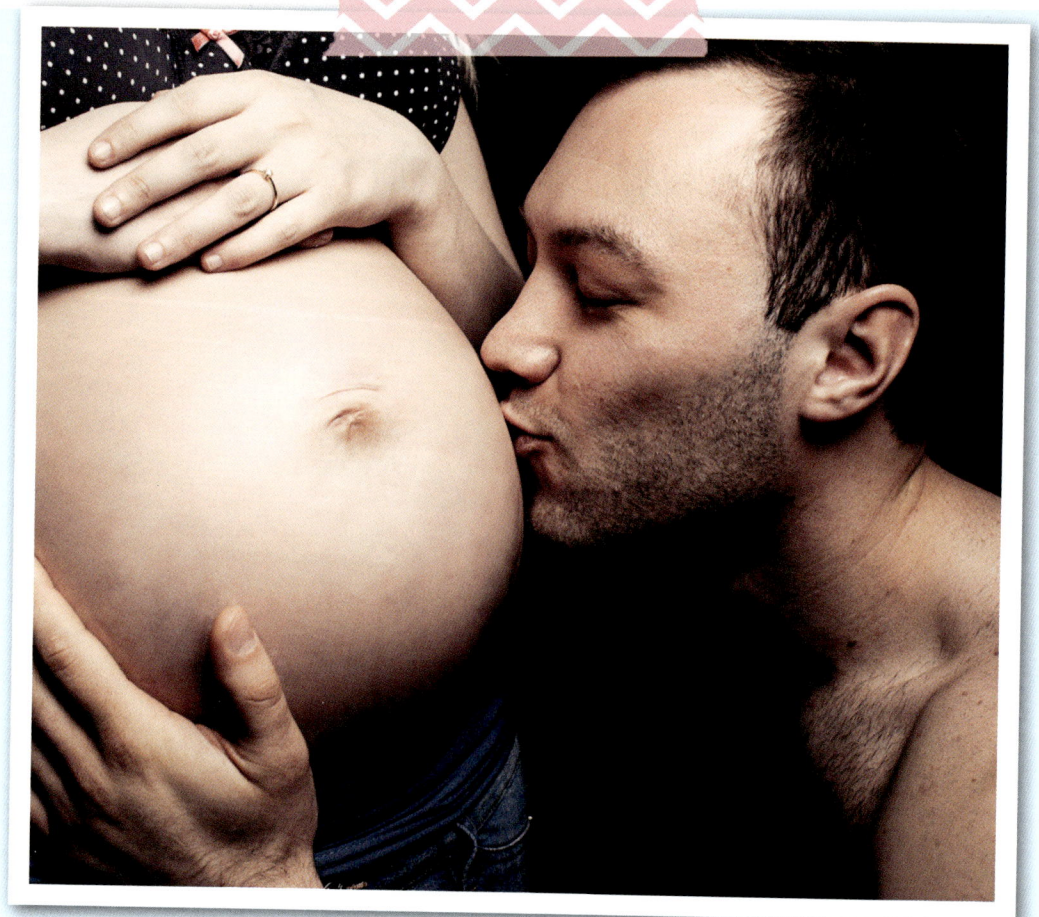

10. Monat

10. Monat * 37.–40. Woche *

*Jetzt darfst DU dich auf den Weg machen * Geburtsplan*

10. Monat – das große Finale

*

Geht es heute los oder morgen? Im letzten Monat der Schwangerschaft fühlt man sich wie auf einem Schleudersitz, bei dem unklar ist, wann dessen Aktivierungsknopf gedrückt wird. Es kann jederzeit so weit sein. Was für eine spannende, aber auch nervenaufreibende Zeit!

Dein Baby

Immer weiter runter ins Becken – so lautet das Motto des 10. Schwangerschaftsmonats. Ab der 37. SSW wäre dein Baby bei der Geburt offiziell kein Frühchen mehr. Daher kannst du ab jetzt an deinem Wunschort entbinden. Alles, was dein Baby in den letzten 4 Wochen noch macht, ist wachsen und Gewicht zulegen. Alle Organe und sonstigen Körpersysteme sind funktionsbereit. Wenn dein Baby jetzt noch nicht die Geburtsposition eingenommen hat, lass dich von deinem Frauenarzt und deiner Hebamme beraten, welche Möglichkeiten es gibt, dein Kind zum Drehen zu animieren. Besprich für den Notfall auch schon einmal die Geburtsmöglichkeiten, falls dein Baby auch bei Geburtsbeginn nicht nach unten schaut. In der 40. und offiziell letzten SSW wiegt dein Baby circa 3400 Gramm und ist rund 51 Zentimeter groß.

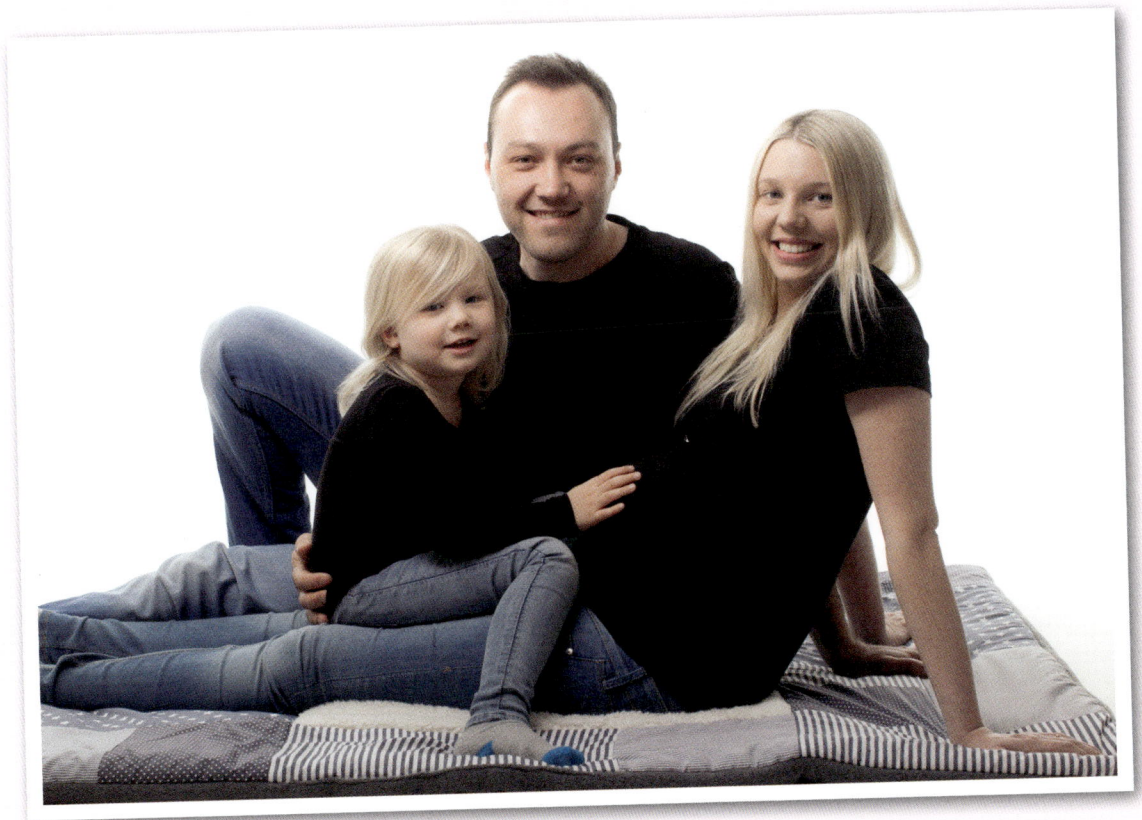

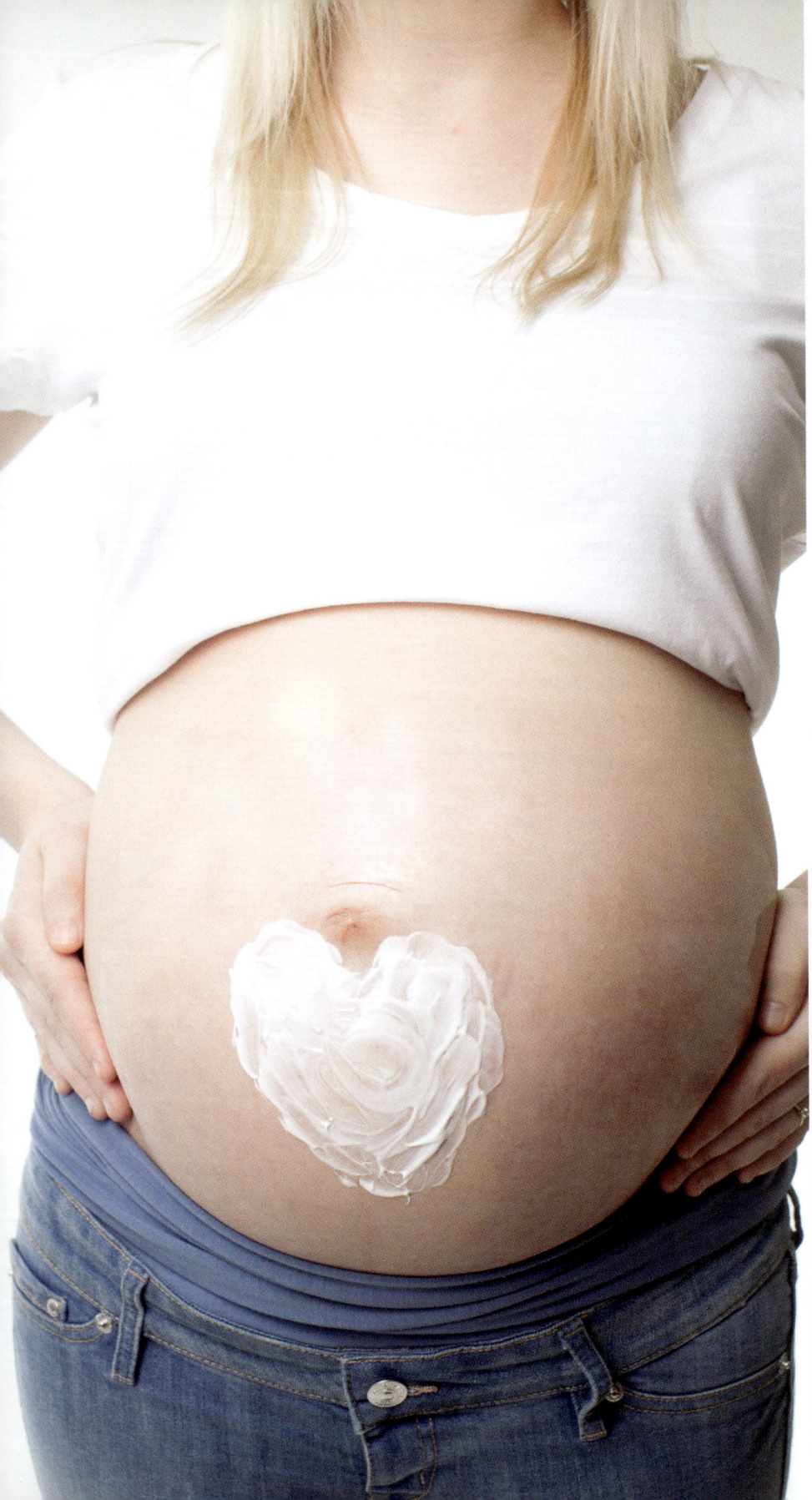

Die Mami

Puh, jetzt könntest du aber endlich rauskommen! Solche Gedanken kommen den meisten Mamas in den letzten Wochen immer wieder. Der Bauch ist jetzt mächtig und macht das Bewegen im Alltag mühsam. Auch verspüren viele durch den Druck des Babys nach unten auf den Muttermund ein unangenehmes bis schmerzhaftes Gefühl – oft den ganzen Tag. Manchmal kann es sich sogar anfühlen, als würde das Baby jede Sekunde herausplumpsen. Wenn es nur so einfach wäre. Dein Körper macht sich mit Übungs- und Senkwehen weiter geburtsbereit, bis diese dann um die 40. SSW in richtige Wehen übergehen. Das Spannungsgefühl am Bauch und an den Brüsten nimmt noch weiter zu und bei manchen Frauen kommt es sogar jetzt noch zu den ersten Dehnungsstreifen.

Wichtig: Alle angegebenen Werte sind nur zur Orientierung und können sich von Frau zu Frau sehr unterscheiden.

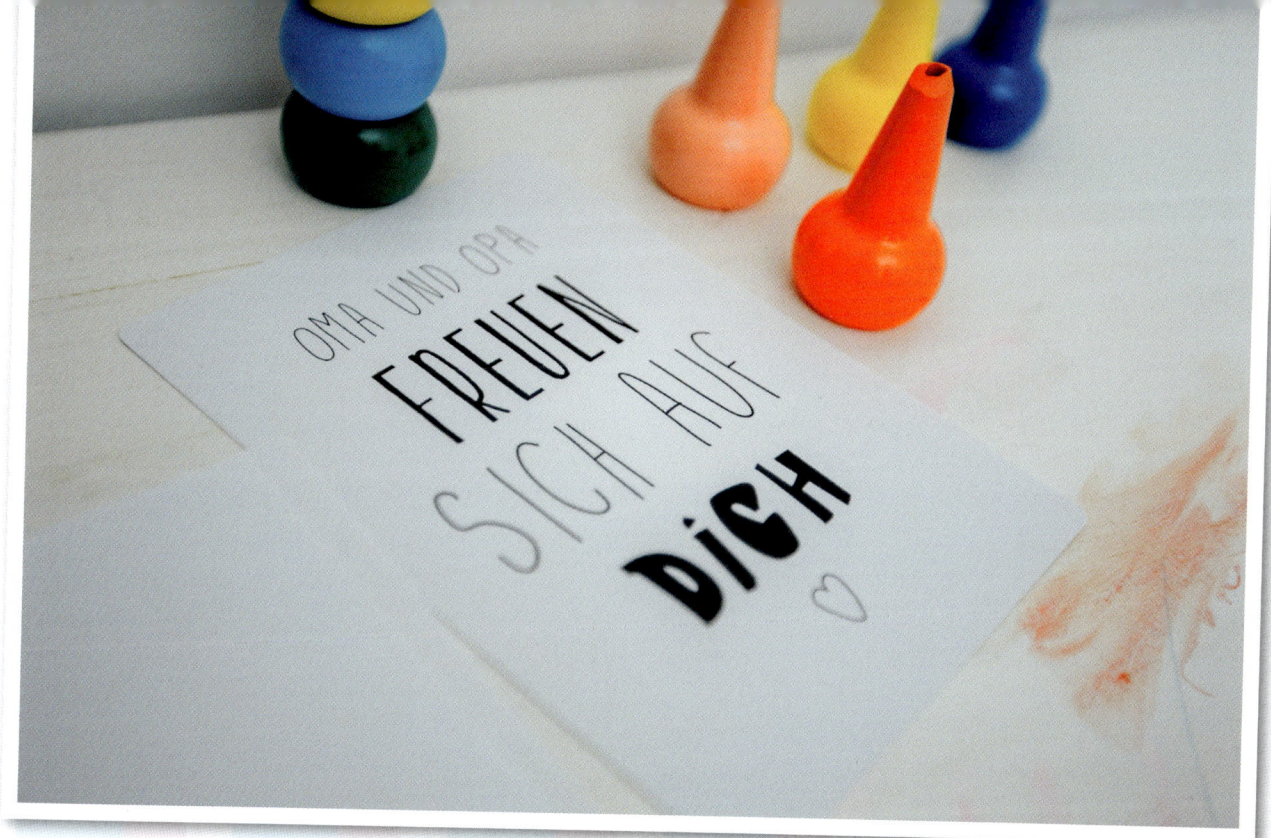

Liebes Schwangerschaftstagebuch,

dies sind jetzt die letzten Tage, die ich noch schwanger verbringen werde. Ich bin gerne schwanger, aber langsam darfst **du dich**, mein Schatz, dann doch auf den Weg machen. Der Countdown läuft und die Tage ziehen sich wie Kaugummi. Langsam denke ich, dass ich übertragen werde. Beim CTG sind leichte Wehen zu sehen und der Muttermund ist fingerdurchlässig. Alle Ampeln für die Geburt stehen auf Grün, jetzt musst du nur noch wollen. Vor 3 Tagen hat sich mein Schleimpfropf gelöst. Ein Zeichen, dass es doch bald losgeht? Ich lasse mich überraschen. Auch Alex möchte dich endlich kennenlernen und wartet schon sehnsüchtig. Übrigens bin ich jetzt auch dem Club der Tigermamis beigetreten: Hallo Dehnungsstreifen!

Beschwerden:
Alle Anzeichen für den Beginn der Geburt sind verschwunden! Ich fühle mich gut!

Wartezeit verkürzen und nutzen

*

Die letzten 4 Wochen ziehen sich wie Kaugummi. Und je nachdem, wann die Geburt bei dir losgeht, musst du diese Zeit komplett durchstehen oder darfst deinem Schatz schon etwas früher in die Augen schauen. Für Erstgebärende sind die letzten 4 Wochen aber auch die letzten 4 Wochen des Lebens ohne Kind! Da ist es doch sinnvoll, die letzten Tage und Wochen sinnvoll zu nutzen. Dies gilt natürlich auch für Zweit- oder Mehrgebärende!

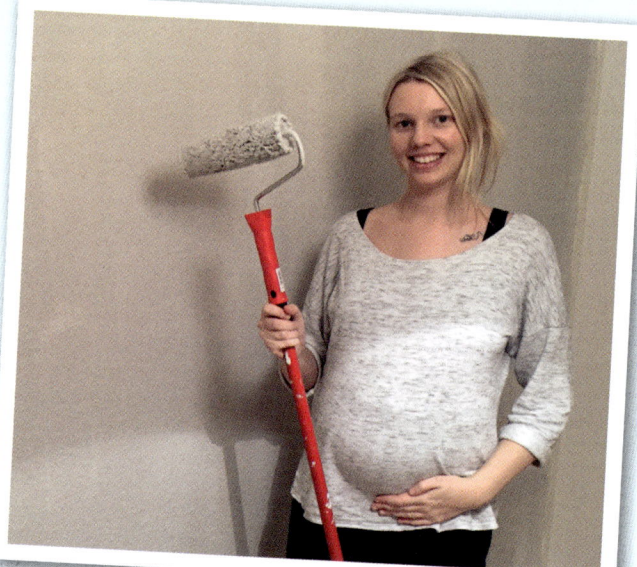

Bitte lächeln!

Etwas, das wir in den Wochen vor der Geburt gemacht haben und das ich nur empfehlen kann, ist ein Babybauch-Fotoshooting mit der ganzen Family! Das ist erstens nicht nur eine wunderschöne Erinnerung für euch, sondern auch ein tolles Erlebnis für das Geschwisterchen oder die Geschwister und zweitens freut sich auch euer Ungeborenes später bestimmt über die super Fotos, auf denen es FAST zu sehen ist.

Wir haben uns dafür im Partnerlook mit schwarzen und weißen Shirts und lässigen Jeans gekleidet. Dazu haben wir viele Accessoires ausgewählt, die unserem ungeborenen Krümel gehören: Schmusedecke, Spieluhr, Namenskette, Babystrampler etc. Gepost wurde vor neutralem Hintergrund in Schwarz oder Weiß. Aber natürlich sind eurer Fantasie keine Grenzen gesetzt und ihr könnt mit dem Fotografen euer eigenes Lieblings-Setting besprechen. Unsere Fotos sind ganz toll geworden und wir sind megahappy, dass wir das Shooting gemacht haben. Daumen hoch!

Feinschliff

Manche haben das Kinderzimmer bereits in der 20. SSW komplett eingerichtet, während andere sich damit bis zur Geburt oder sogar danach Zeit lassen. Mein Tipp wäre jedoch, wirklich vor der Geburt alles fertig zu machen, denn danach hat man wirklich anderes zu tun. Du weißt erstens nicht, wie es dir körperlich gehen wird, und zweitens möchte man sich in den ersten Tagen und Wochen ausschließlich mit dem neuen Erdenbürger und nichts anderem beschäftigen. Also, schaut euch noch einmal um, ist alles Notwendige gekauft, sind alle Möbel aufgebaut und alle Bilder aufgehängt? Und auch ganz wichtig: Sind alle Babykleidungsstücke bereits einmal gewaschen?

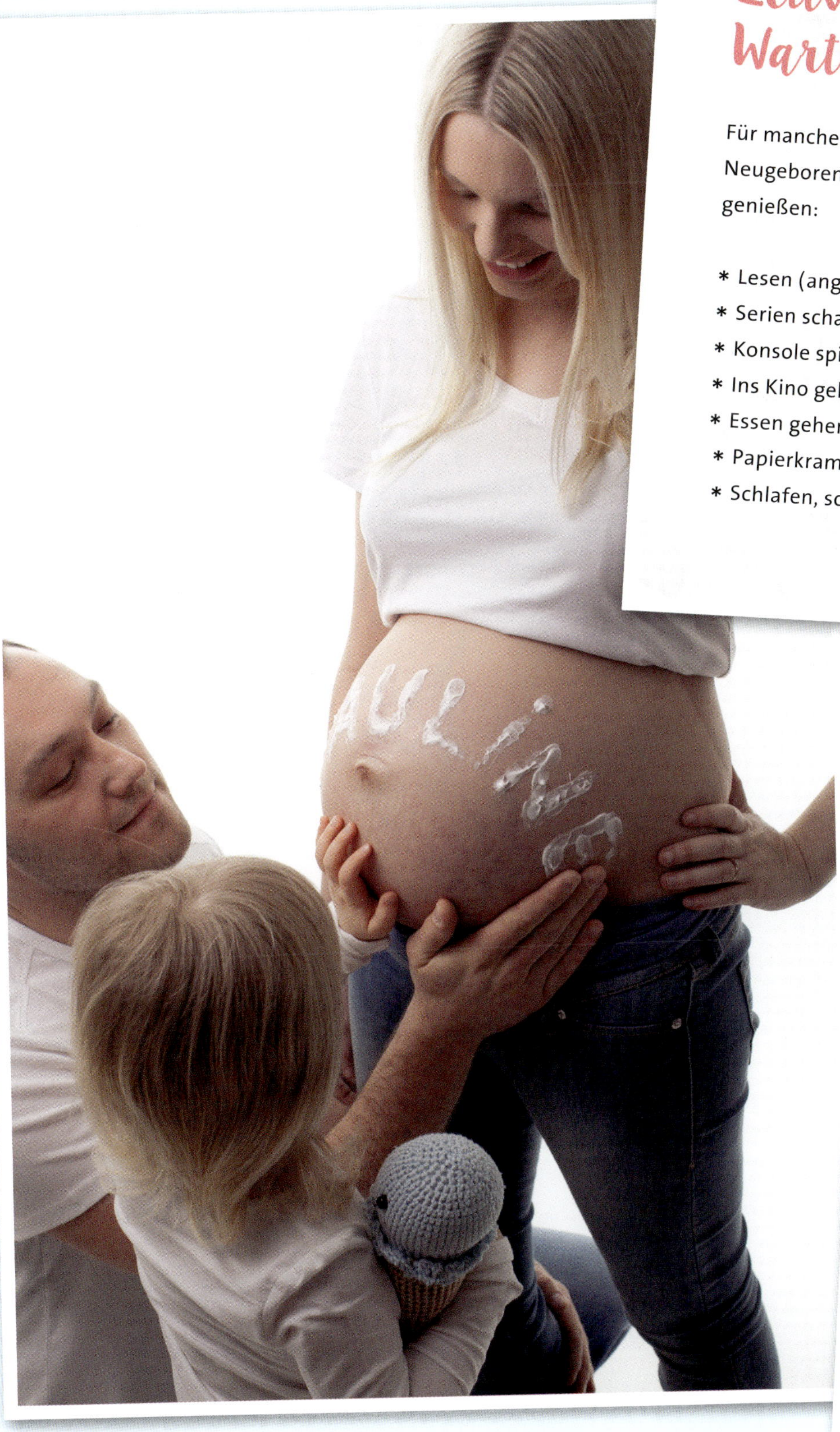

Zeitvertreib für die Wartezeit

Für manche Dinge hat man mit Baby – vor allem mit einem Neugeborenen – keine Zeit mehr. Deshalb jetzt noch genießen:

* Lesen (angefangene Bücher zu Ende oder neue)
* Serien schauen (angefangene Serien zu Ende oder neue)
* Konsole spielen
* Ins Kino gehen (mit Partner und/oder Freunden)
* Essen gehen (mit Partner und/oder Freunden)
* Papierkram erledigen (Elterngeld, Steuer etc.)
* Schlafen, schlafen, schlafen!

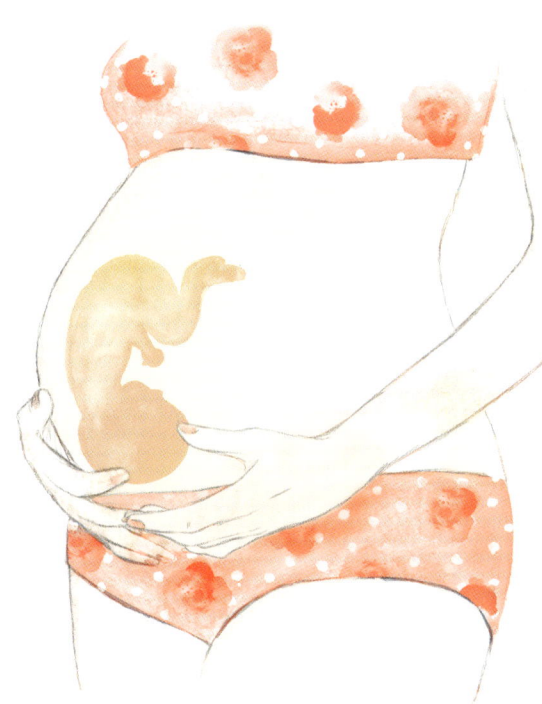

Alles nach Plan

✻

Auch heute noch entbinden etwa 75 Prozent der Schwangeren in Rückenlage, obwohl dies anatomisch nicht die günstigste Position ist. Deshalb mach dir rechtzeitig vor der Geburt Gedanken, welche Gebärpositionen für dich infrage kommen. Schau dir dafür verschiedene Stellungen wie Vierfüßler, Hocke, stehend, Seitenlage, Wanne, Pezziball, Matte, Bett etc. an. Horche in dich hinein, ob du dich damit wohlfühlen würdest. Natürlich kann das in der Realität wieder ganz anders sein, aber es ist gut, sich vorher alle Möglichkeiten schon mal vor Augen zu führen. Du solltest bei der Geburt, sofern keine medizinischen Probleme bestehen, auch immer frei sein, deine Position jederzeit zu ändern und Verschiedenes auszuprobieren.

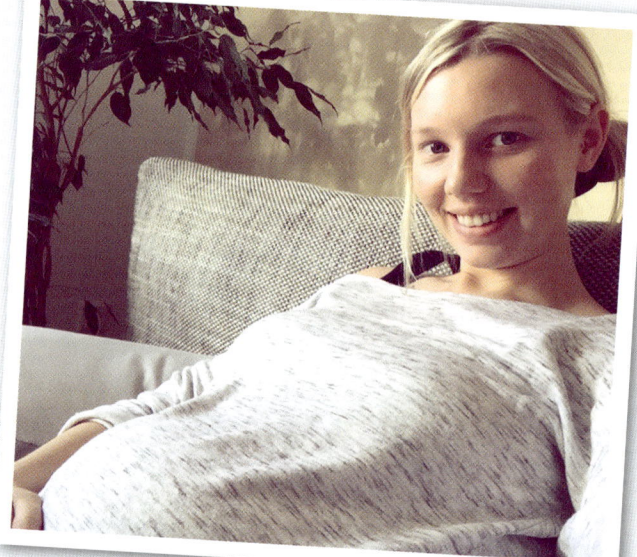

Meine Wunschgeburt

Es ist gut, für sich selbst immer wieder die eigene Traumgeburt zu visualisieren, um sich körperlich und geistig positiv auf die Geburt einzustimmen. Ich habe mir für meine zweite Geburt einen Zeitraum von maxi-

mal 12 Stunden gewünscht (nicht wie bei Leona 30 Stunden). Im optimalen Fall beginnen meine Wehen langsam zu Hause und während wir darauf warten, dass sie stärker und regelmäßiger werden, wird Leona von den Großeltern abgeholt. Wir machen es uns mit einem Film auf dem Sofa gemütlich und fahren erst bei Abständen von 2 bis 3 Minuten in meine Wunschklinik. Dort kann ich mich im Kreißsaal viel bewegen und verschiedene Geburtspositionen ausprobieren. Von meiner ersten Geburt weiß ich, dass der Wehenschmerz in Rückenlage am schlimmsten war und mit Bewegung nachließ. Am liebsten würde ich mein zweites Baby in der Wanne bekommen, da das warme Wasser entspannend ist, die Wanne mir einen geschützten Raum bietet und das Baby einen sanften Übergang vom Mutterleib in die Außenwelt erlebt. Wenn du dir auch eine Wannengeburt wünschst, solltest du wissen, dass du nur in der Wanne gebären darfst, wenn du keine Schmerzmittel bekommen hast. Auch eine PDA und eine Wannengeburt schließen sich aus.
Sofern medizinisch möglich, möchte ich auf eine Einleitung verzichten, da eine eingeleitete Geburt angeblich

oft schmerzhafter für die Mama und stressiger für das Baby ist. Auch ein Kaiserschnitt kommt für mich nur im Notfall infrage. Ich möchte mein Baby am liebsten natürlich zur Welt bringen. Allerdings bin ich Schmerzmitteln und einer PDA nicht abgeneigt, sollten die Schmerzen zu stark werden oder zu lange andauern.

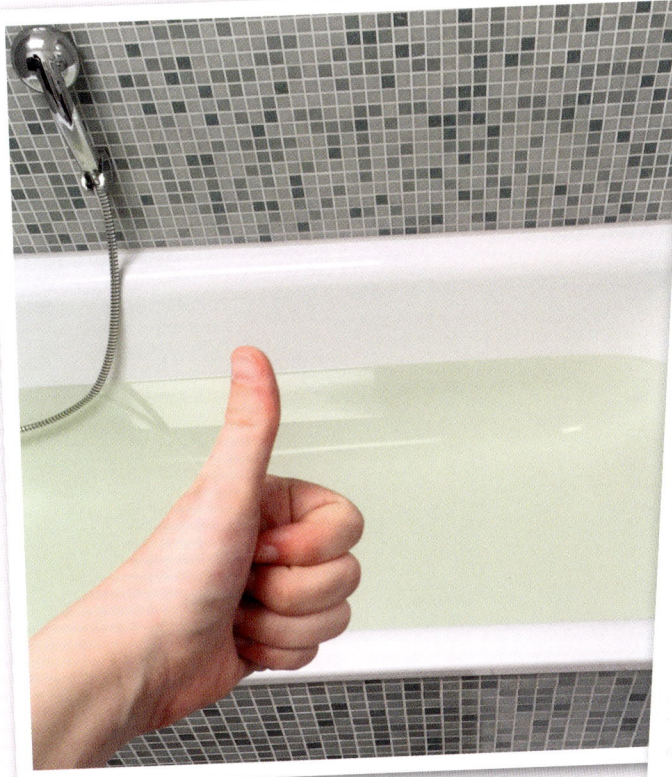

Meine Wunschliste für den Kreißsaal

* Auf keinen Fall Dammschnitt
* Keinen Einlauf (fand ich bei Leona unangenehm und es hat nicht geholfen)
* Bei Bedarf Schmerzmittel oder PDA
* Gerne Wannengeburt
* Papa soll Nabelschnur durchschneiden
* Nach Geburt im Kreißsaal duschen und umziehen (wenn Kreislauf stabil)
* Einzelzimmer auf Wöchnerinnenstation
* Entspannungsmusik (meine Klinik hat eine große Auswahl, ansonsten selbst Musik mitnehmen)
* Tücher und Seile von der Decke zum Reinhängen und Festhalten
* Pezziball, um das Becken kreisen zu lassen
* Matte für den Vierfüßlerstand
* Wärmflasche gegen Rückenschmerzen
* Stillkissen für Seitenlage
* Lavendel-Badeöl für Entspannungsbad (in der Geburtswanne gibt es natürlich keinen Badezusatz)
* Stilltee (bietet oft das Krankenhaus) und Malzbier (selbst mitbringen)
* --
* --

Über den Termin

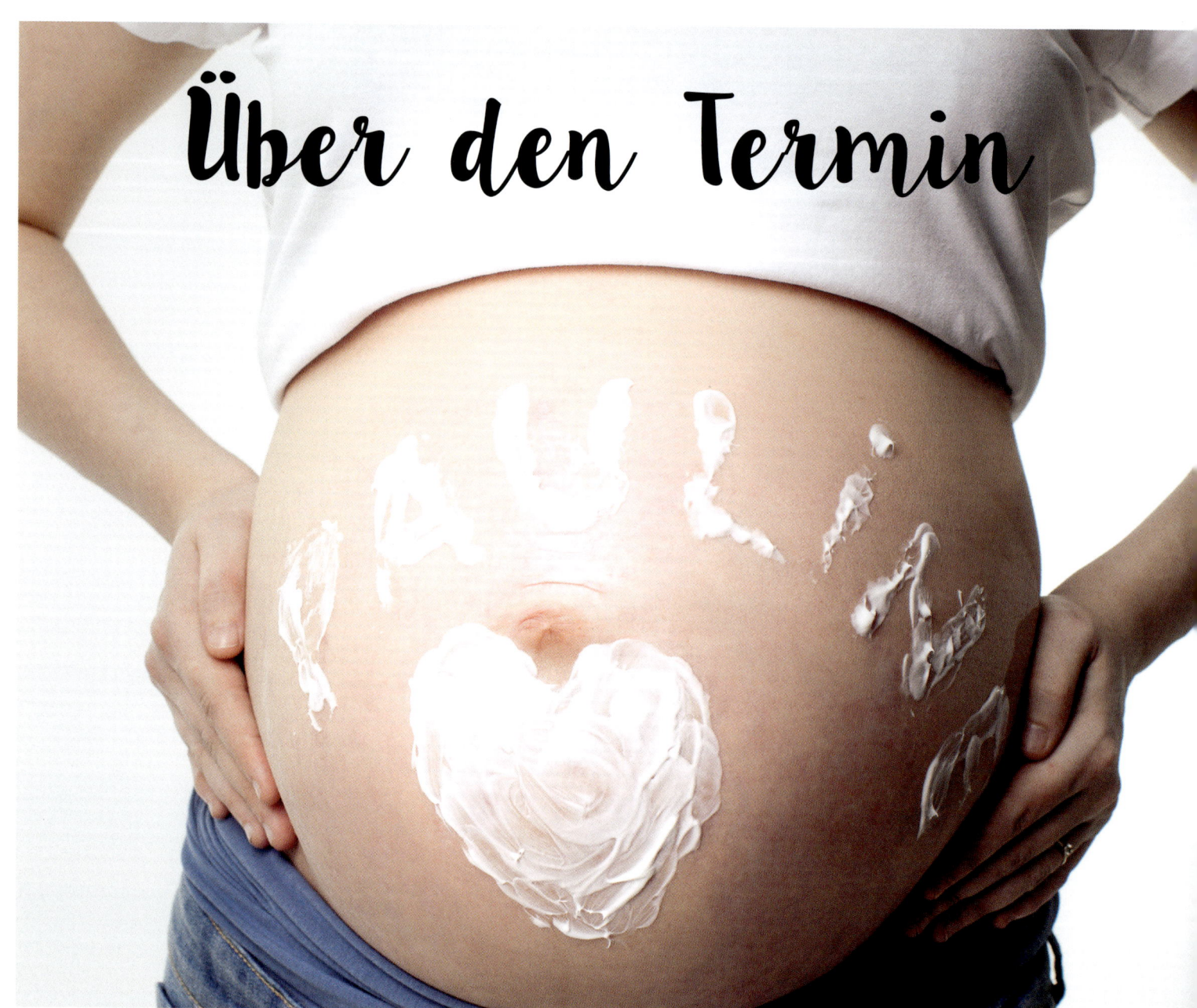

Über den Termin: 41. Schwangerschaftswoche ∗

Geburtsreifer Befund

41. und 42. SSW –
bitte komm da raus!

✳

Wo bleibst du nur? Die 40. und offiziell letzte SSW ist verstrichen, ohne dass mein Baby sich auf den Weg gemacht hat. Ab der 41. SSW spricht man von „übertragen". Wenn dein Fruchtwasser noch klar ist und deine Plazenta noch ausreichend durchblutet wird, geben die Ärzte deinem Baby in der Regel noch 10 bis 14 Tage über deinem errechneten Entbindungstermin (ET), um sich selbst auf den Weg zu machen.

Dein Baby

Dein Baby ist nun körperlich fix und fertig – alles ist drin und dran, was dein Baby zum Leben außerhalb deines Bauchs braucht. Es nimmt weiterhin zu und wächst. Viele Mamis fürchten, dass ihr Kind nun zu groß und schwer wird und damit die Geburt schmerzhafter oder schwieriger. Aber keine Sorge, solange dein Arzt nichts anderes sagt, hat dein Baby immer noch

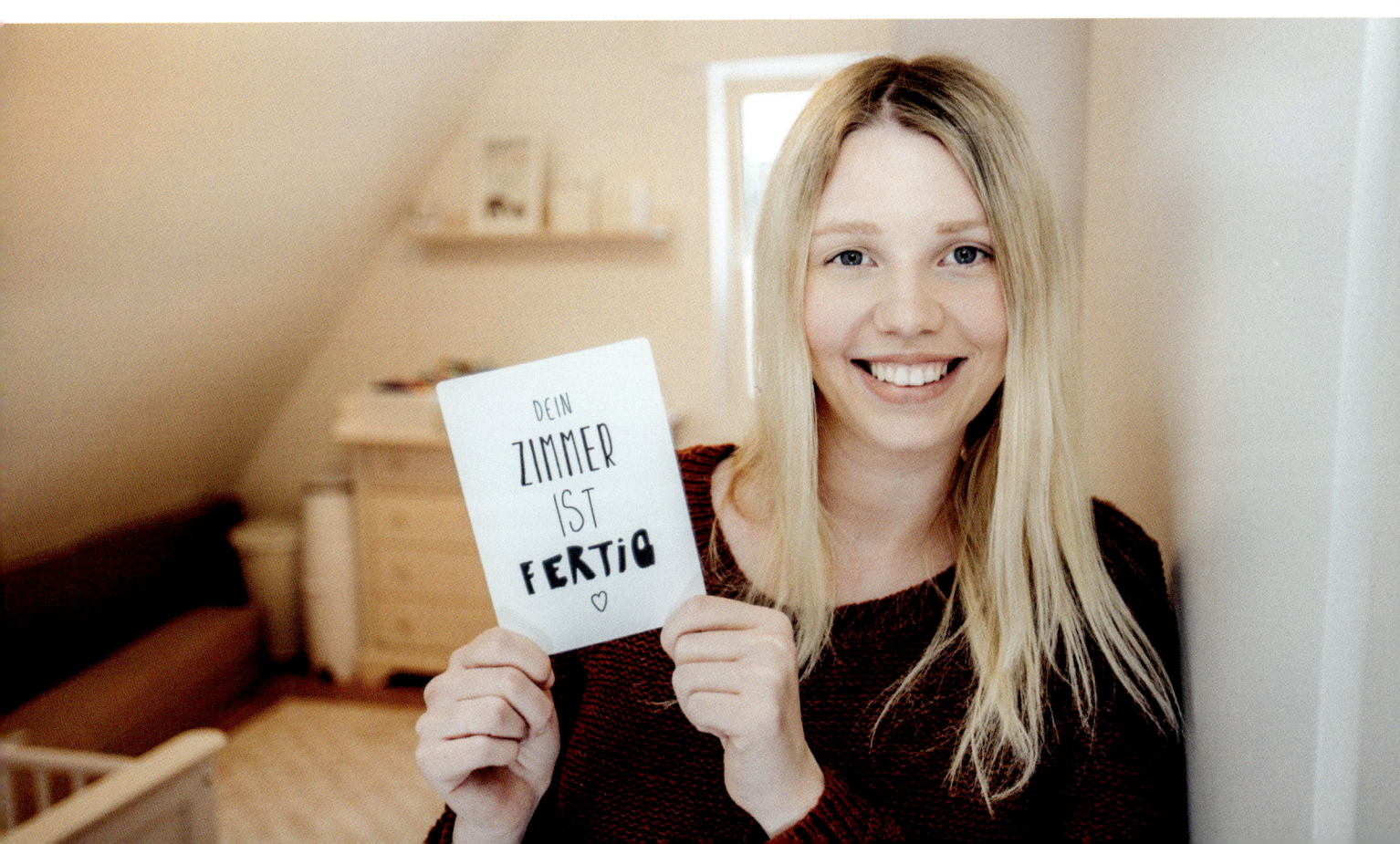

die perfekte Größe, um auf natürlichem Wege auf die Welt zu kommen.

Die Mami

Bitte komm endlich raus! Diese Worte habe ich ab dem errechneten Geburtstermin stündlich vor mich hingemurmelt. Und so geht es den meisten Mamis, die über ihren ET kommen. Man möchte das kleine Baby nun einfach endlich im Arm halten. Außerdem sind die letzten Tage wirklich superanstrengend. Ich hatte ständig Vorwehen und sogar einen zweiten Fehlalarm, bei dem ich erneut dachte, meine Fruchtblase sei gerissen. Bei jedem Ziepen oder ungewöhnlichen Symptom, beispielsweise musste ich mich in einer Nacht übergeben, denkt man, dass dies nun ein Anzeichen für die startende Geburt sei. Dann wartet man und horcht in sich hinein, nur um nach ein paar Stunden wieder festzustellen: Da passiert nichts. Das kann sehr frustrierend sein. Aber halte durch! Deine kleine Maus weiß schon, wann sie sich auf den Weg zu dir machen möchte. Bald wird es so weit sein.

Ich empfehle dir, dich ab jetzt auch einmal über das Thema Einleitung zu informieren. Denn sollte es doch dazu kommen, ist es immer gut zu wissen, was das genau bedeutet. Auch wenn man – wie ich – auf gar keinen Fall eine Einleitung möchte, lässt sich diese manchmal nicht vermeiden. Denn eines war für mich klar: Die Gesundheit meines Kindes geht immer vor!

Geburtsreifer Befund, ja und?!

Bei meinem Kontrolltermin 7 Tage vor meinem ET bekam ich von meinem Arzt einen geburtsreifen Befund: Das Baby saß supertief im Becken, der Muttermund war weich und fingerdurchlässig, im CTG waren regelmäßige Wehen zu sehen (auch wenn ich diese nicht immer spürte) und mein Schleimpfropf war abgegangen. Er tippte darauf, dass das Baby pünktlich zum ET oder sogar schon früher kommen würde. Man sieht: Auch Ärzte können sich täuschen!

Gedankenkarussell

Während ich auf mein Baby wartete, hatte ich ausreichend Zeit, mir Gedanken über unsere baldige Zukunft zu viert zu machen. Vor allem nachts im Bett fragte ich mich: Wie schaffen wir das mit 2 Kindern? Wie kann ich Leona noch gerecht werden? Finden wir dann noch Zeit zu zweit? Und ich Zeit für mich? Am Ende schlief ich jedoch immer mit dem Gedanken ein: Wir schaffen das schon!

Liebes Schwangerschaftstagebuch,

wir sehen uns tatsächlich noch mal wieder! Viel lieber würde ich nicht mehr in dieses Buch schreiben, sondern mein Baby im Arm halten. **Aber** unser Mädchen möchte noch nicht ausziehen. Ach ja, unser zweites Mädchen wird übrigens den Namen Pauline tragen! Jedes Anzeichen deute ich nun als echte Wehe … die ständigen Anrufe von Freunden und Verwandten nerven mich langsam. Immer die gleiche Frage, ob das Kind schon da ist. Ich muss jetzt jeden Tag zur Kontrolle zum Frauenarzt, morgen ist der nächste Ultraschalltermin. Deine Tritte in die Rippen, meine kleine Bauchbewohnerin, schmerzen so sehr … jetzt möchte ich einfach nur noch, dass du das Licht der Welt erblickst.

Beschwerden:
* Beckenschmerzen
* Rückenschmerzen
* Sodbrennen
* Übelkeit
* Alles ist einfach anstrengend und mühselig.

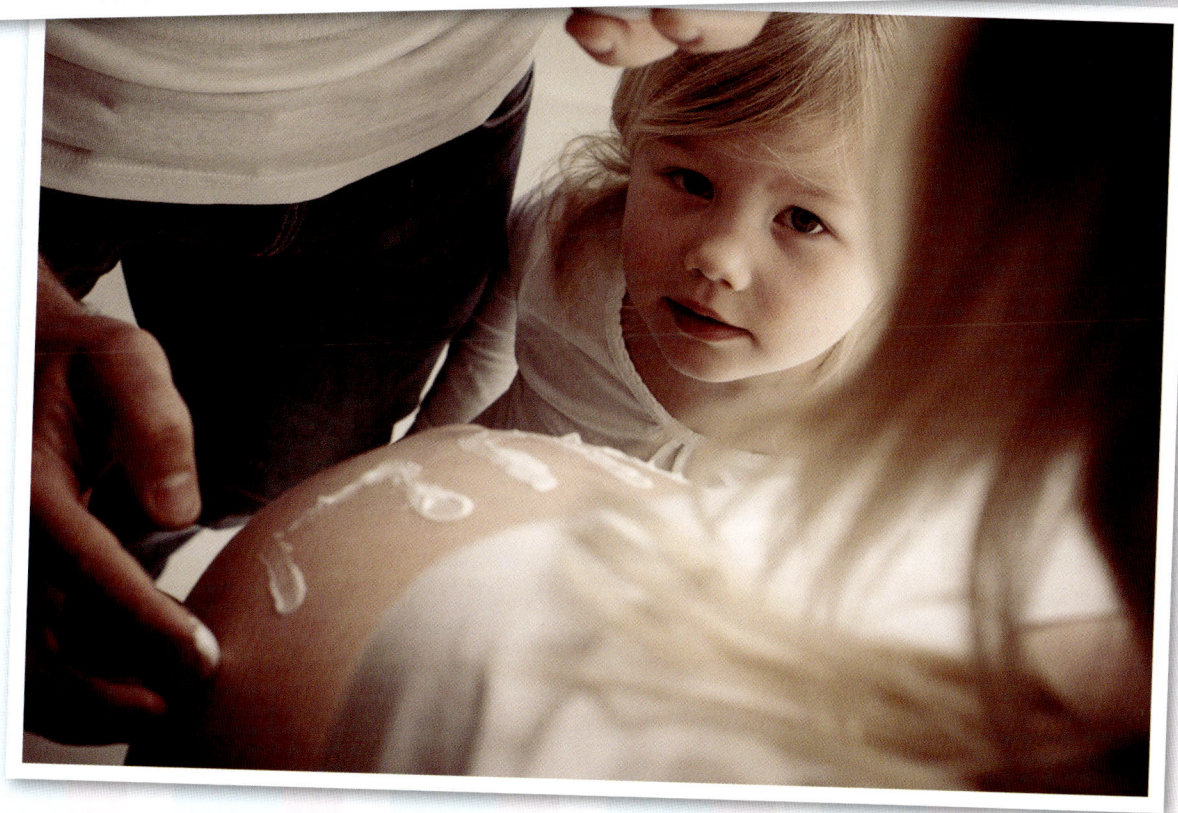

Komm zu uns!

✱

Ist der ET überschritten, werden viele Mamas ungeduldig und wollen aktiv etwas tun, damit das Baby nun endlich kommt. Natürlich besteht immer die Möglichkeit einer Einleitung, aber ich persönlich finde es schöner, wenn sich das Baby selbst auf den Weg macht. Es gibt aber noch ein paar kleine Tricks und Tipps, die den Start der Geburt fördern sollen. Vorweg sei jedoch noch gesagt: Seid nicht enttäuscht, wenn es nicht klappt. Manchmal funktionieren solche Hausmittelchen und manchmal eben nicht!

Wehenfördernde Maßnahmen

Ich werde dir an dieser Stelle nur völlig unbedenkliche Tipps geben. Von sogenannten Wehencocktails oder Abführmitteln als Starthilfe halte ich nichts. Vor allem sollte man solche Mittelchen nie ohne ärztliche Aufsicht einnehmen! Dies kann sonst sogar schädlich sein. Völlig unbedenklich und absolut natürlich ist hingegen eines der beliebtesten Hausmittel – Sex! Hier wirken gleich 2 Komponenten geburtseinleitend: Die hormon-ähnlichen Substanzen Prostaglandine, welche im

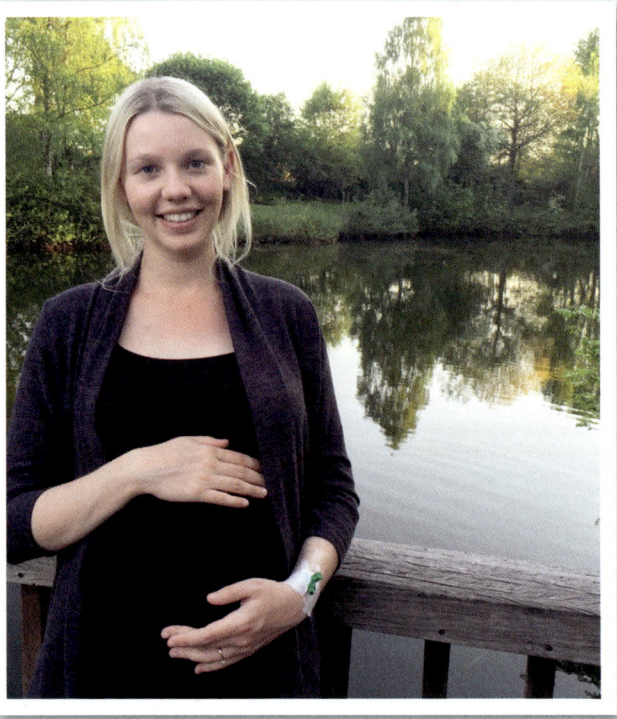

männlichen Sperma vorkommen, und das beim Orgasmus ausgeschüttete Hormon Oxytocin. Ihr solltet euch jedoch keinesfalls zum Sex zwingen, wenn ihr euch nicht danach fühlt, nur um die Geburt auszulösen! Auch Spazierengehen und Treppensteigen sollen den Geburtsstart vorantreiben, da dabei die Bewegung und die Schwerkraft das Kind weiter ins Becken drücken.

Ich habe mir auch regelmäßig ein Tässchen Himbeerblättertee gegönnt. Ohne Erfolg, aber bei anderen Mamis hat es wohl schon funktioniert. Andere wiederum schwören auf scharfes Essen als Wehenmittel. Darauf habe ich wegen meines Sodbrennens aber verzichtet.

Du kannst es auch noch mit warmem Baden und sanften Bauchmassagen probieren. Das tut beides gut, auch wenn das Baby dadurch nicht schneller kommen sollte. Ansonsten habt einfach weiterhin Geduld. Es dauert nicht mehr lange. Versprochen!

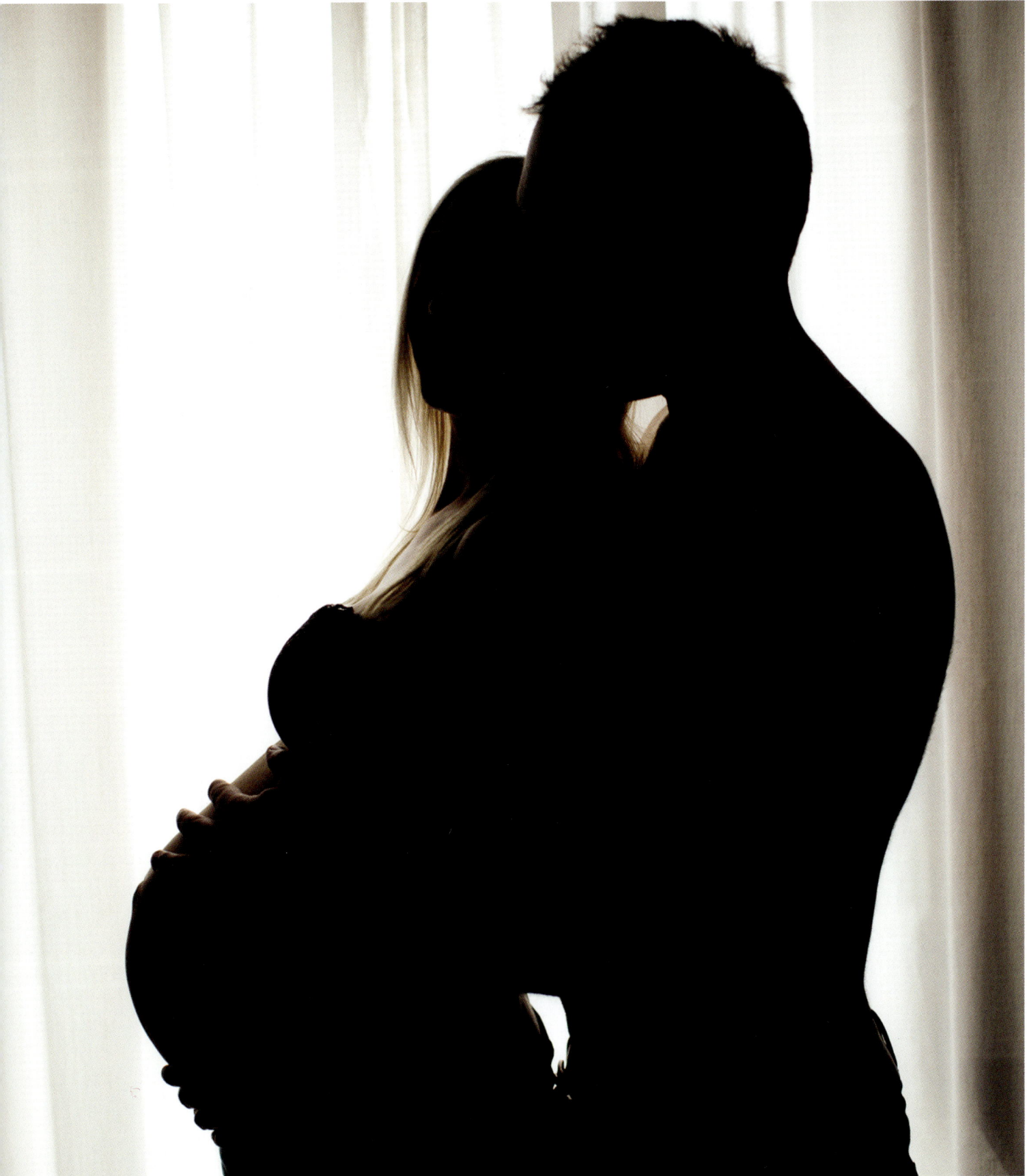

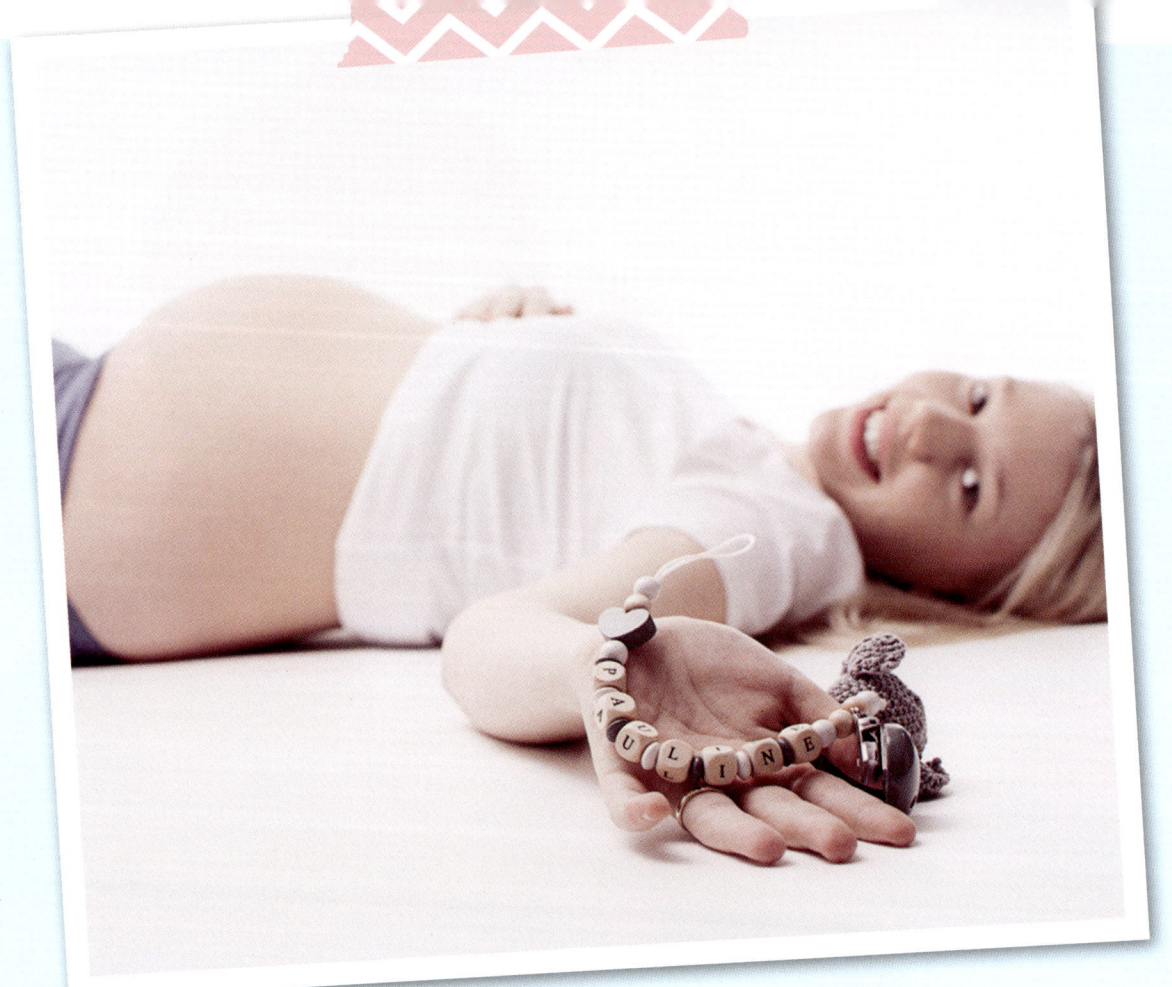

Die Geburt

Die Geburt * Es geht los! * Künstliche Einleitung *

Mein Geburtsbericht * Schmerzlinderung

Geburtsverlauf: 4 Phasen bis zum ersten Kennenlernen

✳

Alle natürlichen Geburten – egal, ob eingeleitet oder spontan – durchlaufen 4 Phasen:

Eröffnungsphase

Die erste Phase beginnt mit den Eröffnungswehen, die zunächst etwa alle 20 Minuten kommen und dann in puncto Häufigkeit und Intensität zunehmen. Dies kann bis zu 14 Stunden dauern. Zumeist kommt es jetzt, wenn nicht wie bei mir schon vorher, zum Blasensprung.

Übergangsphase

Diese Phase ist zumeist kurz und heftig. Die Wehen werden schmerzhaft und der Muttermund weitet sich auf 8 bis 10 Zentimeter. Bei manchen Frauen dauert das Öffnen des Muttermunds auch länger, was sehr anstrengend sein kann.

Austreibungsphase

Mit den nun kommenden Presswehen verspürt die Mama einen starken Druck nach unten und das Bedürfnis, aktiv zu pressen. Jede Wehe schiebt das Baby weiter nach unten, bis es schließlich geboren ist.

Nachgeburtsphase

Nach der Geburt des Babys transportieren die Nachwehen die Plazenta und Eihäute aus der Gebärmutter. Als Mama ist man während dieser letzten Phase meist schon so sehr auf sein Neugeborenes konzentriert, dass man die Nachgeburt kaum richtig wahrnimmt.

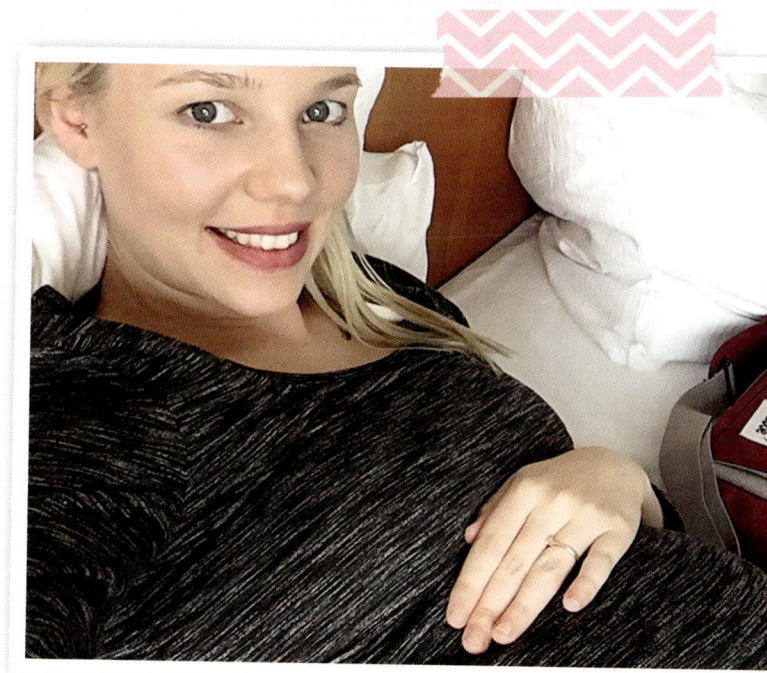

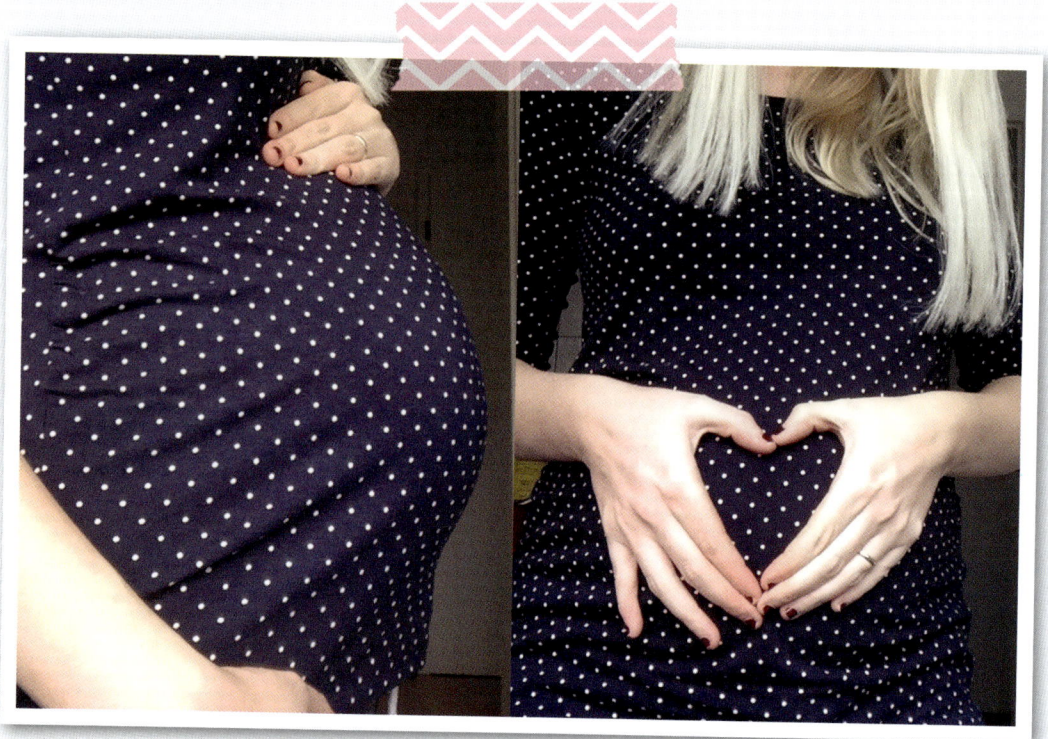

Mein persönlicher Geburtsbericht

Alles begann 2 Tage vor der eigentlichen Geburt, als ich meinte, meine Fruchtblase wäre gerissen. Als ich die Flüssigkeit jedoch mit einem pH-Wert-Test gecheckt habe, zeigte dieser kein Fruchtwasser an. Wieder ein Fehlalarm, dachte ich!

Am nächsten Tag, an meinem errechneten Geburtstermin (ET), hatte ich sowieso einen Arzttermin und machte mir daher keine weiteren Gedanken. Dort zeigte das CTG (Wehenschreiber) unregelmäßige Wehen, die ich auch nicht wirklich gespürt habe. Ein erneuter pH-Wert-Test war nun allerdings positiv. Es war am

Vortag also doch zu einem Riss gekommen. Hinzu kam, dass beim Ultraschall wenig Fruchtwasser und eine verkalkte Plazenta festgestellt wurden. Daher entschied mein Frauenarzt, dass ich am nächsten Morgen um 9 Uhr zur Einleitung ins Krankenhaus müsse. Oh nein, ich wollte doch auf keinen Fall eine Einleitung! Aber natürlich ging die Gesundheit meines Babys vor. Am Abend ging zu Hause erneut Fruchtwasser ab. Daraufhin machten wir uns auf Anraten meines Arztes sofort auf den Weg in die Klinik, statt die Nacht noch abzuwarten. Dort wurde entschieden: Es bleibt bei der Einleitung am nächsten Morgen!

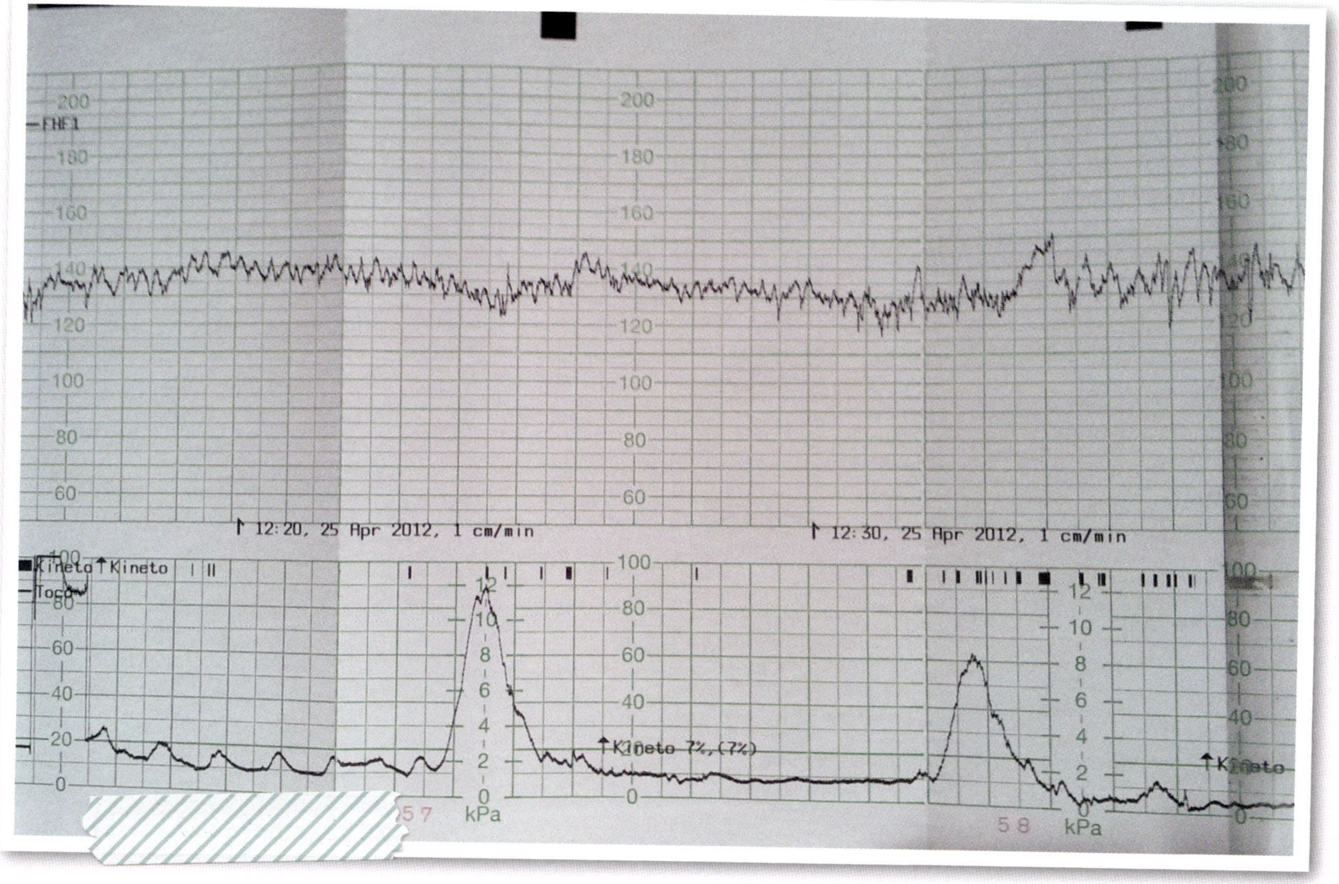

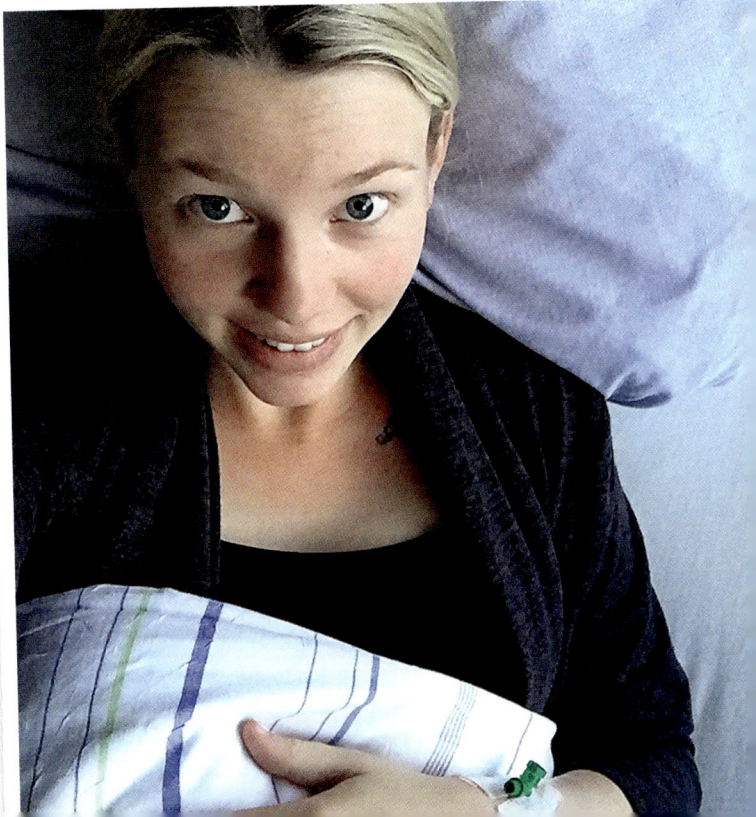

↑ 12:20, 25 Apr 2012, 1 cm/min   ↑ 12:30, 25 Apr 2012, 1 cm/min

Mehr zu Paulines
Geburt erzähle ich
dir in diesem Video.

Ruhe vor dem Sturm

✳

Die Nacht verbrachten Alex und ich in einem Familienzimmer. Nach dem Frühstück wurde ich dann um 9:30 Uhr mit Gel eingeleitet. Ich bekam erst einmal nur eine halbe Dosis. Das Einbringen brannte nur leicht, aber tat sonst nicht weh. Durch das Gel sollten die Wehen stärker werden und der Muttermund sich öffnen. Zu diesem Zeitpunkt war er 1 Zentimeter offen. Wir aßen in der Cafeteria Kuchen und gingen spazieren. Dabei musste mich Alex mit dem Rollstuhl schieben, da mir seit der Nacht das Becken so wehtat, dass ich nicht mehr laufen konnte. Alle 3 Stunden musste ich zum CTG – der Befund blieb aber unverändert.

Warten, warten, warten

Um 18 Uhr erhielt ich eine zweite Einleitung mit doppelter Dosis. Zu diesem Zeitpunkt dachte ich wirklich, es würde noch 3 Tage dauern. Das blöde Gel brachte einfach nichts! Irgendwann hatte ich mich damit abgefunden, dass eine Geburt auch mit Einleitung keine Fast-Forward-Taste hat und machte es mir mit Alex für einen Fernsehabend gemütlich. Plötzlich hatte ich eine megastarke Wehe. So heftig, dass ich mich am Bett festkrallen musste. Kurz danach bemerkte ich, dass meine Fruchtblase nun komplett geplatzt war. Außerdem verspürte ich einen starken Druck nach unten. Ich war erst einmal total überfordert und musste weinen. Alex beruhigte mich und wir entschieden: ab in den Kreißsaal!

Jetzt aber …

Im Kreißsaal wollte ich eigentlich sofort ein Schmerzmittel, musste mich aber wegen des Schichtwechsels noch eine Stunde gedulden. Die Zeit kam mir ewig vor! Die Nachtschwester checkte dann noch einmal meinen Muttermund – immer noch 1 Zentimeter und daher war noch keine PDA möglich. Sie gab mir ein Schmerzmittel über den Tropf. Das Schmerzmittel nahm den Wehen ihre schmerzhaften Spitzen. Eine Erleichterung! Als die Hebamme nach einer Stunde wieder nach meinem Muttermund schaute, stellte sie fest: „Das Kind kann jetzt kommen!" Der Muttermund war völlig geöffnet. Ich war total baff. Ich hatte nicht damit gerechnet, dass es jetzt doch so schnell gehen würde. Eben war der Muttermund doch noch bei 1 Zentimeter gewesen. Für eine PDA, wie ich es mir eigentlich gewünscht hatte, war es nun schon zu spät. Ich musste da jetzt ohne durch! Dafür bekam ich Lachgas gegen die Schmerzen.

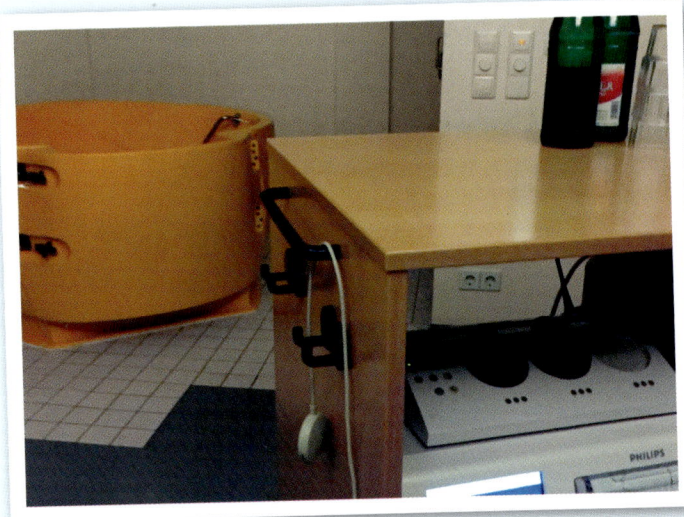

Einleitung

Es gibt manuelle und medikamentöse Methoden der Einleitung. Zu ersten Gruppe gehört das Öffnen der Fruchtblase und die Eipolablösung. Das war bei mir nicht nötig. Zum Auslösen der Geburtswehen wurde mir vaginal Prostaglandin in Gelform verabreicht (gibt es auch als Tablette und Zäpfchen). Ein anderes Mittel, Oxytocin, wird über den sogenannten Wehentropf zugeführt.

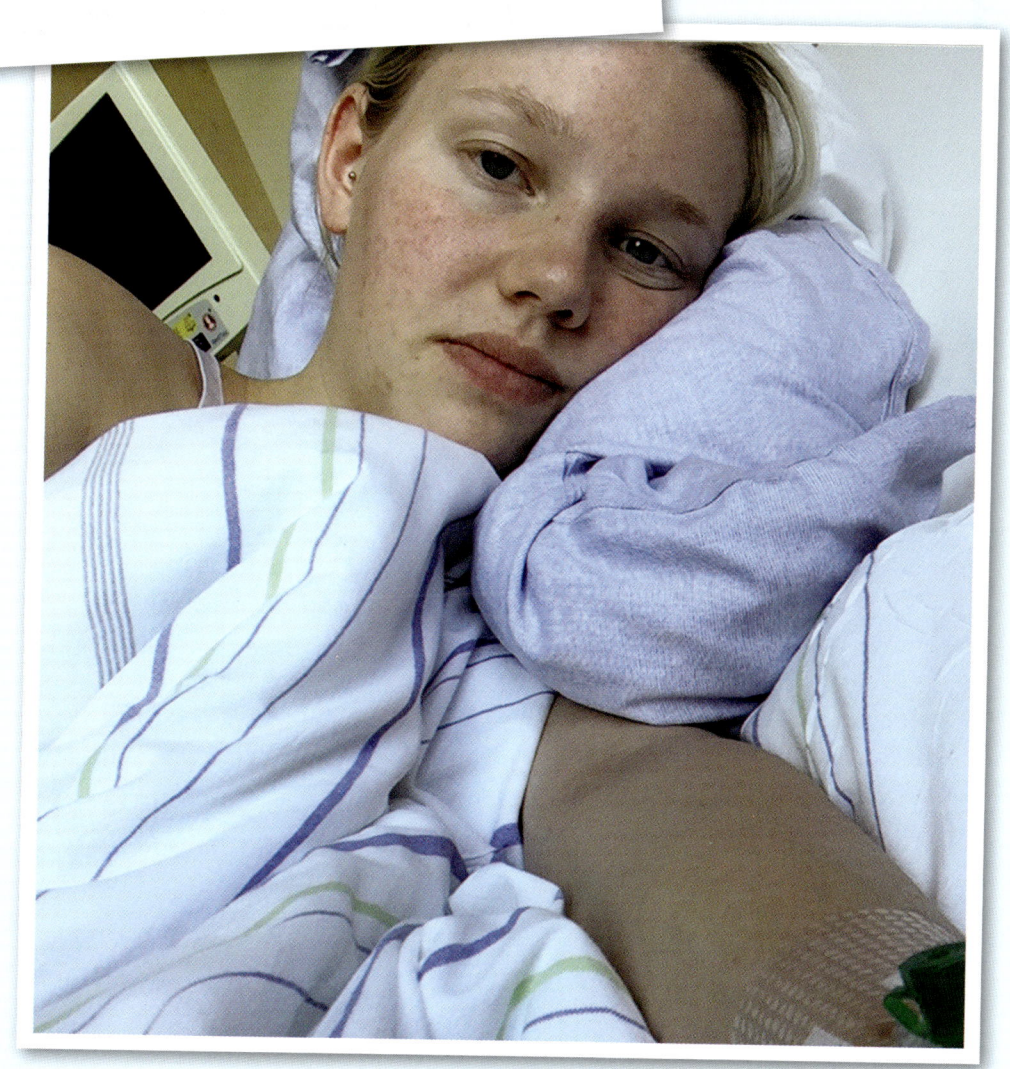

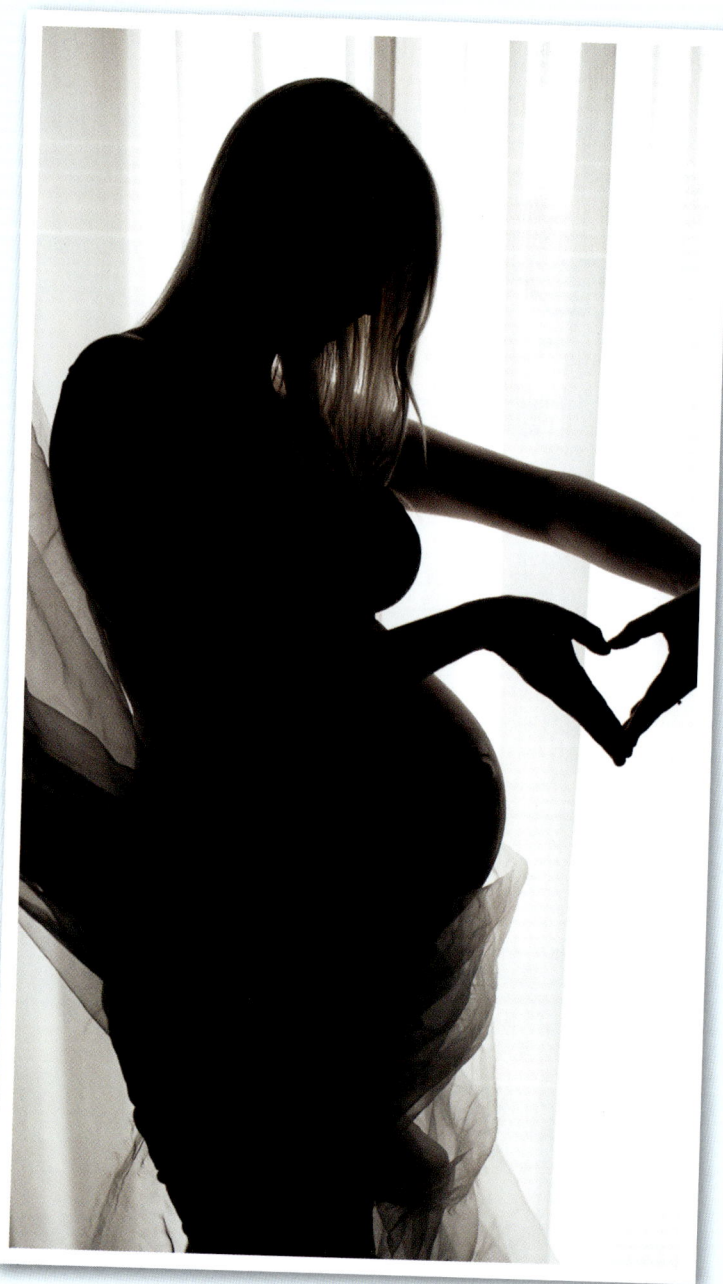

Geburt ohne Hebamme?

*

Als dann die Presswehen losgingen, war die Hebamme gerade draußen und Alex bekam panische Angst, wir bekämen das Kind alleine. Ich konnte ihn jedoch beruhigen, dass es nicht ganz so schnell gehen würde.

Zwischenspurt

Für die Geburt begab ich mich in die Seitenlage – das fand ich in der Situation am bequemsten – und legte mein oberes Bein auf die Schulter der Hebamme. Gemeinsam arbeiteten wir uns durch jede Presswehe – und unserem Kind entgegen. Alex konnte von der Seite richtig sehen, wie jede Wehe meinen Bauch zusammenpresste und das Baby nach unten gedrückt wurde. Viele Frauen sagen ja, dass sie die Presswehen als Erleichterung empfunden haben, weil sie endlich aktiv werden konnten. Ich persönlich fand sie viel schlimmer und schmerzhafter als die Wehen davor. Aber da ist jede Mama anders!

Endspurt

Auf einmal konnte ich hören, wie die Herztöne meiner Tochter im CTG leiser wurden. Ängstlich schaute ich meine Hebamme an und sie meinte, dass das Baby mit der nächsten Wehe nun kommen müsse. Ich hatte solche

Schmerzlinderung

Eine Geburt tut weh. Aber du bist dem Schmerz nicht hilflos ausgeliefert. Probiere es zunächst mit Wärme, Massagen und bewusstem Atmen. Hilft nichts? Dann stehen noch Akupunktur, homöopathische Mittel und Aromatherapie zur Verfügung. Du brauchst mehr? Medikamentöse Verfahren wie Schmerzmittel (z. B. Pethidin), Lachgas oder eine PDA wirken schnell und zuverlässig. Aber man sollte sich bewusst sein: Jedes Medikament kann Nebenwirkungen haben!

Angst um mein Kind!
Wir drehten mich auf den Rücken, ich zog die Beine an und mit der nächsten Wehe presste ich so dolle wie nur möglich. Ich habe wirklich alles gegeben, geschrien und gleichzeitig geatmet. Ich spürte, wie der Kopf herauskam. Die Wehe ließ nach, doch ich hatte keine Lust, noch eine weitere Wehe abzuwarten, also presste ich einfach weiter und ... sie war da! Es ist so ein unglaublicher Augenblick, wenn man weiß: Jetzt hast du es geschafft. Da lag sie: unsere Tochter. Es war Liebe auf den ersten Blick!

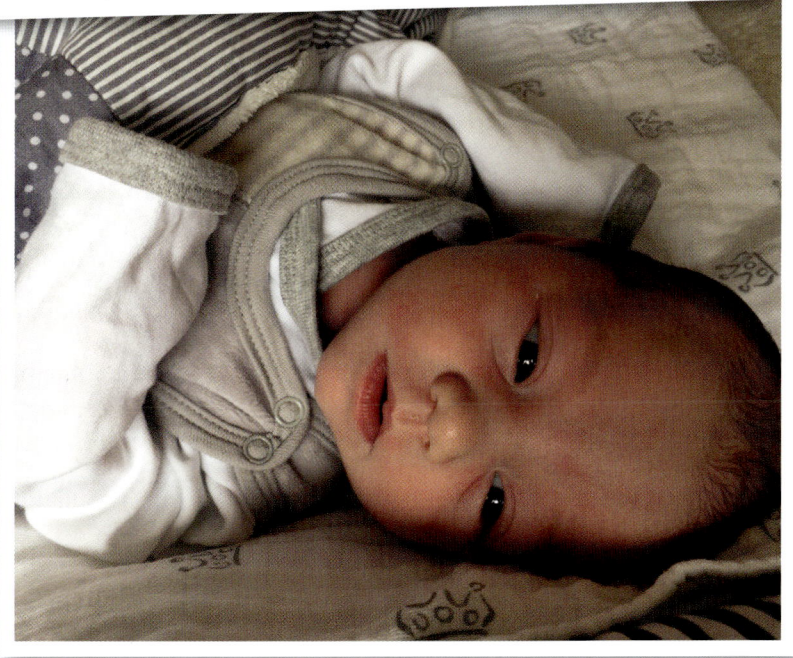

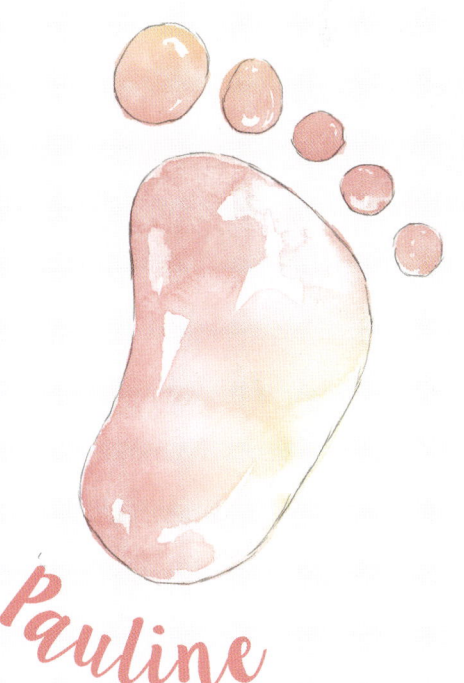

Pauline

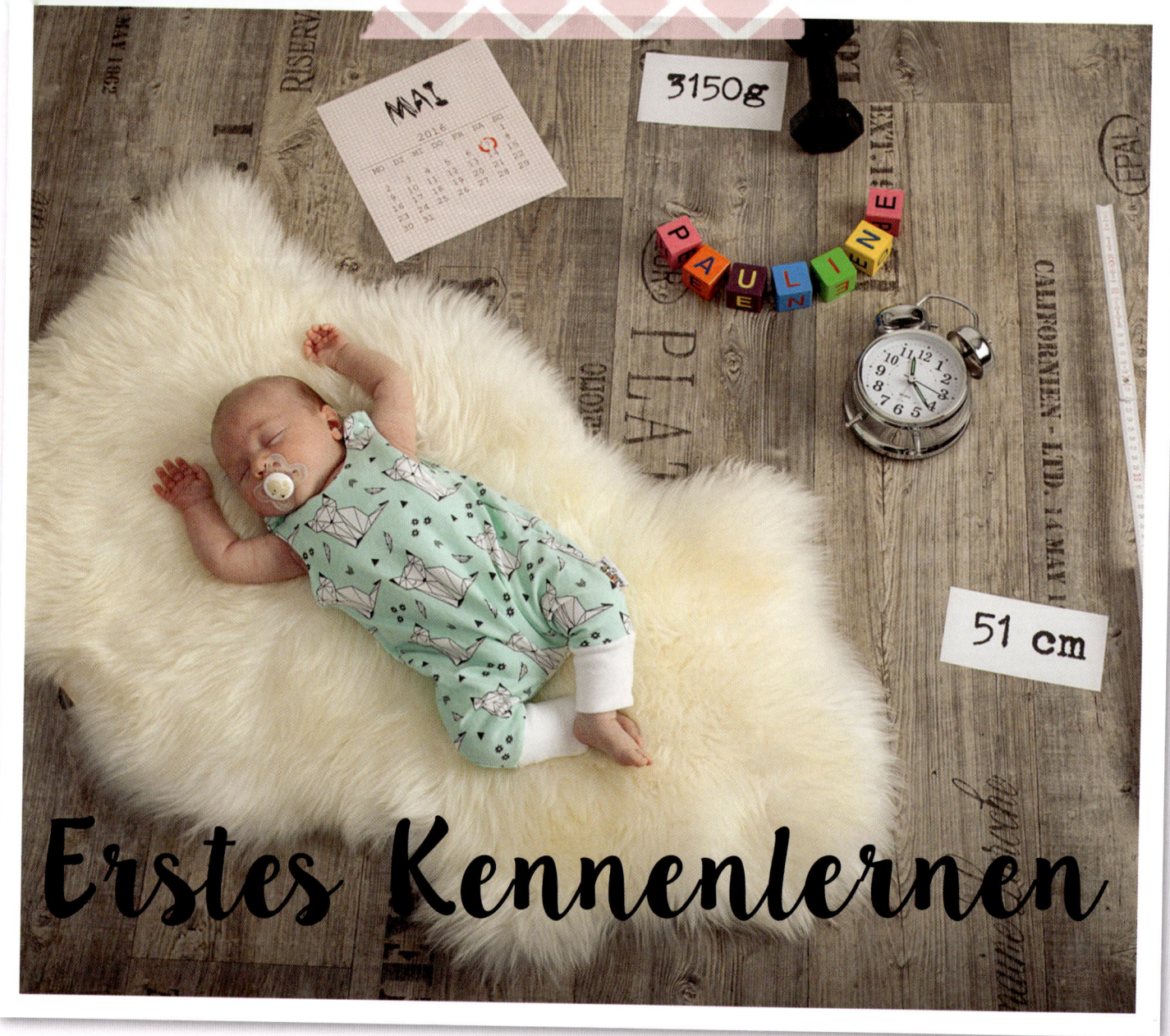

Erstes Kennenlernen

1. Tag nach Geburt * Du bist endlich da! *

Erstes Kennenlernen der Geschwister * Bonding

Endlich bist du da!

✳

Die ersten Minuten nach der Geburt sind eigentlich unbeschreiblich. Man wird von so vielen Emotionen und Gefühlen umspült, dass man aufpassen muss, nicht mitgerissen zu werden.

Unmittelbar nach der Geburt lag unsere kleine Pauline also erst einmal da, frisch geschlüpft zwischen meinen Beinen. Ich sagte zu Alex: „Schau, da ist unsere Tochter!" Während die Hebamme mir unser kleines Mädchen auf den nackten Bauch legte, hörte ich Alex immer und immer wieder murmeln: „Sie ist so wunderschön!" Wir waren beide total gerührt. Dieser Moment ist wirklich so besonders! In Tränen aufgelöst streichelten wir sanft unser Baby, auf das wir so lange gewartet hatten.

Mit Nadel und Faden

Da ich bei der Geburt 2. Grades gerissen war, musste die Ärztin mich noch nähen, bevor wir gemeinsam zurück in unser Familienzimmer konnten. Viele Mamas haben vor der Geburt Sorge, dass es zu einem Dammriss kommt. Aber ich kann sagen, dass man das Reißen während der Geburt gar nicht merkt. Ich durfte Pauline während des Nähens die ganze Zeit im Arm halten, sodass ich von der Prozedur gar nicht viel mitbekommen habe.

Paulines erste Mahlzeit

Auch das Anlegen und Stillen klappte sofort. Babys haben einen angeborenen Saugreflex, aber nicht alle von Anfang an die richtige Technik, um das Trinken für sich und die Mama angenehm zu machen. Aber dafür gibt es ja Stillberater.

Wusstest du übrigens, dass Babys, wenn man sie nach der Geburt einfach nur auf den Bauch der Mutter legt, instinktiv von ganz alleine Richtung Brust robben, um zu trinken? Eine Theorie besagt, dass sich die Brustwarzen der Mama während der Schwangerschaft dunkel färben, damit das Baby sie besser finden kann.

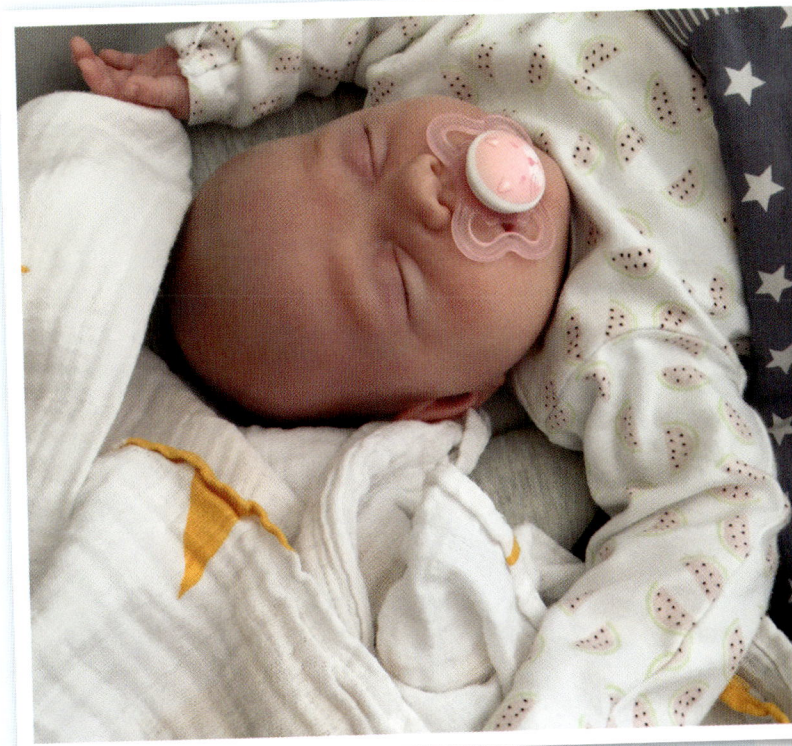

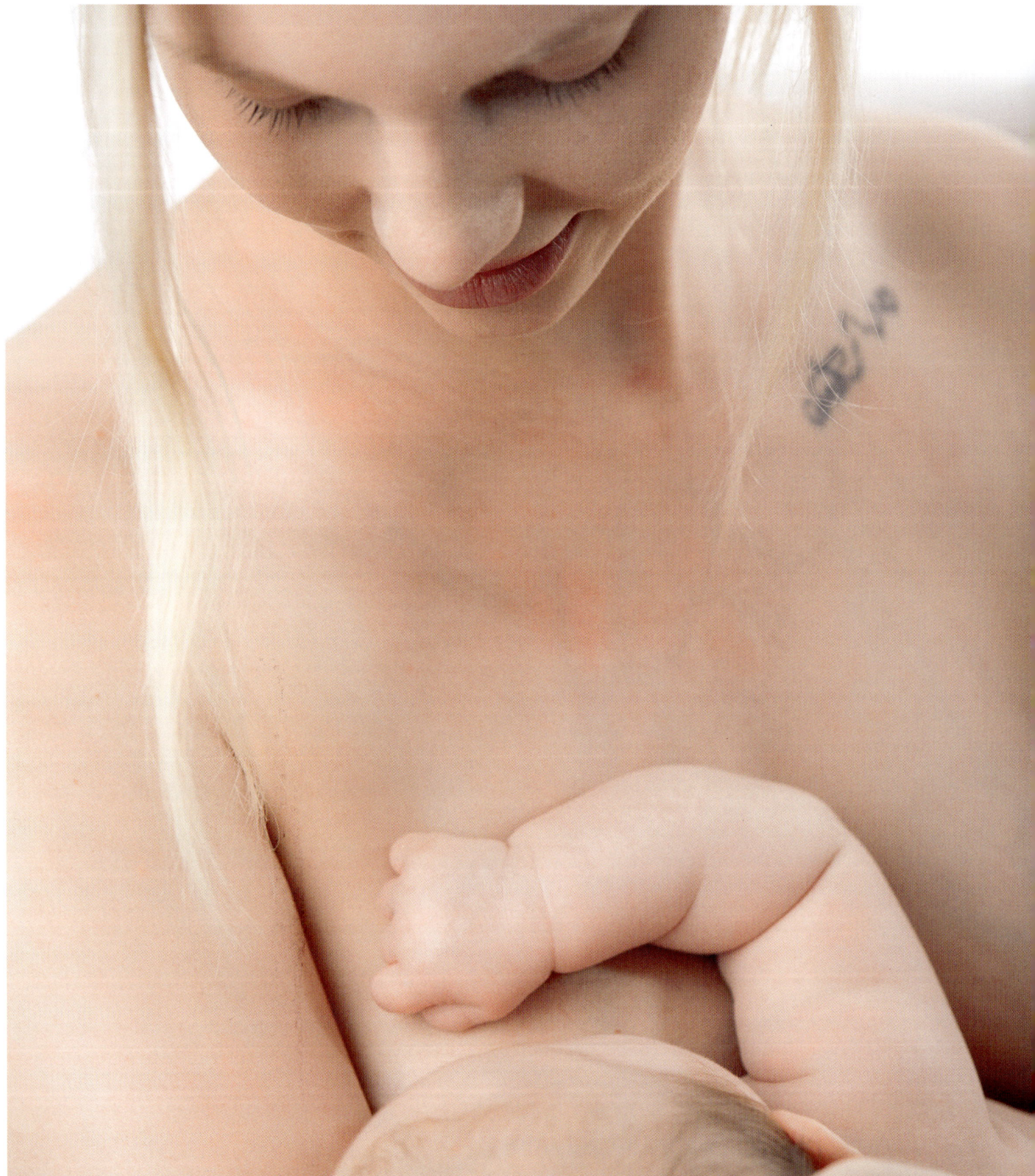

Liebes Tagebuch,

Sie ist da! Ich kann es noch gar nicht richtig fassen. Aber da liegt sie neben mir, hat gerade getrunken und schläft nun friedlich. Ich kann mich gar nicht sattsehen. Die Geburt war sehr aufregend. Erst dachte ich, dass es mit der Einleitung gar nicht klappt, weil sich so lange nichts getan hat. Doch dann ging es ganz plötzlich los! Am Ende war Pauline dann doch schneller da, als Alex und ich vermutet hatten.

Wir haben die erste Nacht zusammen im Familienzimmer verbracht und Pauline hat gleich bis morgens um 7 Uhr durchgeschlafen. Was für ein braves Kind! Auch das Stillen klappt gut. Ich hoffe, das bleibt so. Ansonsten fühle ich mich super. Ich könnte den ganzen Tag vor Glück gleichzeitig weinen und lachen! Gleich kommt Alex mit Leona und sie trifft zum ersten Mal ihre kleine Schwester. Darauf bin ich megagespannt!

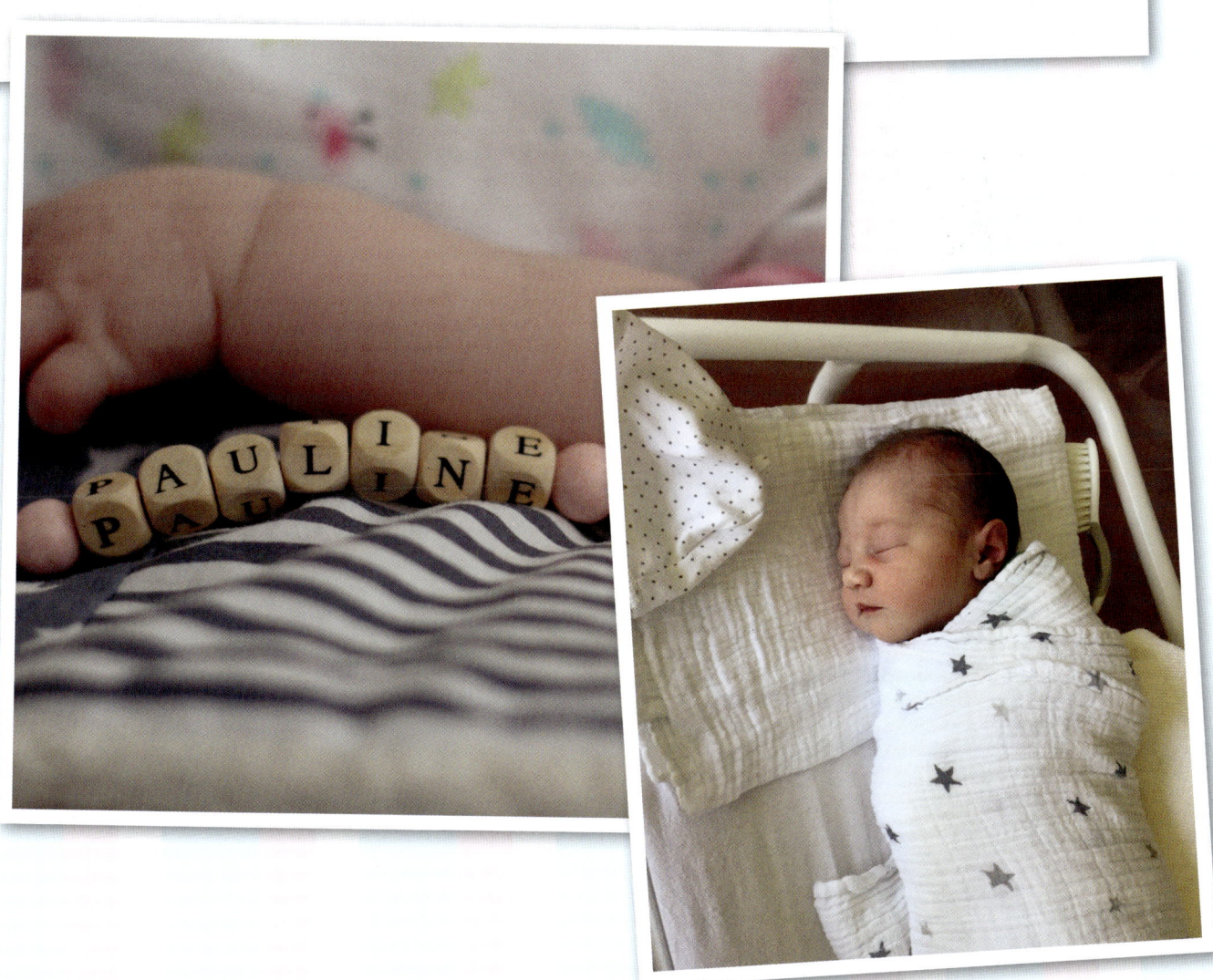

Hallo, Schwesterlein!

＊

Am Tag nach der Geburt holte Alex Leona morgens von ihren Großeltern ab, damit sie ihr neues Schwesterlein direkt kennenlernen konnte. Wir waren so gespannt, wie sie auf Pauline reagieren würde. Sie hatte sich die ganze Schwangerschaft auf ihre kleine Schwester gefreut, aber man weiß ja trotzdem nie.

Es ist wichtig, sich für das geschwisterliche Kennenlernen viel Zeit zu nehmen. Für die älteren Geschwister bedeutet ein Baby immer, dass sie die Liebe und Zeit ihrer Eltern in Zukunft teilen müssen. Nicht alle Kinder reagieren darauf mit Verständnis. Gerade jüngere Kinder können die Situation oft noch nicht richtig erfassen. Sie reagieren mit Eifersucht und Aggression. Das ist nicht böse gemeint, sondern ein Ausdruck ihrer Hilflosigkeit und Angst. Mit viel Geduld und Rücksicht wird das neue Familienmitglied aber bestimmt bald akzeptiert. Bis es so weit ist, sollte man die Geschwister nach Möglichkeit besser nicht miteinander alleine lassen.

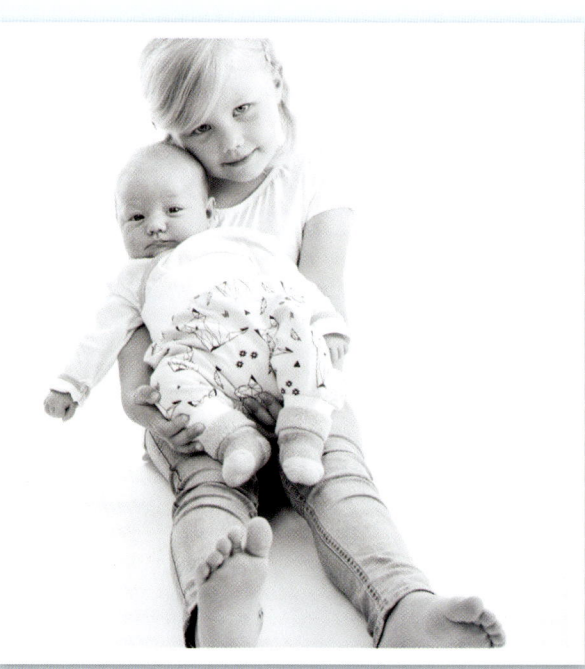

Küsschen für Pauline

Leona bestaunte mit großen Augen ihr Schwesterlein. Alex setzte sie zu mir aufs Bett und wir legten ihr Pauline, die währenddessen friedlich schlief, vorsichtig auf den Schoß. Leona streichelte dem Baby sanft die Wange und gab ihm immer wieder kleine Küsschen auf die Stirn. Es war so süß, dass Alex und ich fast schon wieder geweint hätten.

Wir haben Leona gezeigt, dass sie mit dem Baby immer ganz behutsam umgehen muss, weil es noch klein und zerbrechlich ist. Um Unfälle zu vermeiden, ist es wichtig, den älteren Geschwistern zu erklären, dass sie das Baby niemals alleine hochnehmen sollen – auch nicht, wenn es weint. Lieber Mama oder Papa rufen. Häufig kommt es nämlich zu Unfällen, weil die großen Geschwister „helfen" wollen, aber nicht wissen, wie man mit einem Baby umgehen muss.

Leona hat also ganz toll auf Pauline reagiert und wird bestimmt auch in Zukunft eine super große Schwester sein.

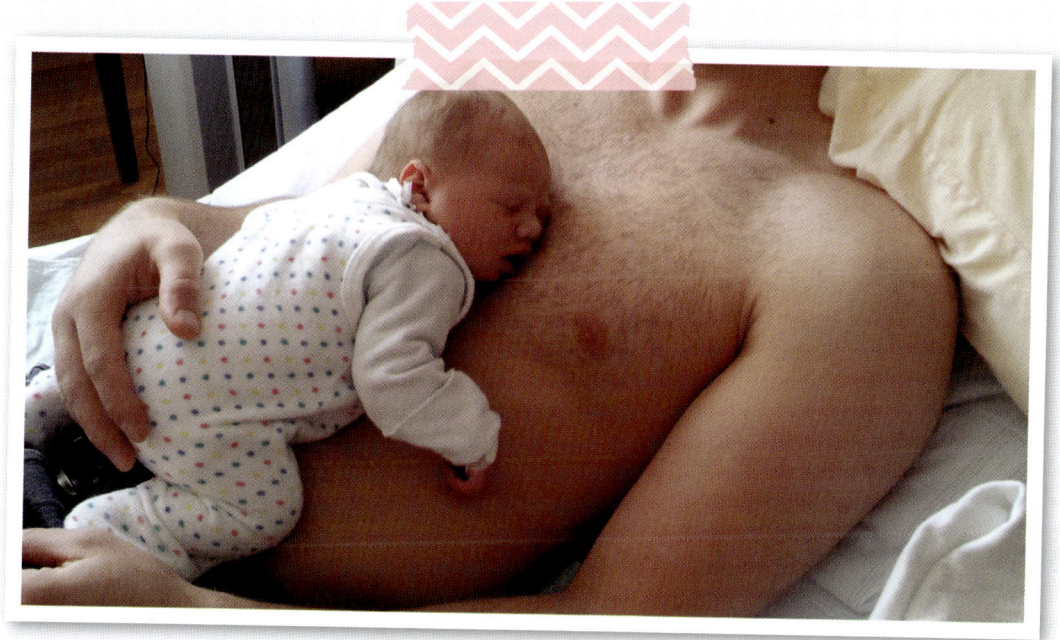

Bonding — Verbindung fürs Leben

✱

Nach der Geburt wurde Pauline direkt auf meinen nackten Bauch gelegt. Das ist für Mama und Baby nicht nur ein wundervolles Gefühl – der direkte Hautkontakt ist auch wichtig für die Eltern-Kind-Bindung und wird als Bonding bezeichnet.

Was ist Bonding?

Babys sind hilflos. Deshalb sucht ein Baby direkt nach der Geburt nach seiner Mutter. Sie gibt ihm Schutz, Wärme und Zuneigung. Damit sich möglichst schnell ein stabiles Band zwischen Eltern(teil) und Kind entwickelt, das ein Leben lang hält, ist es wichtig, dass Mama und Kind unmittelbar nach der Geburt direkten Körperkontakt haben. So kann das Neugeborene die Wärme der Haut, den Herzschlag und den Geruch seiner Mama erfahren und abspeichern. Besonders der Herzschlag wirkt sich oftmals beruhigend auf Babys aus, da sie diesen ja bereits aus dem Mutterleib kennen. Aber nicht nur die Mama kann sich auf diese Weise mit ihrem Kind verbinden. Auch der Vater kann durch direkten Kontakt (Baby auf nacktem Oberkörper) eine intensivere Bindung aufbauen.

Bonding ist aber nicht nur etwas, das direkt nach der Geburt stattfindet. Am Bonding, dem sicheren Vertrauen zwischen Eltern und Kind, arbeitet man als Familie ein Leben lang.

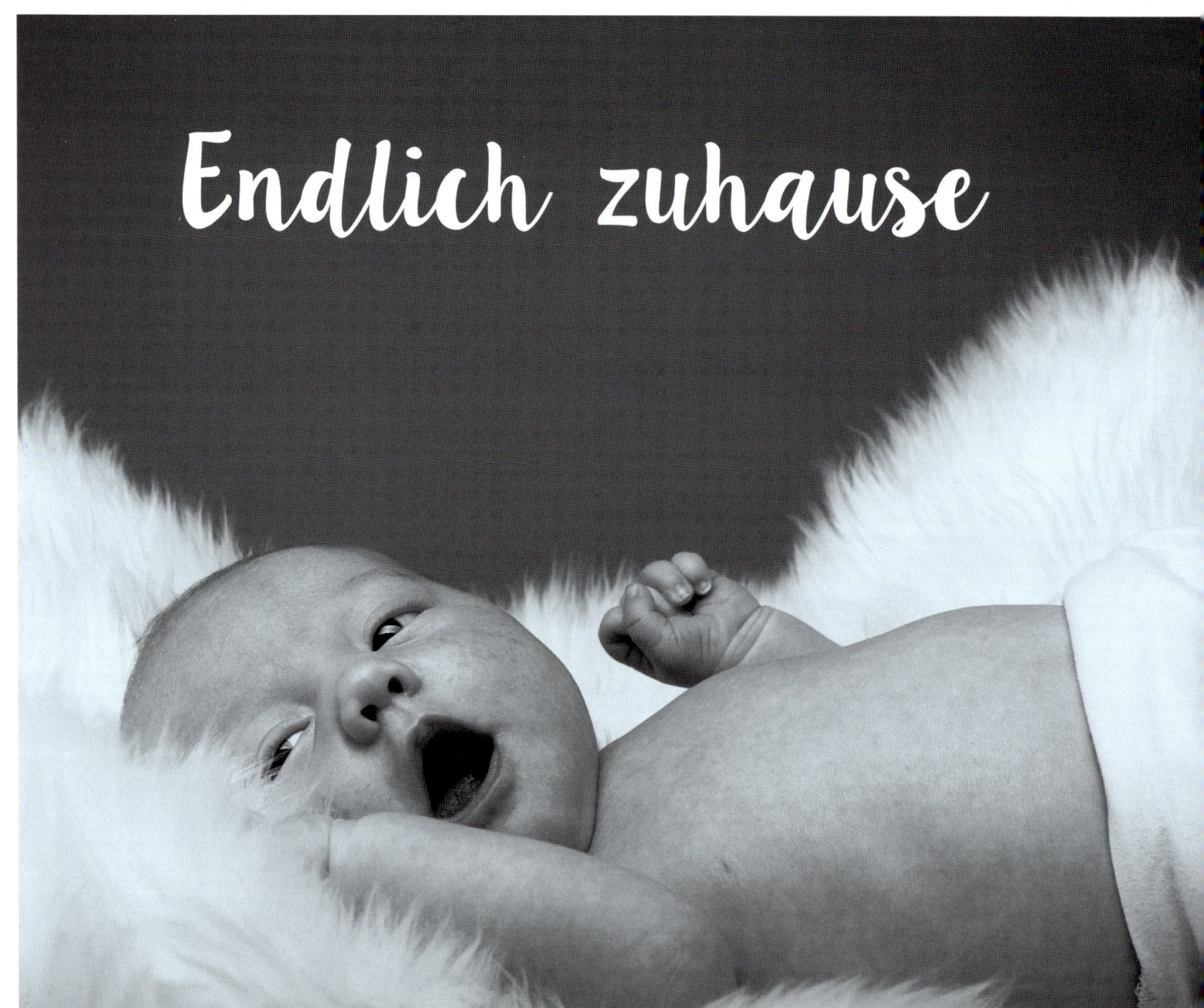

Endlich zuhause

2. Tag nach Geburt * Entlassung Krankenhaus *

Versorgung Dammriss * Alter Körper zurück

Liebes Tagebuch,

meine aktuelle Lieblingsbeschäftigung: Pauline anschauen! Es gibt einfach nichts Schöneres. Die Zeit im Krankenhaus ist nun fast um und morgen dürfen wir nach Hause. Ich bin schon megagespannt auf unseren neuen Alltag zu viert. Leona war gestern das erste Mal zu Besuch und war so süß zu ihrer kleinen Schwester. Ich habe die tollsten Kinder der Welt! Deshalb glaube ich, dass das auch zu Hause super werden wird.

Trotzdem machen 2 Kinder natürlich mehr Arbeit als eines. Ich bin echt froh, dass Alex jetzt erst mal 3 Wochen Urlaub hat und mich unterstützt. Die Geburt war doch echt anstrengend und auch meine Hormone sind noch durch den Wind. Da ist es super, nicht alles alleine machen zu müssen. Das Stillen klappt übrigens bis jetzt ohne Probleme. Hoffentlich geht es so weiter. Daumen drücken!

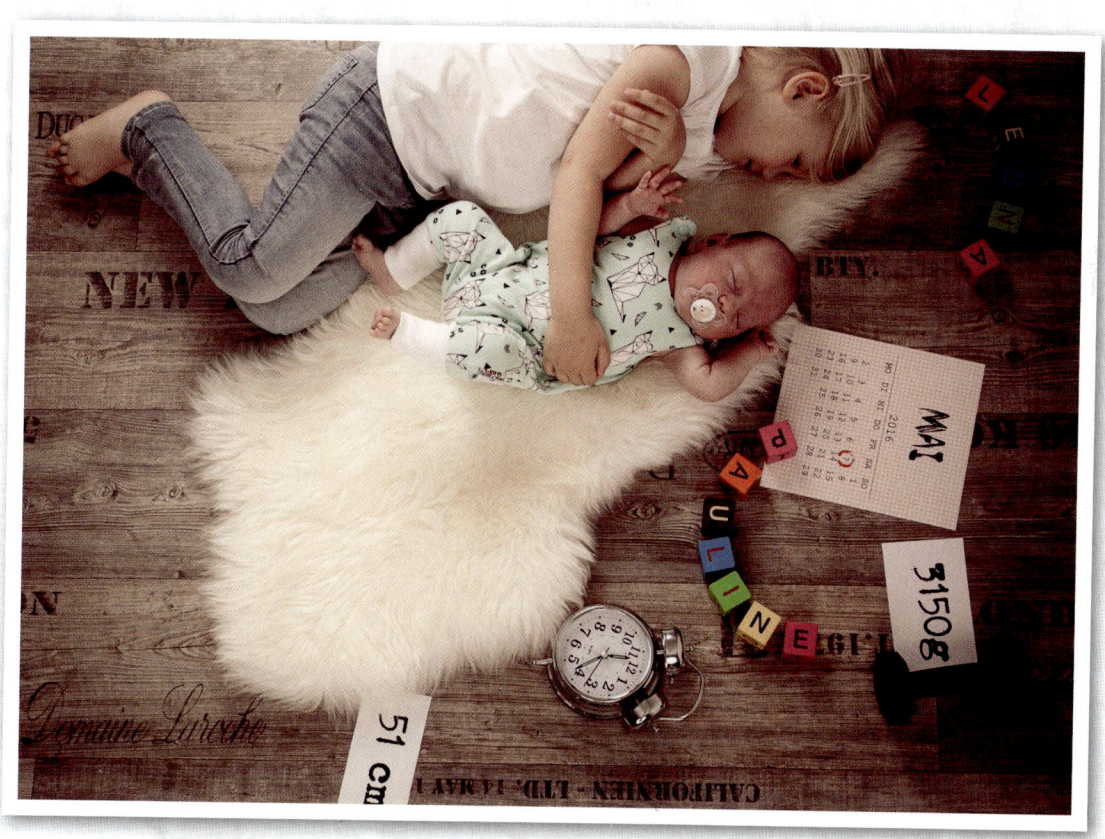

Frühstück ans Bett

✳

Die Entbindung im Krankenhaus hat – neben der medizinischen Versorgung und der Sicherheit für Notfälle – noch einen weiteren großen Vorteil: Man wird die ersten Tage nach der Geburt bestens umsorgt.

Zeit zu zweit

Während man nach einer Geburt im Geburtshaus direkt nach Hause fährt, kann man sich nach der Entbindung im Krankenhaus noch entspannt zurücklehnen und die Vorzüge der Rund-um-die-Uhr-Versorgung genießen. Obwohl ich mich mega auf Zuhause und unseren neuen Alltag zu viert gefreut habe, waren die 2 Tage im Krankenhaus so richtig toll. Dreimal am Tag wurde ich mit Essen versorgt und konnte die restliche Zeit mit Pauline genießen, ohne mich um Haushalt und Sonstiges kümmern zu müssen.

Rund um die Uhr

Gerade für Erstgebärende sind die ersten Tage mit Baby im Krankenhaus oftmals ein guter Start in den neuen,

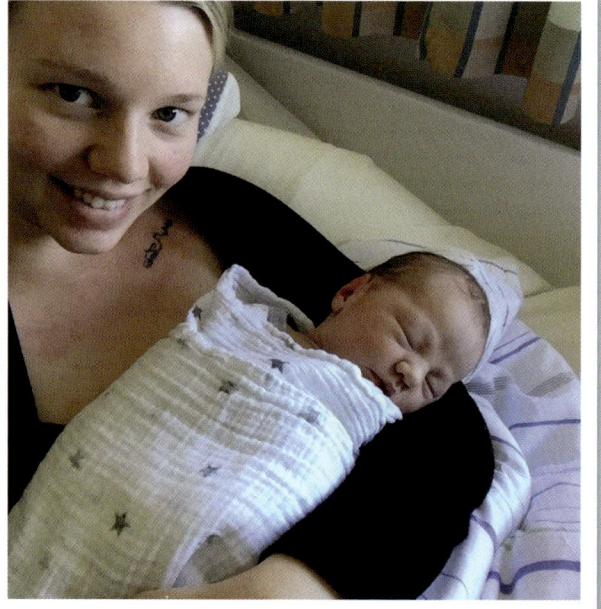

aufregenden Alltag. Bei Stillproblemen oder Fragen zum Umgang mit dem Neugeborenen stehen dir rund um die Uhr Hebammen und Kinderkrankenschwestern zur Verfügung und auch für deine medizinische Versorgung ist bestens gesorgt. Einige Kliniken bieten auch noch zusätzliche Services an, wie zum Beispiel Trageseminare (Wie halte ich mein Baby richtig?) oder einen Check-up mit einem Physiotherapeuten.

0 bis 5 Tage

Wie lange du nach der Geburt im Krankenhaus bleibst, hängt natürlich nicht nur davon ab, ob es dir dort gefällt oder nicht, sondern vor allem auch von deinem körperlichen Zustand. Nach einer unkomplizierten natürlichen Geburt kannst du auf Wunsch bereits circa 4 Stunden nach der Geburt nach Hause gehen, während du nach einem Kaiserschnitt in der Regel circa 3 bis 5 Tage in der Klinik bleibst. Die meisten Mamas verlassen das Krankenhaus nach der zweiten Vorsorgeuntersuchung (U2) des Babys.

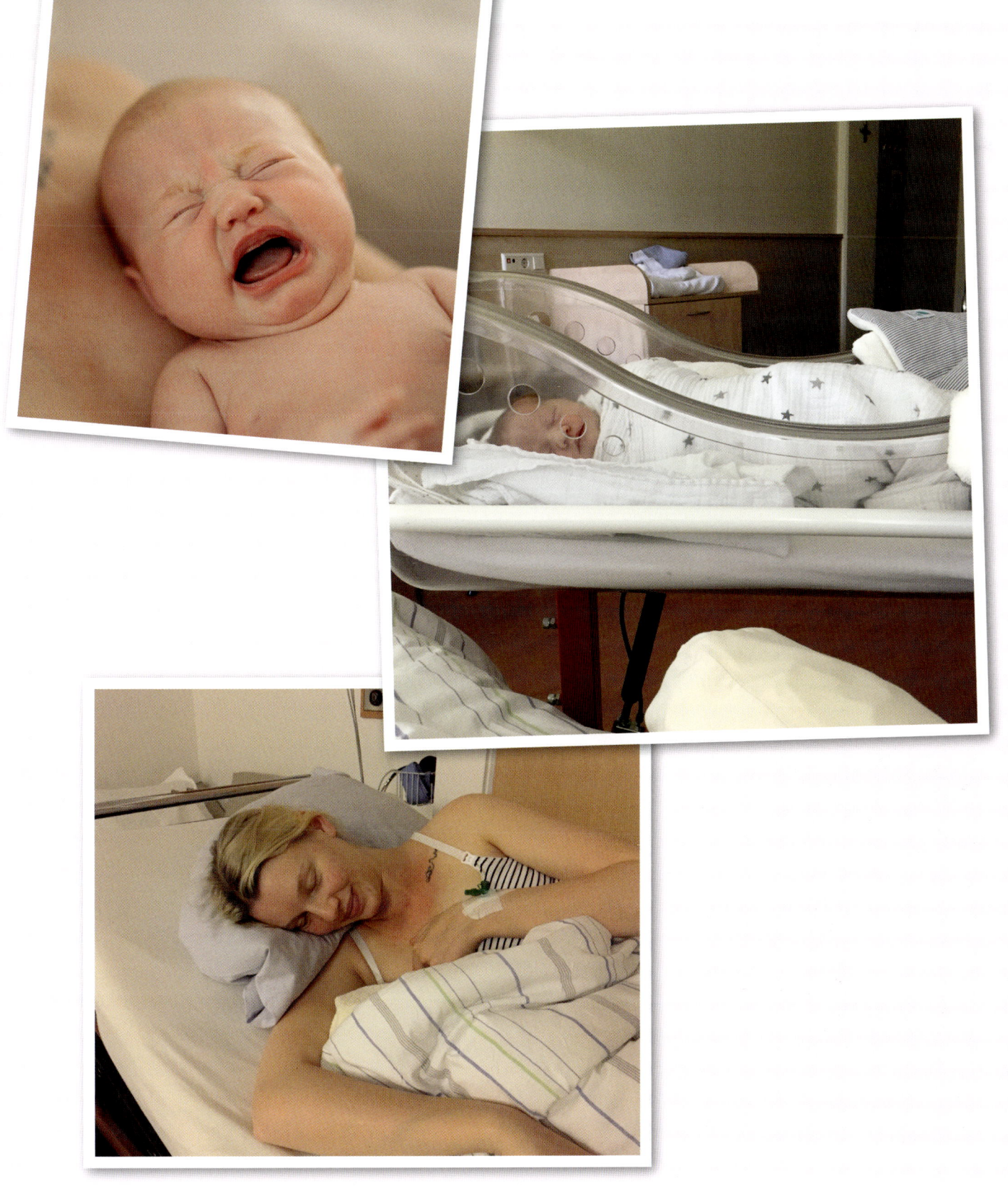

Beschwerden nach der Geburt

*

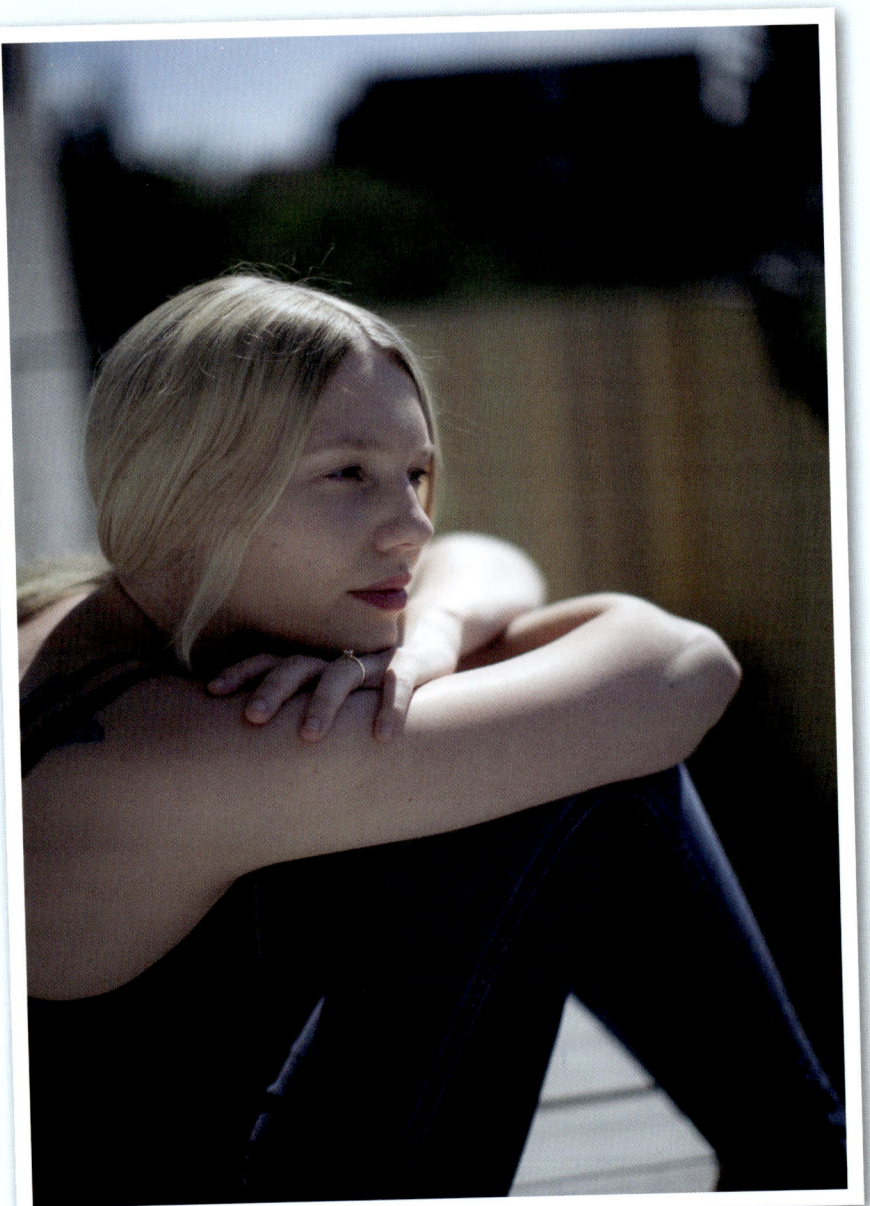

Die Geburt eines Babys ist ein magischer Moment und verändert dein Leben für immer. Aber sie ist auch ein anstrengender Kraftakt für deinen Körper und kann dort einige Spuren hinterlassen. Aber keine Sorge, die meisten verheilen mit der Zeit ganz von alleine.

Versorgung des Dammrisses

Die Verletzung des Damms, der Haut zwischen Vagina und After, ist die häufigste Geburtsverletzung. Der Riss wird noch im Kreißsaal vom Arzt oder der Hebamme mit selbstauflösendem Faden genäht. Davon bekommst du wahrscheinlich gar nicht viel mit, da du voll und ganz auf dein süßes Baby konzentriert bist. Die Wunde heilt in der Regel innerhalb von 14 Tagen komplett ab. In dieser Zeit solltest du die Naht nicht belasten, also zum Beispiel nicht im Schneidersitz sitzen oder Fahrrad fahren. Zur Pflege reicht Wasser: einfach beim Duschen die entsprechende Stelle mit einem sanften Strahl abduschen.

Dammriss

Die Verletzung des Damms durch die Geburt wird in
4 Schweregrade eingeteilt:

* 1. Grad: oberflächlich, nur die Haut betreffend
* 2. Grad: zusätzlicher Riss der Dammmuskulatur
* 3. Grad: zusätzlicher Riss des äußeren Afterschließmuskels
* 4. Grad: zusätzliches Einreißen der Rektumschleimhaut

Dammrisse der Grade 1 und 2 treten bei circa 13 bis 18 Prozent
aller Geburten auf. Grad 3 trifft nur etwa 1 bis 2 Prozent und
Grad 4 sogar nur 0,1 Prozent. Bei Grad 1 kann häufig sogar auf
das Nähen verzichtet werden.

Einige Frauen empfinden den Gang zur Toilette in dieser Zeit als unangenehm bis schmerzhaft. Damit harter Stuhl dir nicht zusätzliche Schmerzen verursacht, achte am besten auf eine ballaststoffreiche Ernährung und trinke mindestens 2 Liter Wasser pro Tag.

Klartext: Probleme nach der Geburt

Keiner spricht gerne darüber, aber es gibt auch noch andere unangenehme Dinge, die nach
der Geburt auftreten können. Dazu gehören Verstopfung (Hilfe: viel trinken und viele
Ballaststoffe essen), Hämorrhoiden (Hilfe: Hämorrhoidensalbe, stillende Mütter sollten auf
pflanzliche Salben zurückgreifen) und Inkontinenz (Hilfe: Training der Beckenbodenmus-
kulatur durch Rückbildungsgymnastik). Natürlich sind dies keine schönen Themen, aber
deshalb sollten sie trotzdem nicht verschwiegen werden. Viele Neu-Mamis schämen sich
und denken, es geht nur ihnen so. Aber dem ist nicht so: Ihr seid nicht allein! Sprecht eure
Beschwerden bei eurer Hebamme an. Sie kann euch weiterhelfen.

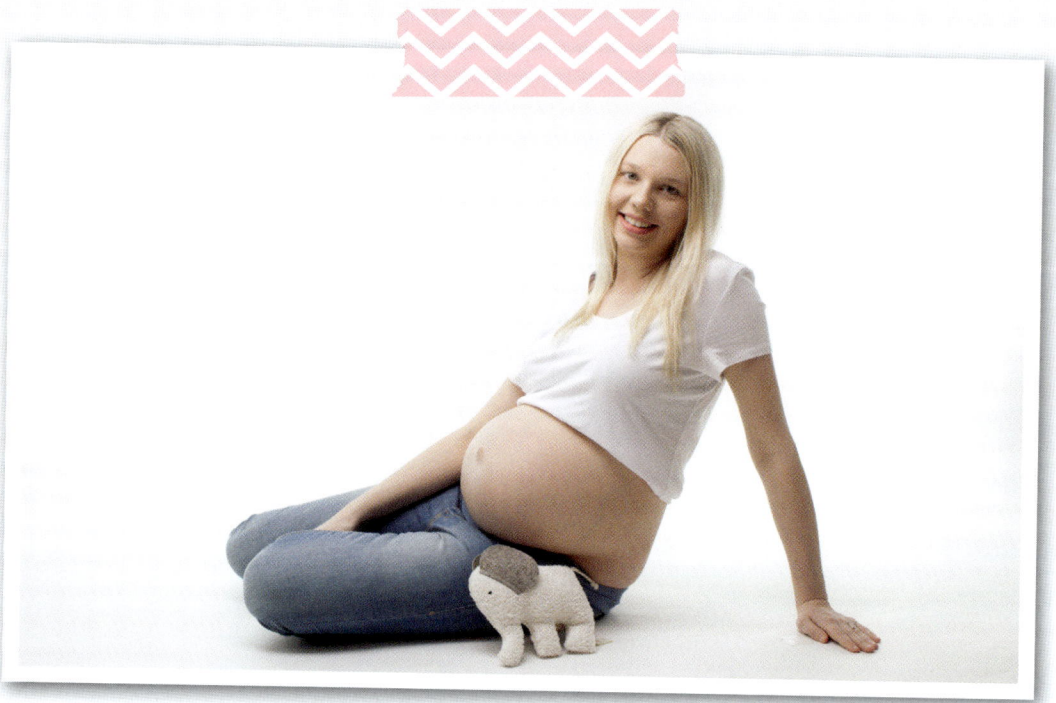

Bauch da!

*

In Hollywoodfilmen wird die Geburt immer als großes Drama mit viel Geschrei gezeigt und gleich danach die frisch gebackene Mama mit Baby im Arm OHNE Babybauch. Der erste Teil ist zwar übertrieben, aber nicht ganz falsch, während der zweite weit an der Realität vorbeigeht. Baby da, Bauch weg? So einfach ist es (leider) nicht!

10 Monate wächst der Bauch

40 Wochen (plus/minus) ist dein Baby in dir gewachsen, bis es endlich so weit war, auf die Welt zu kommen. Dein Körper hat in dieser Zeit Unglaubliches geleistet!

Nicht nur hat er deinem Baby alle nötigen Bausteine zur Verfügung gestellt, um zu einem richtigen kleinen Menschen heranzuwachsen, sondern er hat diesem kleinen Wesen auch Raum und Schutz geboten.

Deine Gebärmutter hat sich während deiner Schwangerschaft um das 20-Fache vergrößert. Am Ende des letzten Schwangerschaftsmonats ist sie circa 30 Zentimeter lang und wiegt etwa 1 Kilogramm. Während dieses Wachstums hat sie sich von Höhe deiner Bikinizone bis unter deine Brust hinaufgeschoben, dabei Organe verdrängt und deinen Bauch nach außen gewölbt – sie hat sich innen und außen Platz geschaffen. Was für eine unglaubliche Leistung. Dafür gebührt ihr Applaus!

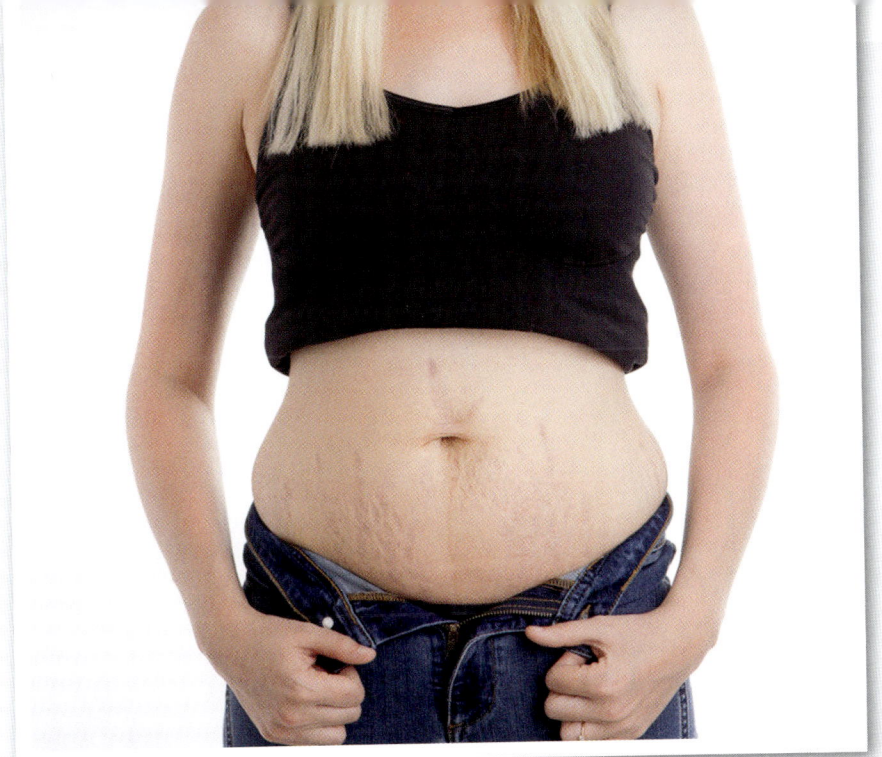

Bauch weg?!

*

Nun ist das Baby da. Und der Bauch ... auch noch! Kurz nach der Entbindung sehen viele Mamas noch aus, als seien sie im 6. Monat schwanger. Warum verschwindet der Babybauch nicht mit dem entbundenen Baby?

10 Wochen schrumpft der Bauch

Dein Körper beginnt direkt nach der Entbindung mit der Rückbildung. So zieht sich die Gebärmutter nach dem Ausscheiden der Nachgeburt bereits zusammen. Bis sie ihre ursprüngliche Größe wieder hat, dauert es jedoch circa 6 Wochen. Und auch dann sieht der Bauch der meisten Mamis noch nicht wieder aus wie vorher.

Topmodels ausgeklammert! Während des Rückbildungsprozesses rutschen übrigens auch deine inneren Organe wieder an ihren ursprünglichen Platz, was manche Frauen als unangenehmes Ziepen wahrnehmen. Ein Rückbildungskurs, den man ungefähr 6 bis 8 Wochen nach der Geburt beginnen sollte, hilft dir dabei, die überdehnten Muskeln von Bauch, Becken und Beinen wieder zu straffen. So kommen dein Bauch und du bald wieder in Form. Sollten sich bei dir Dehnungsstreifen gebildet haben, werden auch diese mit der Zeit verheilen und verblassen. Ganz weg gehen sie jedoch leider nicht. Willkommen im Tigermama-Club!

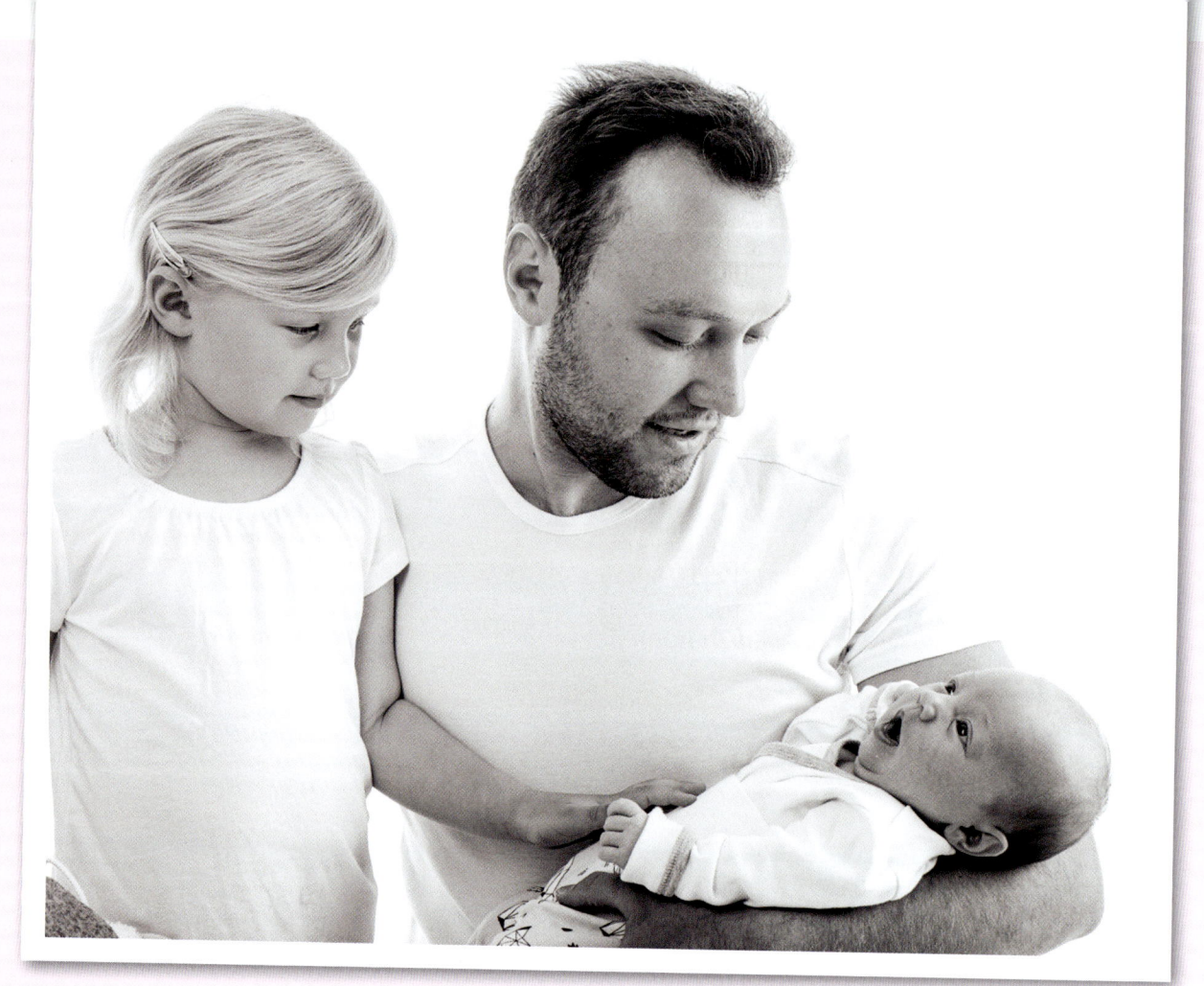

1. Tag zu viert

Der erste Tag zu viert * Babyblues * Wochenfluss *

Milcheinschuss * Zufüttern mit Flasche * Milch abpumpen

Babyblues und Wochenfluss

✱

Das Baby ist da und es herrscht pure Glückseligkeit. So stellen sich die meisten Mütter die erste Zeit nach der Geburt vor. Meistens ist das auch so, aber eben nicht immer. Denn viele Mamas trifft jetzt der Babyblues.

Lachen oder Weinen

Eben hielt ich noch fröhlich lächelnd Pauline im Arm und in der nächsten Sekunde liefen mir die Tränen über die Wangen und ich war völlig aufgelöst. Alex und Leona schauten mich verwirrt und besorgt an. Alles in Ordnung, meine Emotionen waren nur wieder einmal mit mir durchgegangen. Ich hatte den Babyblues!

Wochenbett

Das Wochenbett (Puerperium) beginnt mit dem Ausstoß der Nachgeburt und hält 6 bis 8 Wochen an. So lange dauert es etwa, bis alle Wunden der Geburt verheilt sind. In dieser Zeit sollte sich die Mama am besten nur um ihr Baby kümmern und sich selbst umsorgen lassen. Leider ist das heute oftmals nicht mehr möglich. Gönn dir in dieser Zeit trotzdem so viel Ruhe wie möglich.

Wenn die Hormone sing/ken

Der Körper stößt mit der Nachgeburt die Plazenta ab, welche das Baby während der Schwangerschaft mit Nährstoffen versorgt und jede Menge Schwangerschaftshormone bildet, die auch in den Kreislauf der Mama gelangen. Ist nun die Plazenta weg, sind auch die Hormone plötzlich weg und unsere Emotionen fahren Achterbahn. Zur Hormonumstellung kommen noch Schlafmangel, der Milcheinschuss, der neue Alltag mit Baby und die Nachwirkungen der anstrengenden Geburt hinzu. Da können Mama schon mal die Tränen kommen. Nach ein paar Tagen, wenn sich deine Hormone wieder eingependelt haben und du etwas mehr Routine mit dem Baby hast, löst sich der Babyblues meist von ganz alleine in Luft auf.

Verschwinden deine Stimmungsschwankungen nicht und wirst du immer unglücklicher, wende dich bitte an deine Hebamme oder Frauenärztin, um eine Wochenbettdepression auszuschließen. Dabei handelt es sich um eine ernste, behandlungsbedürftige Krankheit, die aber nur 10 bis 15 Prozent aller frischgebackenen Mütter betrifft.

Ganz normal: der Wochenfluss

Durch den Abgang der Plazenta kommt es nicht nur zu einer Hormonumstellung, das

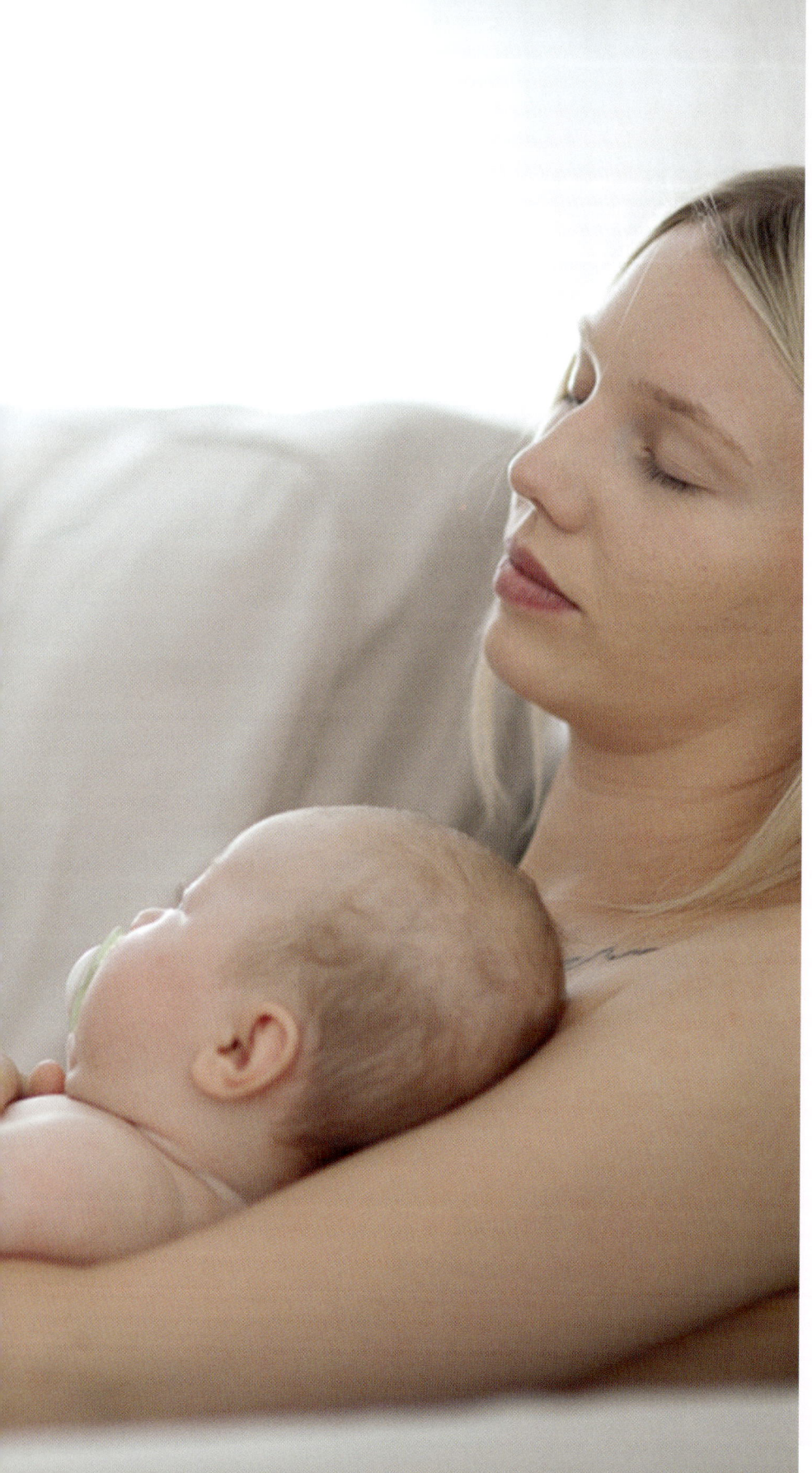

Ablösen des Mutterkuchens hinterlässt auch eine große Wunde in der Gebärmutter. Als Wochenfluss (Lochien) bezeichnet man das Wundsekret, das diese Wunde während ihrer Heilung einige Wochen absondert. Der Wochenfluss dauert circa 4 bis 6 Wochen an und verläuft in 4 Stadien, bis sich die Gebärmutter vollständig erholt hat.

1. Phase: *Lochia rubra* – direkt nach der Geburt, Dauer etwa 3 Tage, sehr stark und blutig
2. Phase: *Lochia fusca* – 1 Woche nach der Geburt, geringerer Blutfluss, Farbe ändert sich von Rot ins Bräunliche
3. Phase: *Lochia flava* – 2 Wochen nach der Geburt, leicht gelb-bräunlicher Ausfluss
4. Phase: *Lochia alba* – 3 Wochen nach der Geburt, weißlicher Ausfluss

Deine Hebamme wird dich bei ihren regelmäßigen Besuchen immer nach deinem Wochenfluss fragen, um den Heilungsprozess abzuschätzen. Sollte dir etwas Ungewöhnliches auffallen, frage sie einfach danach.

Liebes Tagebuch,

vor Paulines Geburt hatte ich mir fest vorgenommen, dieses Mal zu stillen. Am ersten Tag nach der Geburt hat auch alles super funktioniert: Pauline ließ sich gut anlegen und hat brav getrunken. Am zweiten Tag fingen die Probleme jedoch schon an - Stimmungsschwankungen dank Babyblues, quengeligem Baby und wunden Brustwarzen. Schweren Herzens entschloss ich abzustillen. Der Milcheinschuss ließ sich jedoch trotz literweise Pfefferminz- und Salbeitee nicht stoppen. Meine Hebamme empfahl, die Milch abzupumpen - was für eine Erleichterung! Als ich die viele Milch im Fläschchen sah, entschied ich mich spontan, dem Stillen eine zweite Chance zu geben. Das war die beste Entscheidung, die ich treffen konnte. Die Stillpause hatte meine wunden Brustwarzen verheilen lassen, mich emotional entspannt - und siehe da: Jetzt klappt es endlich mit dem Stillen! Leider habe ich trotzdem nicht genug Milch für Pauline, sodass wir zufüttern müssen. Erst fand ich das total doof, aber jetzt finde ich es eigentlich ganz praktisch, da so auch Alex Pauline füttern kann.

Meine ganze Stillgeschichte kannst du dir hier anschauen.

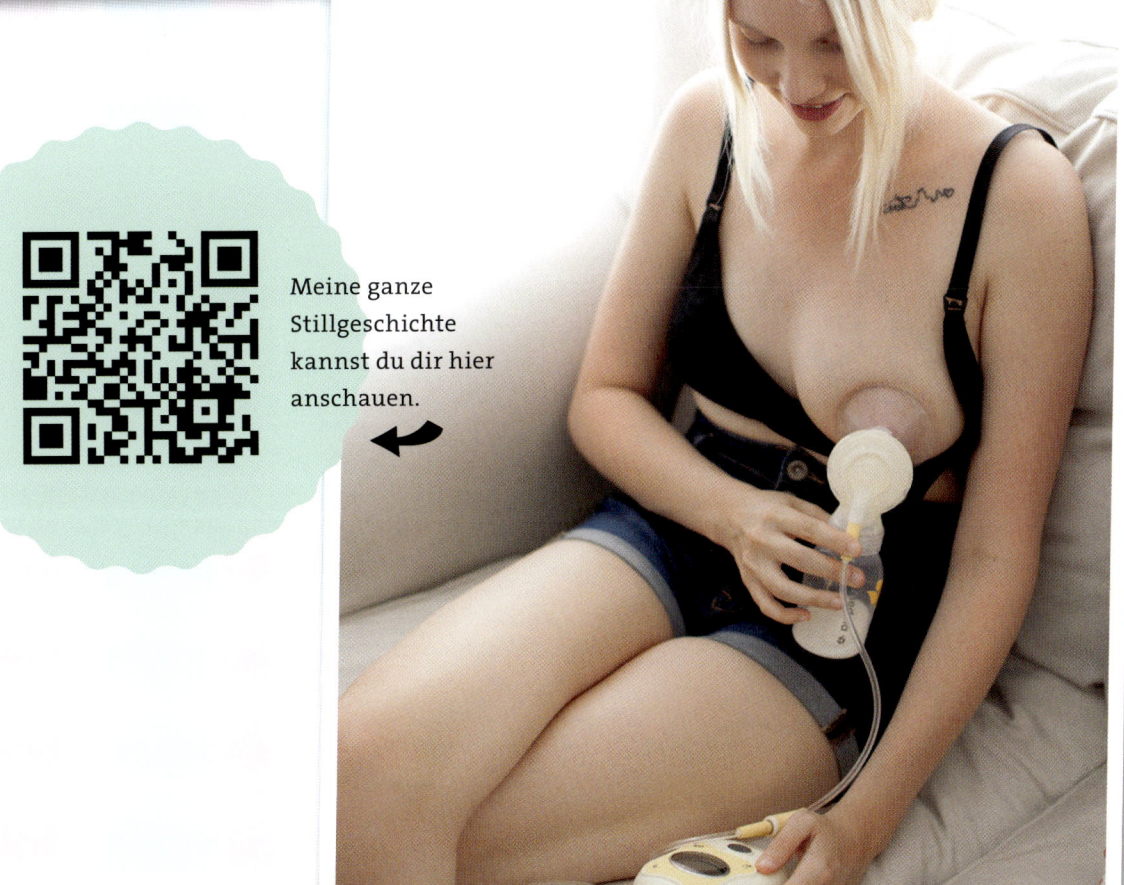

Es fließt ... der Milcheinschuss

*

Die erste Flüssigkeit, die deine Brust bildet, ist die sogenannte Vormilch (Kolostrum). Diese sieht noch gar nicht nach richtiger Milch aus. Sie ist gelb und dickflüssig und reich an wichtigen Antikörpern für dein Baby. Deshalb ist es so wichtig, das Baby direkt nach der Geburt anzulegen. Bei vielen Frauen beginnt die Vormilch bereits in der Schwangerschaft zu fließen. Bei mir ging es in der 20. Schwangerschaftswoche damit los. Wenn das bei dir nicht so ist – das ist auch völlig in Ordnung. Die Vormilchproduktion kann auch erst nach der Geburt starten. Das sagt nichts darüber aus, ob du genug Milch für dein Baby hast.

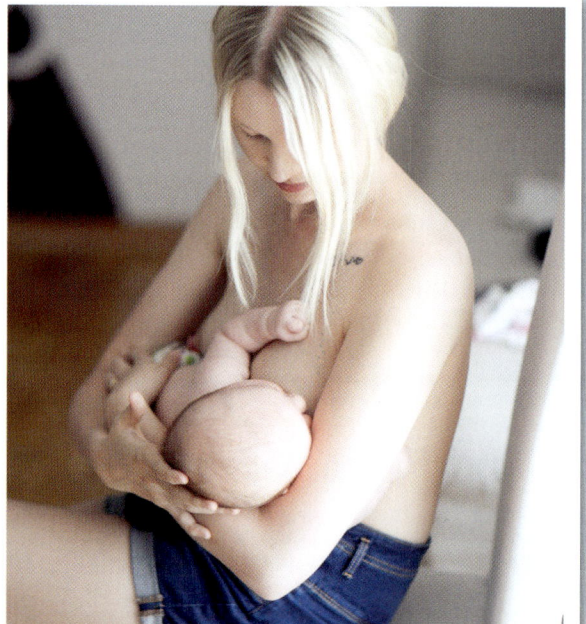

häufig erst einmal zu viel. Sicher ist sicher. Wenn deine Brüste auf einmal hart und schwer, sogar heiß werden, kann das sehr schmerzhaft sein. Hier hilft es, die Brust vor dem Stillen zu wärmen (Mein Tipp: Kirschkernkissen) und danach zu kühlen. Solltest du weiterhin Probleme haben oder kommt es gar zu einem Milchstau, bitte deine Hebamme um Hilfe. Vielen Mamas fällt das Stillen in den ersten Wochen schwer, weil es schmerzt und das Baby noch nicht richtig saugen kann. Nicht aufgeben – mit der Zeit werdet ihr beide darin Profis werden.

Der „richtige" Milcheinschuss kommt erst nach 2 bis 7 Tagen. In der Regel ist dein Baby aber auch mit der geringeren Menge Vormilch gut versorgt, wenn du es dafür öfters anlegst. Und dieses Anlegen fördert wiederum den richtigen Milcheinschuss.
Und wenn er dann kommt, dann meist ziemlich heftig. Dein Körper weiß zu diesem Zeitpunkt noch nicht genau, wie viel Milch dein Baby braucht, und produziert

Manchmal kommt statt zu viel aber auch zu wenig Milch – so wie bei mir mit Pauline. Wenn du trotzdem gerne weiter stillen möchtest, kannst du Flaschennahrung und Stillen kombinieren, damit dein Baby bestens versorgt ist. Egal ob Flaschennahrung oder abgepumpte Milch, das Praktische daran ist, dass teilweise auch der Papa oder ein Großelternteil die Fütterung des kleinen hungrigen Löwen übernehmen können.

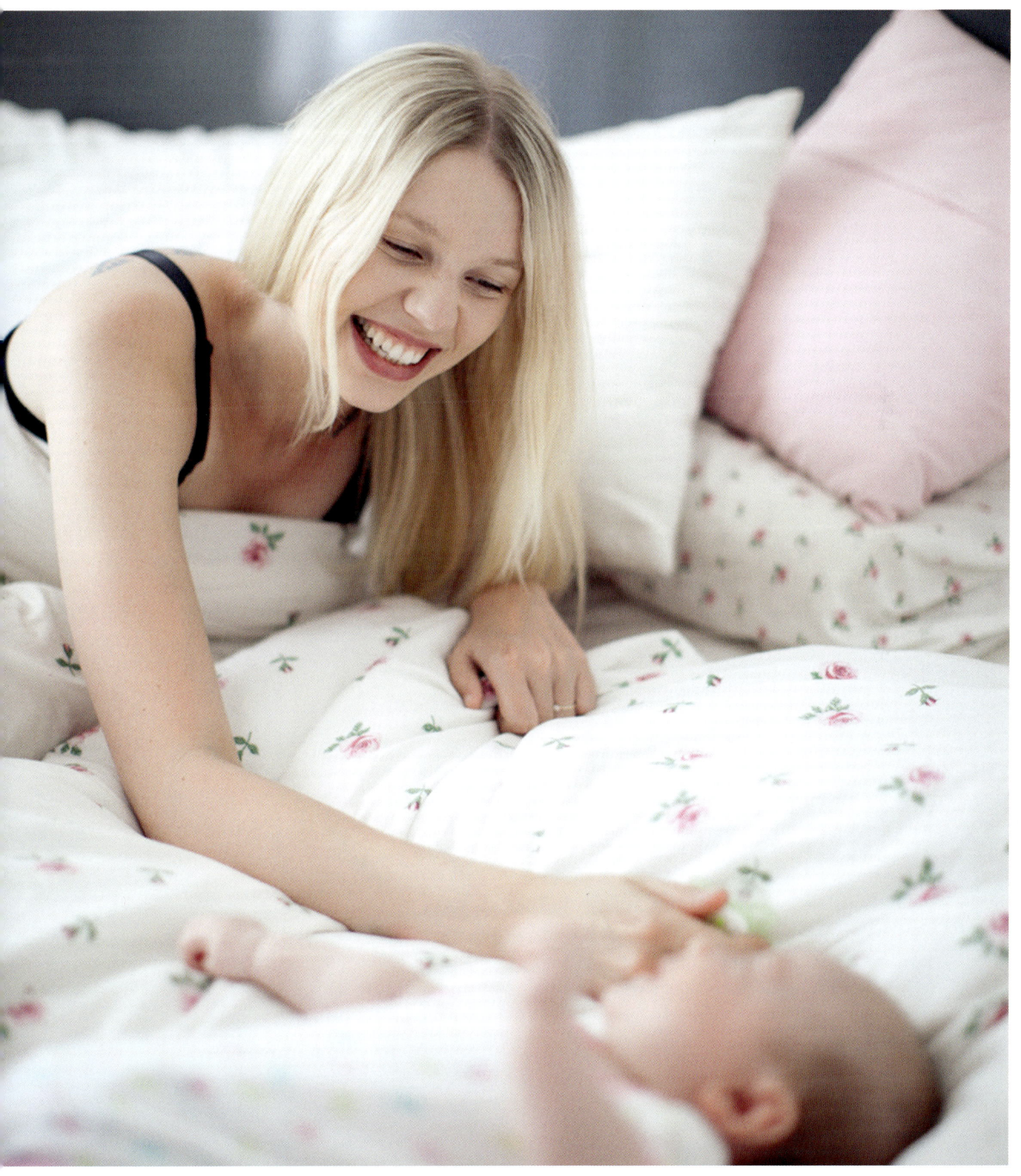

Stillen – mancher Anfang ist schwer

*

Erfolgreiches Stillen beginnt unter anderem bereits mit der Wahl deiner Geburtsklinik. Wichtig ist das Zertifikat „babyfreundlich" (auch wenn es komisch klingt!). Denn in Kliniken mit diesem Zertifikat helfen dir speziell ausgebildete Stillberaterinnen beim Stillen – Tag und Nacht! Nach der Entlassung unterstützt dich deine Nachsorgehebamme zu Hause bei Stillproblemen – die Kosten dafür übernimmt die gesetzliche Krankenkasse.

Erste Hilfe und praktische Helferlein

Deine Brüste schmerzen und deine Brustwarzen sind vom Stillen wund? Bevor du über das Abstillen nachdenkst, probiere es erst einmal mit Stillhütchen. Die kleinen Silikonkappen (Apotheke oder Drogeriemarkt) werden vor dem Anlegen des Kindes auf die Brustwarze gesetzt. Damit ist das Stillen zwar nicht komplett schmerzfrei, aber deutlich angenehmer. Zur Behandlung wunder

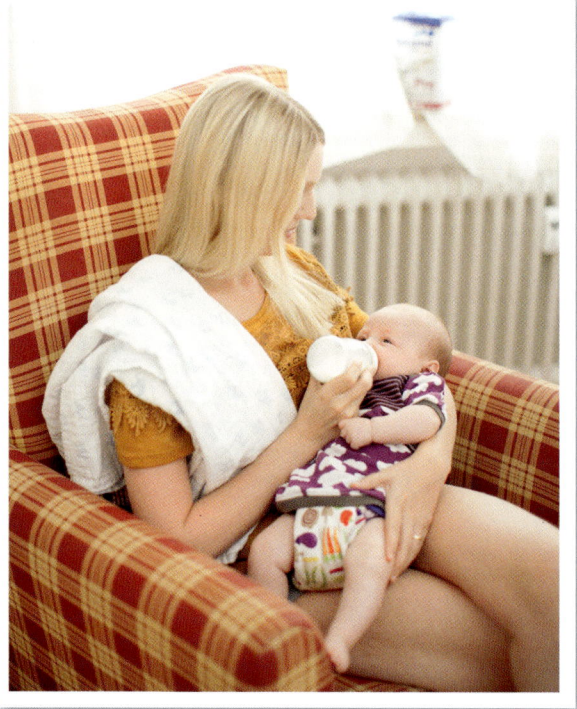

Brustwarzen gibt es in der Apotheke und im Drogeriemarkt Salben mit Lanolin, natürlichem Wollfett, welche die empfindliche Haut pflegen und vor dem Stillen nicht abgewaschen werden müssen. **Mein Tipp: Nicht zu dick auftragen, sonst rutscht dein Kind beim Trinken zu leicht ab.**

Zur Entspannung voller Brüste und für einen besseren Milchfluss kannst du dir kleine Kirschkernkissen oder Wärmflaschen auflegen. Auch Abpumpen und das Füttern per Flasche – für einige Tage oder zwischendurch – kann deinen Brüsten eine dringend benötigte Erholungspause verschaffen. Ich empfehle dafür eine elektrische Milchpumpe, denn damit geht es schnell und bequem. In einer kleinen Kühlbox lässt sich abgepumpte Milch mitnehmen. Extra-Tipp: Elektrische Milchpumpen kannst du dir auch in vielen Apotheken leihen.

Tipps & Tricks

Meine persönlichen Must-haves für unkompliziertes Stillen:

* pflegende Lanolinsalbe
* schützende Stillhütchen
* wärmendes Kirschkernkissen oder Wärmflasche
* saugfähige Stilleinlagen (Ein- oder Mehrweg)
* Milchpumpe (am besten elektrisch)
* kleine Kühlbox zum Aufbewahren der Milch unterwegs
* praktische Still-BHs und -Shirts

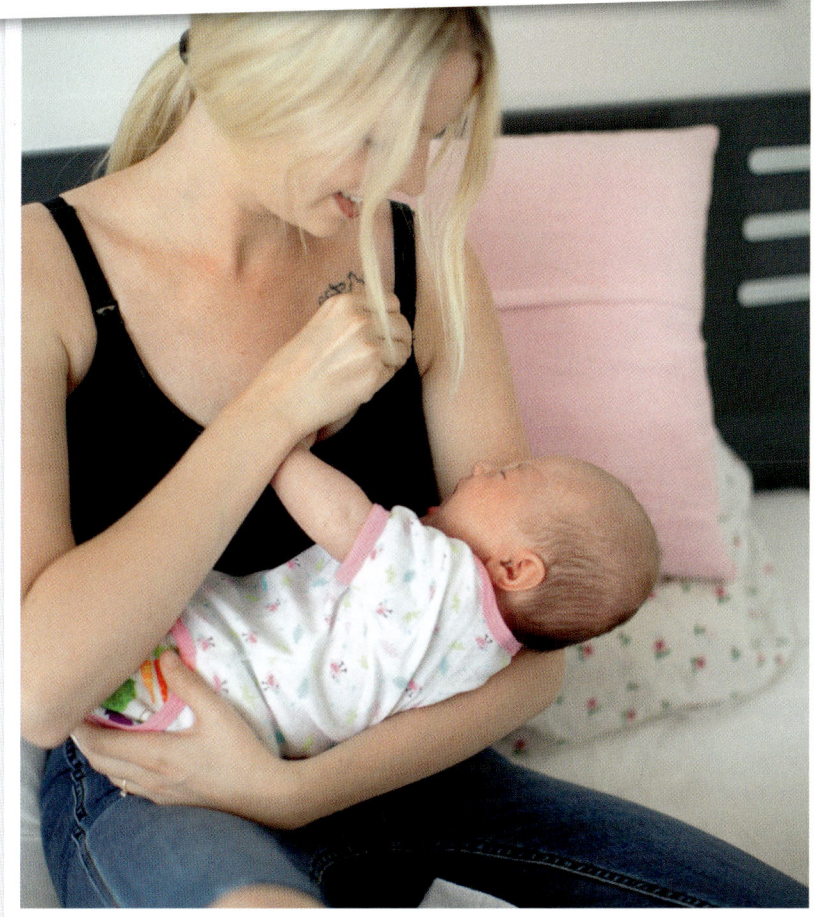

Damit es keine unschönen Milchflecken auf deiner Kleidung gibt, benutze am besten Stilleinlagen. Diese gibt es als Einwegeinlagen oder aus reiner Baumwolle zum Waschen und Wiederverwenden.

Milchstau und Brustentzündung

Manche Mamas haben zu wenig Milch, andere zu viel. Gerade am Anfang produziert die Brust häufig etwas zu viel. Oder dein Baby trinkt an einem Tag ausnahmsweise viel weniger – und schon ist er da: der Milchstau. Damit sich der Milchstau nicht zu einer richtigen Brustentzündung (Mastitis) entwickelt, muss Mama die überschüssige Milch entweder ausstreichen oder abpumpen.

Wohin mit der Milch?

Eigentlich ist es viel zu schade, die abgepumpte Milch einfach wegzugießen. Musst du auch nicht. Du kannst die Milch bis zu 2 Tage im Kühlschrank oder sogar für 3 bis 6 Monate in speziellen Gefrierbeuteln im Eisfach aufbewahren und bei Bedarf auftauen und mit der Flasche verfüttern. Wichtig: aufgetaute Milch nicht wieder einfrieren!

Die 1. Woche

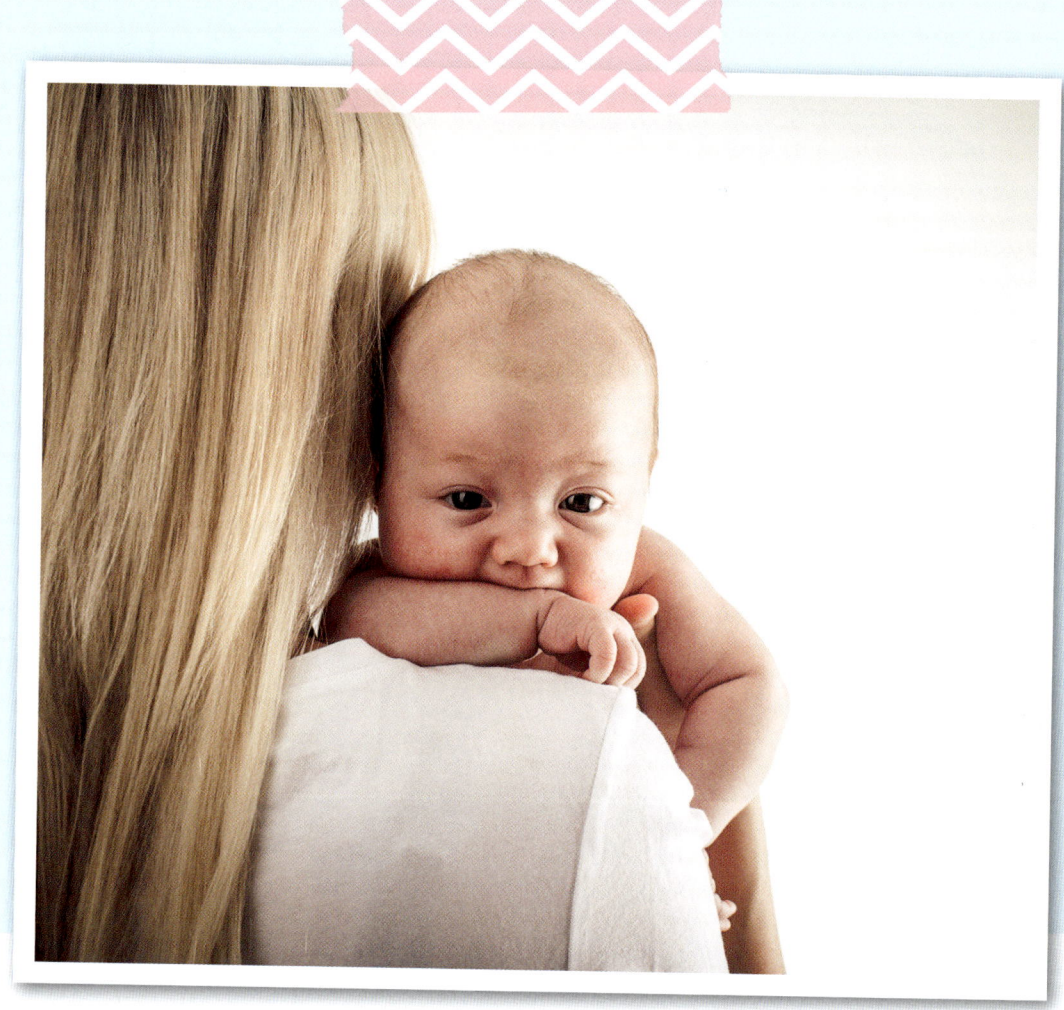

*1. Woche nach Geburt * Hebamme zu Besuch ***

*Nabelschnur verloren * Erstes Bad*

Erster Besuch der Hebamme

*

Die ersten Tage mit einem Neugeborenen sind aufregend – nicht nur für Erst-Mamis. Gut, dass es die Nachsorgehebammen gibt, die sich direkt nach der Geburt um dich und dein Baby kümmern. Wichtig ist, sich frühzeitig vor der Geburt um eine Nachsorgehebamme zu kümmern. Informiere deine Hebamme am besten schon vom Krankenhaus aus über die Geburt deines Babys, sodass ihr direkt einen Termin vereinbaren könnt, wenn du mit deinem Baby nach Hause kommst.

Das übernimmt die gesetzliche Krankenkasse

Die Hausbesuche deiner Hebamme sind für dich als gesetzlich Versicherte kostenlos, denn deine Hebamme wird von deiner Krankenkasse bezahlt. Wie oft sie bei dir vorbeikommt, besprichst du selbst mit ihr. In der Regel kommt sie in den ersten 10 Tagen nach der Geburt einmal täglich. Wenn nötig kann sie aber auch zweimal pro Tag bei dir nach dem Rechten sehen. Wenn es dir und deinem Baby gut geht, werden die Besuchsabstände nach der ersten Woche zumeist größer. Aber auch nach dem Wochenbett freuen sich viele über die Unterstützung durch ihre Hebamme. Im Zeitraum von 8 Wochen nach der Geburt bis zum Ende der Stillzeit, bei Flaschenbabys bis Ende des 9. Monats, kannst du bis zu 16 weitere Termin mit deiner Hebamme vereinbaren, zum Beispiel zum Wiegen, für die erste Beikost oder zum Abstillen.

Zu wissen, dass man mit seiner Hebamme eine kompetente medizinische Ansprechpartnerin an seiner Seite hat, die einem zu Hause in den eigenen 4 Wänden mit Rat und Tat zur Seite steht, empfinden viele junge Familien als große Entlastung.

Meine Hebamme, meine Unterstützung!

Auch wenn Pauline bereits mein zweites Kind ist, war ich froh, meine Hebamme Nadine an meiner Seite zu wissen. Sie untersuchte bei ihren Besuchen immer meinen Bauch, um die Rückbildung meiner Gebärmutter zu kontrollieren, und hatte den einen oder anderen neuen Trick auf Lager, zum Beispiel wie man Pauline dazu bringt, schneller ein Bäuerchen zu machen. Danke, Nadine!

Liebes Tagebuch,

ist nun wirklich schon fast eine Woche rum, seit Pauline zu uns gekommen ist? Die Zeit vergeht wie im Flug. Wir sind seit ein paar Tagen nun auch zu Hause und es geht uns allen megagut. Pauline macht sich super, trinkt brav, schläft viel und ist überhaupt das beste Baby der Welt. Und Leona die beste große Schwester der Welt. Alex und ich könnten nicht stolzer auf unsere 2 tollen Mädchen sein. Gestern Abend hat Pauline übrigens schon ihre Nabelschnur verloren. Die heben wir als Erinnerung auf. Das haben wir auch schon bei Leona getan. Und nein, das ist gar nicht eklig. O.k., ein bisschen vielleicht ...

Da die Nabelschnur schon ab ist, hat meine Hebamme Nadine heute grünes Licht für Paulines erstes Bad gegeben. Wir haben dafür das erste Mal einen Badeeimer benutzt, in den man das Baby hineinsetzt. So muss es nur leicht am Kopf festgehalten werden. Das sah so süß aus und Pauline fand es super. Ich freue mich schon auf die vielen anderen »ersten Male«, die noch auf uns warten.

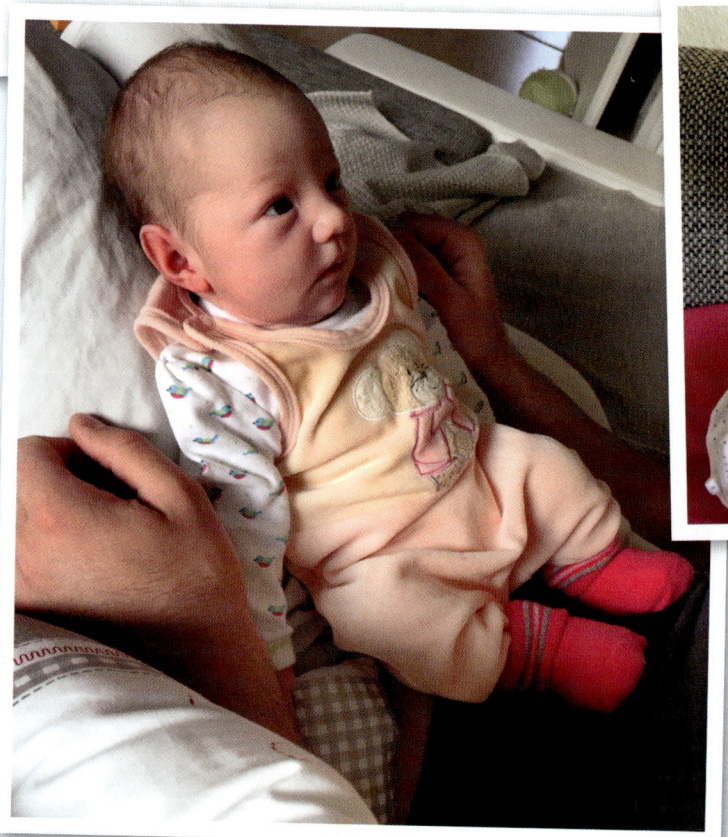

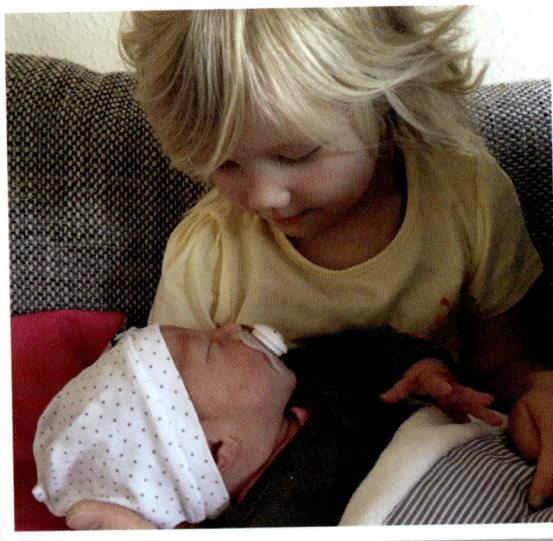

Die ersten 5 Tage zu Hause

*

Die ersten Tage mit dem Neugeborenen zu Hause durchleben viele Mamis als losgelöst von Zeit und Raum. Die ganze Familie befindet sich in einer geschützten Seifenblase, in der sich alles um das neue Familienmitglied dreht. Doch gerade wenn es noch Geschwisterchen gibt, muss man aufpassen, dass man sich von seinen Gefühlen für das neue Baby nicht davontragen lässt.

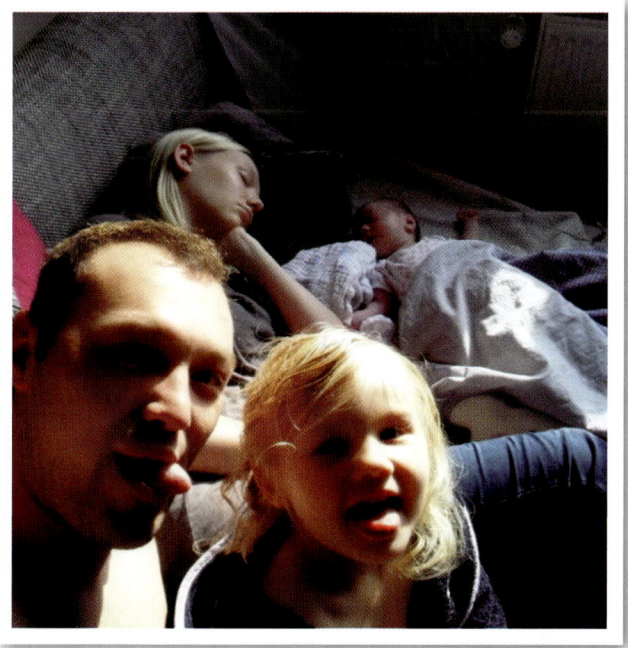

Der Alltag kann warten

Während frischgebackene Mamas in anderen Ländern direkt nach der Geburt wieder zurück in den Job müssen, kannst du dich in Deutschland die erste Zeit voll und ganz auf dein Baby konzentrieren. Natürlich ist auch der Mutterschutz kein losgelöster (Zeit-)Raum vom Alltag. Dennoch solltest du in den ersten Tagen einfach nur dein Mäuschen genießen, ruhen und dich um dein Baby kümmern. Praktisch ist es, wenn du jemanden hast, der für dich kocht. Aber dieser Luxus ist den wenigsten vergönnt. Daher ist es eine gute Idee, einige Mahlzeiten vor der Geburt vorzukochen und einzufrieren. So musst du nicht lange in der Küche stehen und bekommst trotzdem eine warme, nahrhafte Mahlzeit.

Auch die Wäsche und das Putzen können jetzt etwas warten. Der Wäschekorb quillt über? So what!? Solange noch genügend saubere Sachen für dich und das Baby da sind, ist alles easy.

Viele Schwangere putzen noch unter Wehen ihre Wohnung – und wie sich hinterher herausstellt, war das gar keine dumme Idee. So kommst du nach der Geburt in eine saubere Wohnung zurück und musst dir die ersten Tage keine Gedanken ums Saugen und Wischen machen.

Mein Tipp: Lass dir von Freunden und Verwandten statt Blumen oder Babykram Gutscheine für einen Putzdienst schenken.

Was du stattdessen die ganze Zeit machen sollst? Dich ausruhen, mit deinem Baby kuscheln, euren neuen Rhythmus finden. Und du musst dich auch nicht die ganze Zeit zu Hause einigeln – wenn es dir körperlich gut geht, tut ein Spaziergang an der frischen Luft extrem gut!

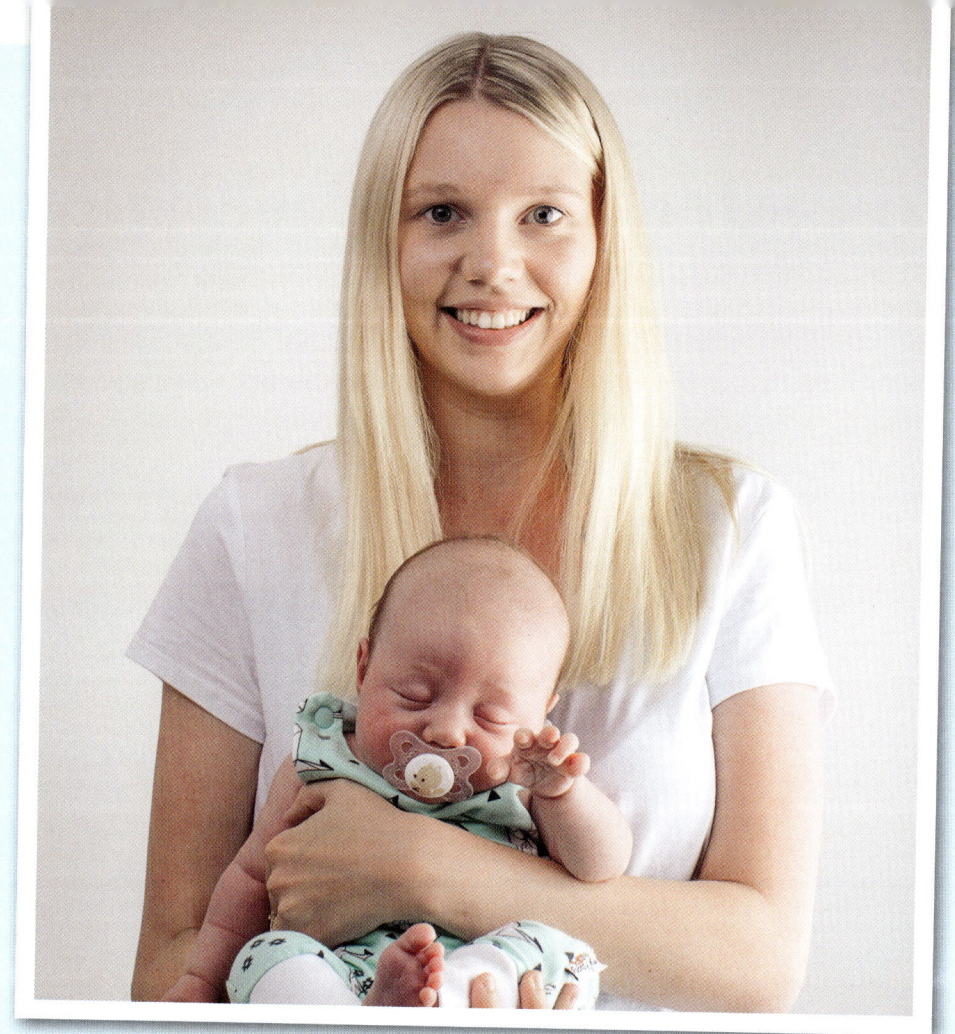

Das ist die Realität!

2. Woche nach Geburt * Körperlich am Ende * Gewichtsverlust *

Wenig Schlaf * Operation wegen Mutterkuchenresten

Willkommen in der Realität!

*

Man kann sich vor der Geburt vieles ausmalen, aber wie das Leben mit Baby dann wirklich ist, darauf bereitet dich nichts wirklich vor. Zu den Nachwehen der Geburt und dem Hormonchaos kommt jetzt ein neuer Alltag, dessen Rhythmus komplett von deinem Baby bestimmt wird.

Dein neuer Alltag

Natürlich ist auch der Alltag ohne Kind nicht absolut selbstbestimmt – schließlich müssen die meisten von uns jeden Tag zur Arbeit. Und auch in der Freizeit warten verschiedene Termine auf uns. Mit Baby werden die Termine nicht weniger – ich sage nur U-Untersuchungen, Kitaplatzsuche etc. Dennoch konntest du vor der Geburt selbst entscheiden, wann du schläfst, isst oder duschst. Das ist jetzt anders.

Wer keine Nanny oder Großeltern hat, die tatkräftig unterstützen, der muss nun seinen neuen Alltag mit Babyanhang auf die Reihe bekommen. Ich hatte das Glück, dass Alex die ersten 3 Wochen bei uns zu Hause bleiben konnte. Das hat vieles erleichtert, aber

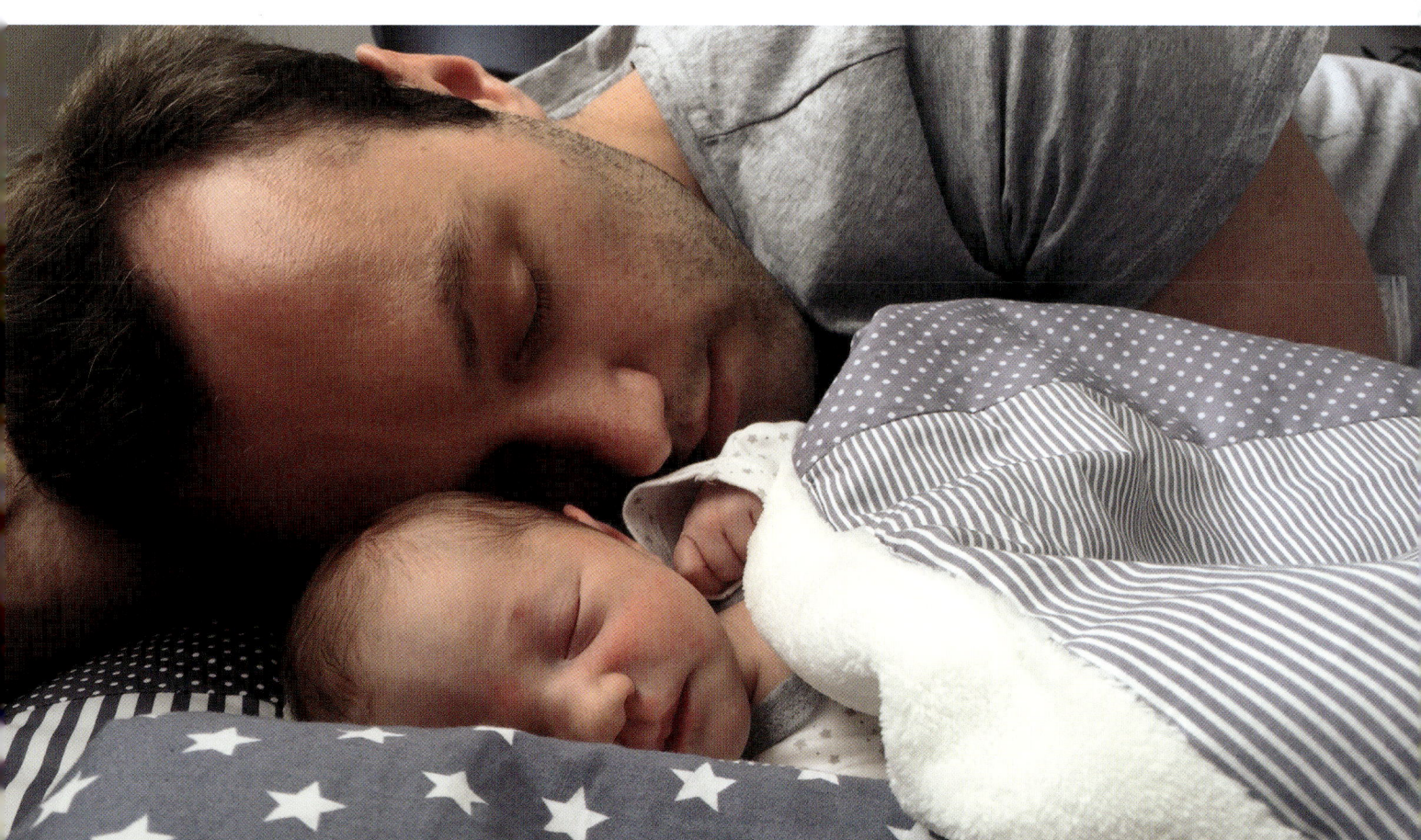

irgendwann war natürlich auch bei mir die Schonfrist vorbei.

Egal, ob du stillst oder Fläschchen gibst, dein Schlaf wird ab jetzt in regelmäßigen Abständen unterbrochen werden, etwa alle 2 bis 4 Stunden. Bis dein Baby durchschläft, wird es nämlich noch einige Monate dauern.

Mit diesem Schlafentzug als Gepäck gilt es nun durch den Tag zu kommen. Dieser ist vom neuen Babyrhythmus bestimmt: Dein Baby will essen, schlafen, kuscheln und gewickelt werden. Dazu kommt regelmäßiges Umziehen und Waschen, wenn es nach dem Trinken gespuckt hat oder etwas an der Windel vorbeiging.

Und zwischen diesem Babystakkato findet jetzt dein restliches Leben statt: also kochen, essen, duschen, putzen, schlafen, entspannen und alles andere, was man eben noch so erledigen muss oder möchte.

Jetzt hast du Angst? Keine Panik. Ich möchte nicht verschweigen, dass das Leben mit Baby anders und auch anstrengend ist – aber es ist dennoch wunderschön. Auch wenn ich noch so fertig und müde war, ein Lächeln von Pauline hat mich immer beflügelt und mir neue Energie gegeben. Und scheu dich nicht, um Unterstützung zu bitten, wenn es dir zu viel wird. Als Erstes natürlich deinen Partner, aber auch Freunde und Familie stehen dir sicher gerne bei, wenn du eine helfende Hand oder eine Schulter zum Anlehnen brauchst.

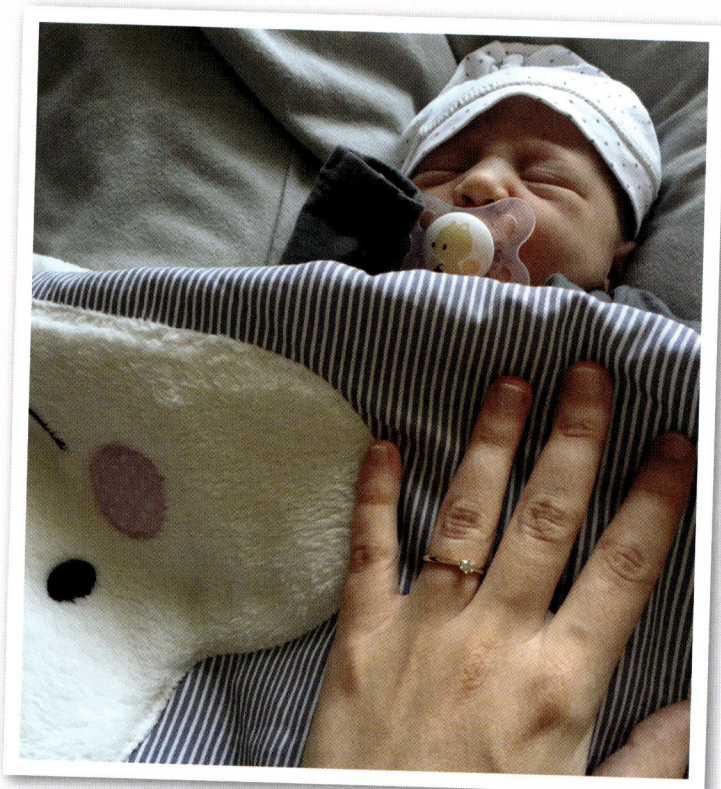

Ich brauche Hilfe

Niemand muss sich schämen, wenn er dem Alltag mit Baby nicht alleine gewachsen ist. Wenn Partner, Freunde oder Familie nicht einspringen können, kannst du über deine Krankenkasse eine Haushaltshilfe oder eine sogenannte Aufsuchende Elternhilfe (vermittelt meist über den Kinder- und Jugendgesundheitsdienst des Gesundheitsamts in deinem Wohnbezirk) beantragen.

Liebes Tagebuch,

mir ist etwas total Schlimmes passiert. Aber vorab schon einmal Entwarnung: Es ist alles wieder gut! Nach einer Woche normalem Wochenfluss habe ich bemerkt, dass meine Blutungen immer stärker wurden. Ich saß auf der Toilette und habe richtig viel Blut verloren. Das war total gruselig. Ich habe so viel Blut verloren, dass mir richtig schwindelig wurde. Kein gutes Zeichen! Ich habe sofort meine Hebamme angerufen und die hat mich sofort ins Krankenhaus geschickt - Verdacht auf Plazentareste in meiner Gebärmutter. Und so war es dann auch. Noch am gleichen Tag wurden die Reste mit einer Operation entfernt. Danach ging es mir Gott sei Dank schnell wieder gut und ich konnte zurück nach Hause. Aber was für ein Schock!

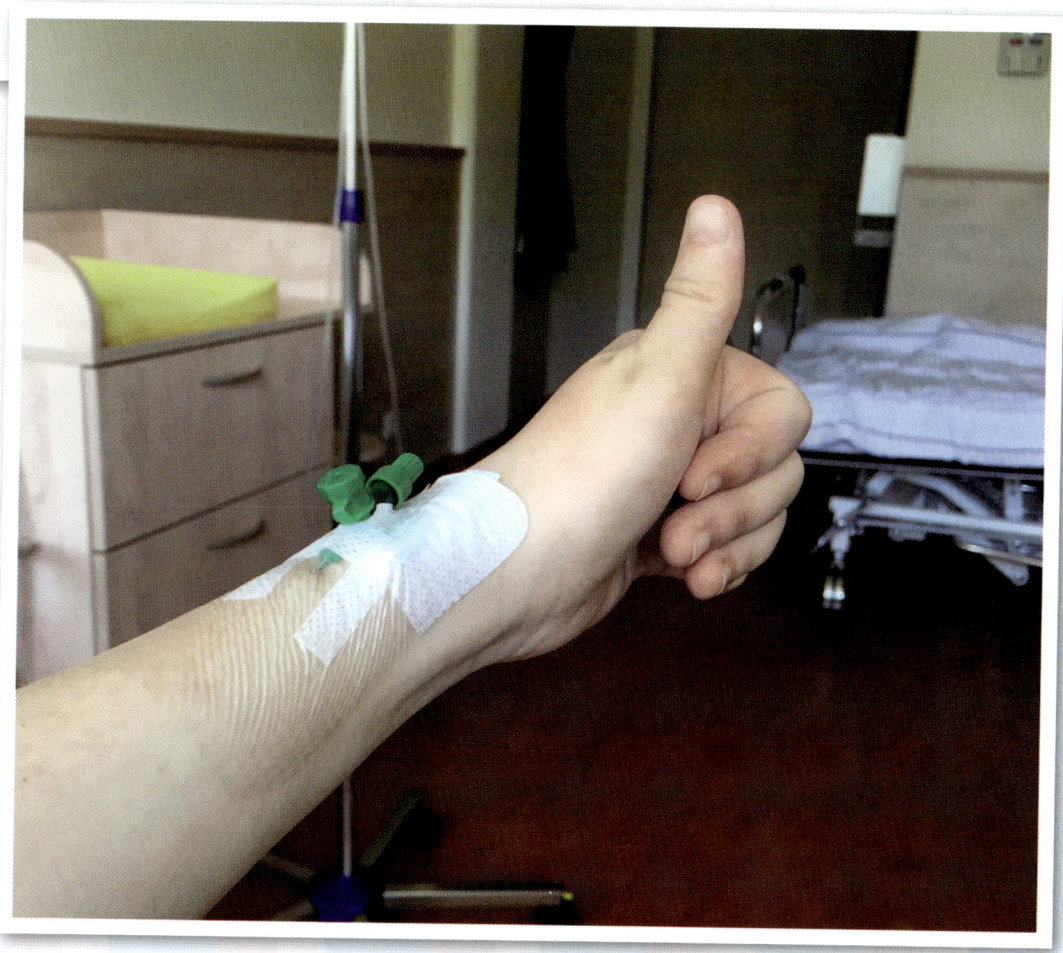

Unerwünschte Komplikation

✱

In seltenen Fällen kann es nach einer Geburt zu unerwünschten Komplikationen kommen – auch noch eine Woche später. So ist es leider auch mir ergangen. Sollte dir also irgendetwas komisch vorkommen, sprich deine Hebamme darauf an oder suche deinen Frauenarzt auf.

Plazentaretentionen

Hinter diesem nebulösen medizinischen Begriff verbirgt sich das Problem, wenn sich deine Plazenta nach der Geburt nicht richtig von der Gebärmutter löst und mit der Nachgeburt nicht ausgeschieden wird. Man unterscheidet 3 Ursachen der Plazentaretention:

* **Uterusatonie:** Keine oder zu schwache Nachwehen verhindern das Lösen und Austreiben der Nachgeburt.

* **Trapped Placenta:** Die Plazenta löst sich von der Gebärmutterwand, aber der Muttermund hat sich schon wieder zu sehr verengt, sodass sie nicht mehr hindurch passt.

* **Placenta accreta:** Die ganze Plazenta oder Teile der Plazenta lösen sich nicht ab (weil diese zum Beispiel auf Narbengewebe eines Kaiserschnitts oder einer Myom-

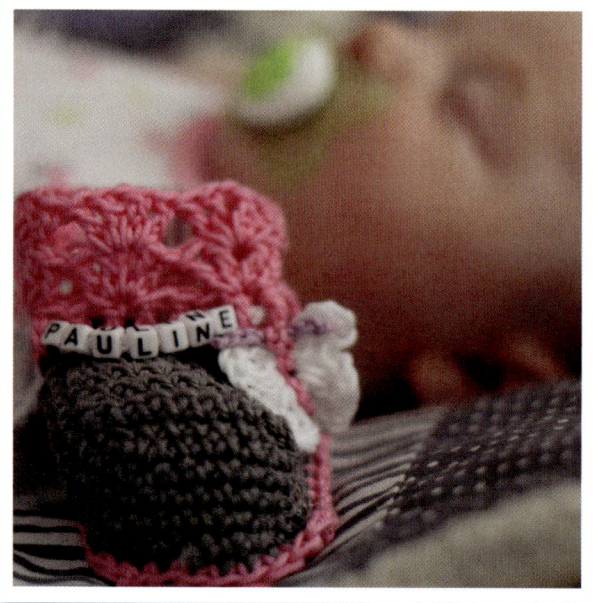

OP gewachsen ist) und können so nicht natürlich mit der Nachgeburt aus der Gebärmutter gelangen.

In der Regel bemerkt die Geburtshebamme oder der Arzt sofort, dass die Nachgeburt nicht richtig abgeschlossen wurde. Mit verschiedenen Maßnahmen kann das Ausscheiden der Plazenta dann unterstützt werden, beispielsweise durch Gabe eines Wehenmittels, um die Austreibung zu verstärken oder zu starten.

Hilft dies nicht, muss die Plazenta oder deren Reste operativ entfernt werden – entweder mit einer regionalen Betäubung (PDA) oder einer Vollnarkose.

Problematisch ist es, wenn nicht erkannt wird, dass sich noch Mutterkuchenreste in der Gebärmutter befinden. Dann kann es noch Tage oder Wochen nach der Geburt zu gefährlichen Blutungen oder Infektionen kommen. So ist es mir ergangen. Mit einer sofortigen OP konnte das Problem jedoch schnell beseitigt werden – und mir ging es danach schnell wieder sehr gut.

Die Kilos purzeln

*

Natürlich wünscht sich jede Mama nach der Geburt ihren alten Körper zurück. Mit der Geburt hast du schon einiges an Kilos verloren (Baby, Fruchtwasser, Plazenta etc.). Auch wer mit einer verstärkten Gewichtszunahme durch vermehrte Wassereinlagerungen zu kämpfen hatte, kann nun aufatmen. Das meiste Wasser – und damit auch einige Kilos – verschwindet in den ersten Tagen nach der Geburt von ganz alleine.

Wie schnell du dein Vorgeburtsgewicht wieder erreichst, ist jedoch sehr individuell. Deine persönliche Gewichtszunahme, dein Stoffwechsel und dein Hormonhaushalt sind hier ausschlaggebend. Ich habe während meiner Schwangerschaft mit Pauline sehr moderat zugenommen, insgesamt nur 7 Kilogramm. Und so hatte ich bereits eine Woche nach der Geburt mein Ausgangsgewicht wieder.

Was eigentlich ein Grund zur Freude ist, stellte sich für mich als Problem heraus. Denn da ich Pauline gestillt habe, hat mein Körper zusätzliche 400 bis 600 Kalorien pro Tag verbraucht. Zusammen mit meinem von Natur aus schnellen Stoffwechsel kam es zu einem viel zu krassen Gewichtsverlust.

Wenn die Mama zu schnell Pfunde verliert

Ein zu schneller Gewichtsverlust in der Stillzeit ist für Mama und Baby nicht gesund. Die Mama braucht zum einen all ihre Energie, um genügend Muttermilch zu produzieren und den anstrengenden Alltag mit Kind zu bewältigen. Zum anderen sind in unseren Fettspeichern Umweltgifte enthalten, die durch das Abnehmen freigesetzt werden und in die Muttermilch übergehen können. Deshalb ist es wichtig, während der Stillzeit nährstoffreiche Lebensmittel zu sich zu nehmen. Wenn du wie ich zu schnell zu viel abnimmst, musst du deine Ernährung kontrollieren und gegebenenfalls mehr Kalorien zu dir nehmen – aber möglichst gesund, bitte!

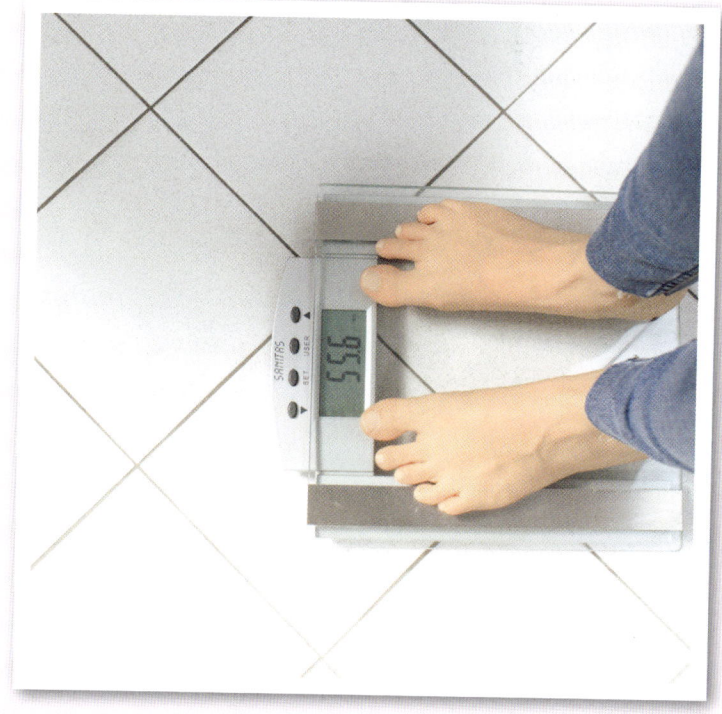

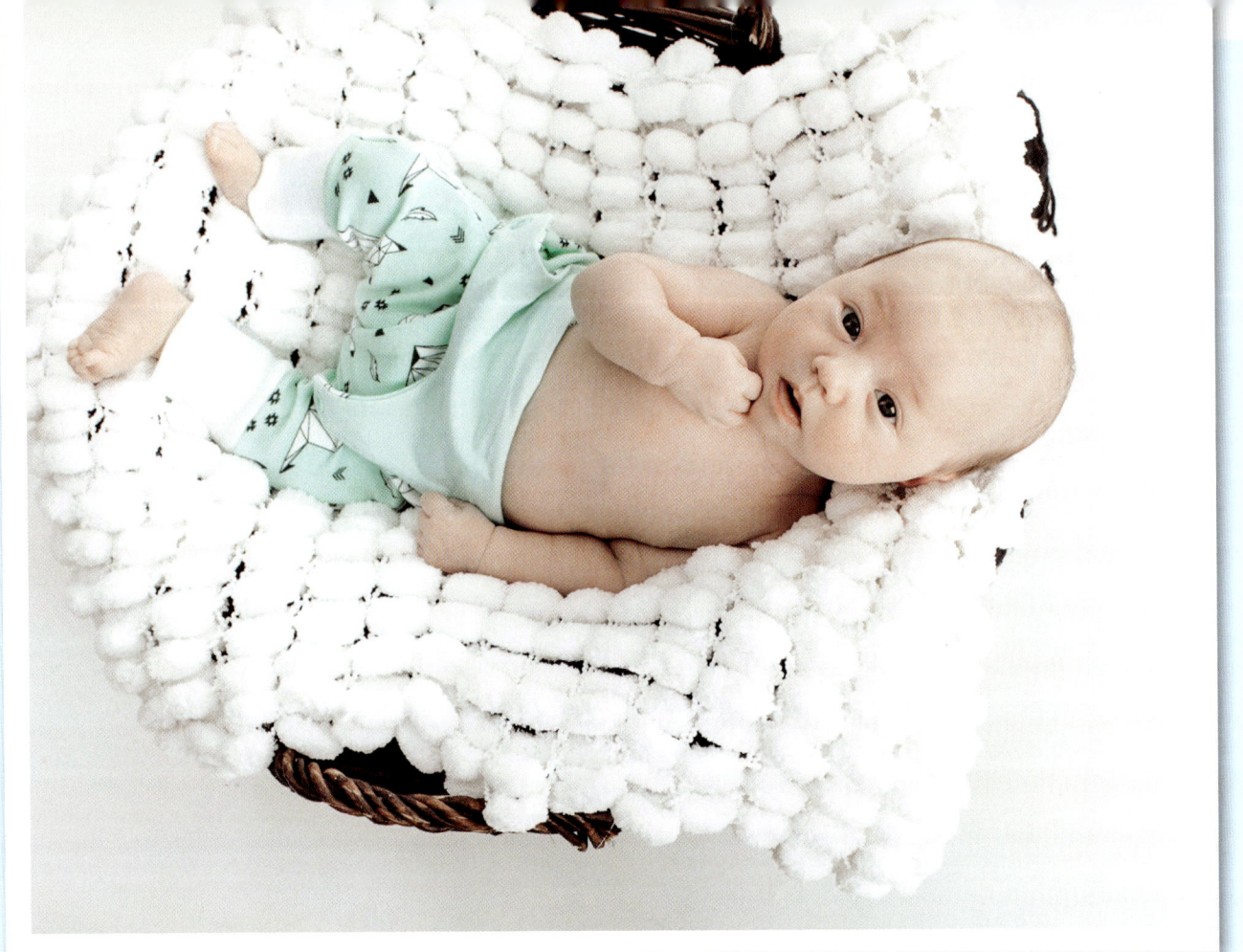

Wir sind eins

4 Wochen nach Geburt * Wir sind Eins – Baby Update *
Stillen in der Öffentlichkeit * Benutzung von Stoffwindeln

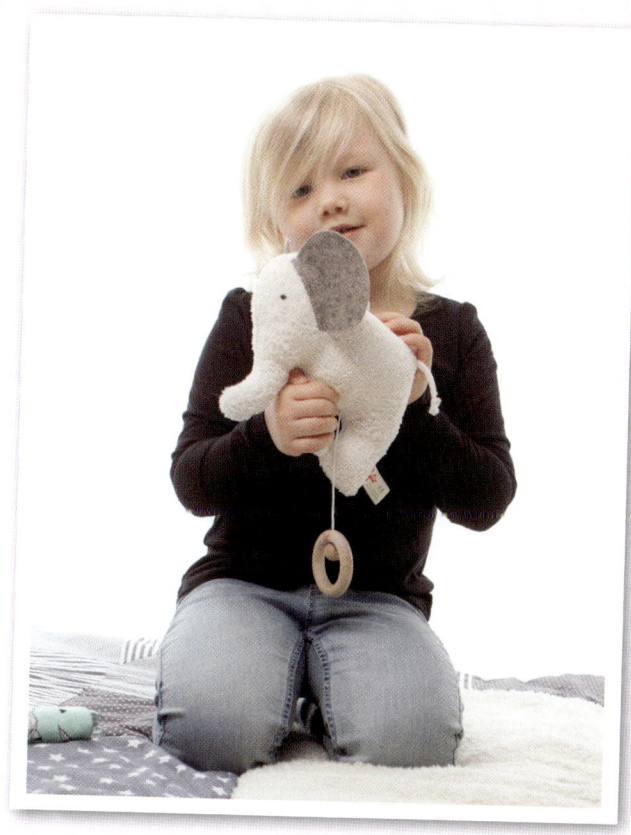

Eingespieltes Team

✦

Manch einer sagt, dass man erst mit dem zweiten Kind zu einer richtigen Familie wird. Davor seien es nur Vater, Mutter und Kind. Obwohl ich das nicht so sehe, hat Pauline unser Familienglück erst so richtig komplett gemacht.

Aus 3 wird 4

Mit der Geburt von Pauline und unserer Heimkehr aus dem Krankenhaus wurde aus unserem 3-Personen-Haushalt – schwups – ein 4-Personen-Haushalt. Auch wenn unser Würmchen noch so klein ist, Pauline macht schon Dreck wie eine Große. Unsere Waschmaschine ist im Dauereinsatz – den Stoffwindeln und den oft gebrauchten Spucktüchern sei Dank! Bei 2 kleinen Kindern lohnt sich auch die Investition in einen Trockner. So hat man nicht dauerhaft einen Wäscheständer im Weg herumstehen.

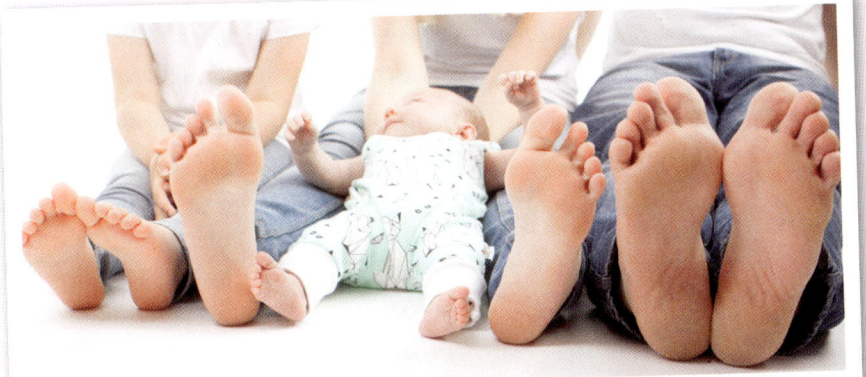

Fast Forward

Die ersten 3 Wochen nach der Geburt hatte Alex frei und hat mich zu Hause super im Haushalt und bei der Erziehung unterstützt. Wobei es bei einem Baby ja noch nicht viel zu erziehen gibt – vielmehr zum Umziehen. Pauline hat nämlich wirklich sehr

Big Sister

Ich weiß, dass ich mit meinen beiden Töchtern wirklich Glück habe. Leona hat Pauline sofort akzeptiert und geliebt. Und auch wenn ihre kleine Schwester viel von Mamis Zeit und Aufmerksamkeit beansprucht, ist sie nie eifersüchtig auf Pauline. Ich bemühe mich aber auch, täglich besondere Zeitfenster nur für Leona zu schaffen. Ich denke, es ist sehr wichtig, dass die großen Geschwister nicht nur so nebenbei mitlaufen, sondern auch immer wieder ausgedehnte Momente, in denen sie in Mamas Fokus stehen, genießen können.

viel gespuckt und wir mussten sie mehrmals am Tag waschen und neu einkleiden.

Sich an ein Leben mit 2 Kindern zu gewöhnen, ging trotzdem schnell und problemlos. Nach 7 Tagen waren wir bereits ein eingespieltes Team, als wären wir schon immer zu viert gewesen. Auch als Alex wieder zurück zur Arbeit musste, kamen wir bestens zurecht. Ich muss aber gestehen, dass Leona wirklich eine tolle große Schwester ist und mich richtig gut im Haushalt unterstützt hat, zum Beispiel beim Spülmaschineausräumen, Zimmeraufräumen oder Wäschezusammenlegen. Ich bin superstolz auf meine Große!

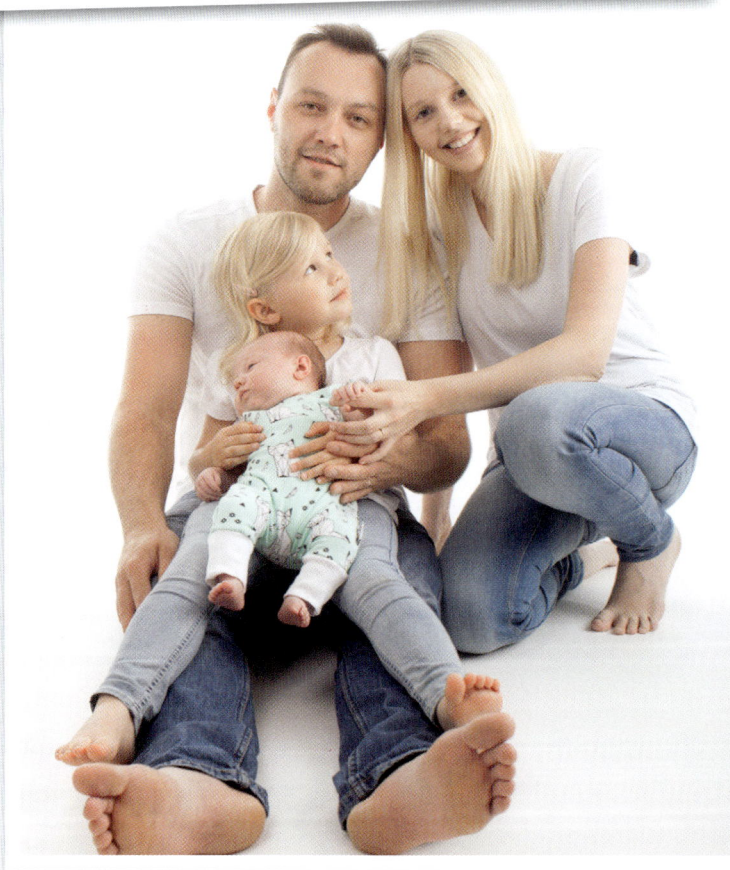

Dennoch fühlt sich der Alltag mit 2 Kindern an, als würde permanent jemand die Fast-Forward-Taste drücken. Die Zeit verfliegt nur so und es ist nie genug davon da. Das liegt daran, dass alltägliche Dinge jetzt einfach länger dauern und viele neue Aufgaben on top gekommen sind. Eine Stillmahlzeit mit Pauline dauert mindestens 20 Minuten. Dazu kommen das bereits erwähnte häufige Umziehen aufgrund des Spuckens und natürlich das Waschen der Stoffwindeln.

Schon 4 Wochen alt

In den ersten 4 Lebenswochen deines Babys dreht sich alles ums Ankommen! Denn hier draußen in der Welt ist alles so ganz anders als drinnen in Mamas Bauch: Es ist laut, kalt und weitläufig. Viele Babys kämpfen deshalb in den ersten Wochen mit der Anpassung an ihre neue Umgebung.

Große weite Welt

10 Monate war dein Baby von der Gebärmutter umgeben. Sie hat ihm einen geschützten Raum zum Wachsen gegeben. Nach der Geburt haben manche Babys mit dem Verlust dieses Orts der Geborgenheit zu kämpfen. Wenn dein Baby sehr unruhig ist und viel weint, lass dir von deiner Hebamme das Pucken zeigen. Beim Pucken wird das Baby eng in ein Tuch gewickelt, sodass Arme und Beine – wie im Mutterleib – eng am Körper anliegen. So verpackt, schlafen Babys zumeist ruhiger. Pucke dein Baby aber nur zum Schlafen. In seinen wachen und aktiven Phasen sollte es sich frei bewegen können, um sich mit seinem Körper und seiner Umgebung vertraut zu machen.

Zum Pucken eignen sich Spucktücher oder weiche, leichte und quadratische Decken, in die dein Baby mit einer speziellen Wickeltechnik eingeschlagen wird. Es gibt aber auch extra Puckdecken und Säcke mit Knöpfen oder Reißverschlüssen.

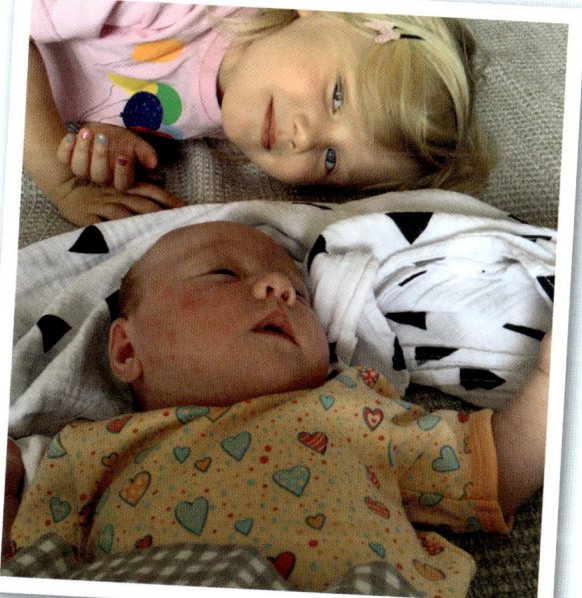

Was dein Baby jetzt braucht

Genügend Essen, eine saubere Windel, viel Schlaf und jede Menge Kuscheleinheiten – mehr braucht dein Baby in den ersten Wochen nicht. Wenn du das Gefühl hast, dass dein Baby trotzdem nicht zufrieden ist und es irgendwas quält, bitte deinen Kinderarzt oder deine Hebamme um Rat. Meist steckt nur ein harmloser Wachstumsschub oder eine Blockade dahinter. Bei Letzterer kann beispielsweise ein Besuch beim Osteopathen helfen.

Was dein Baby jetzt schon kann:

* einen roten Gegenstand ansehen
* den roten Gegenstand horizontal mit den Augen verfolgen
* im gehaltenen Sitzen den Kopf einige Sekunden selbst halten
* in Bauchlage den Kopf für etwa 3 Sekunden heben

Bitte beachte: Die Entwicklung deines Babys ist eine individuelle Sache. Manche sind mit einigen Dingen früher dran, einige später. Das ist zumeist kein Grund zur Sorge. Im Zweifelsfall sprich deinen Kinderarzt an, wenn dir etwas Ungewöhnliches auffällt.

Pauline-Update

Pauline ist eine wirklich gute Esserin, und das Stillen klappt von Tag zu Tag besser. Sie nimmt richtig gut zu und wir sind superzufrieden mit ihrer Entwicklung. Weiter so, Paulinchen!

Aktuelle Größe: 53 Zentimeter
Aktuelles Gewicht: 4450 Gramm

Zum Vergleich: Bei ihrer Geburt wog Pauline 3150 Gramm und war 51 Zentimeter groß.

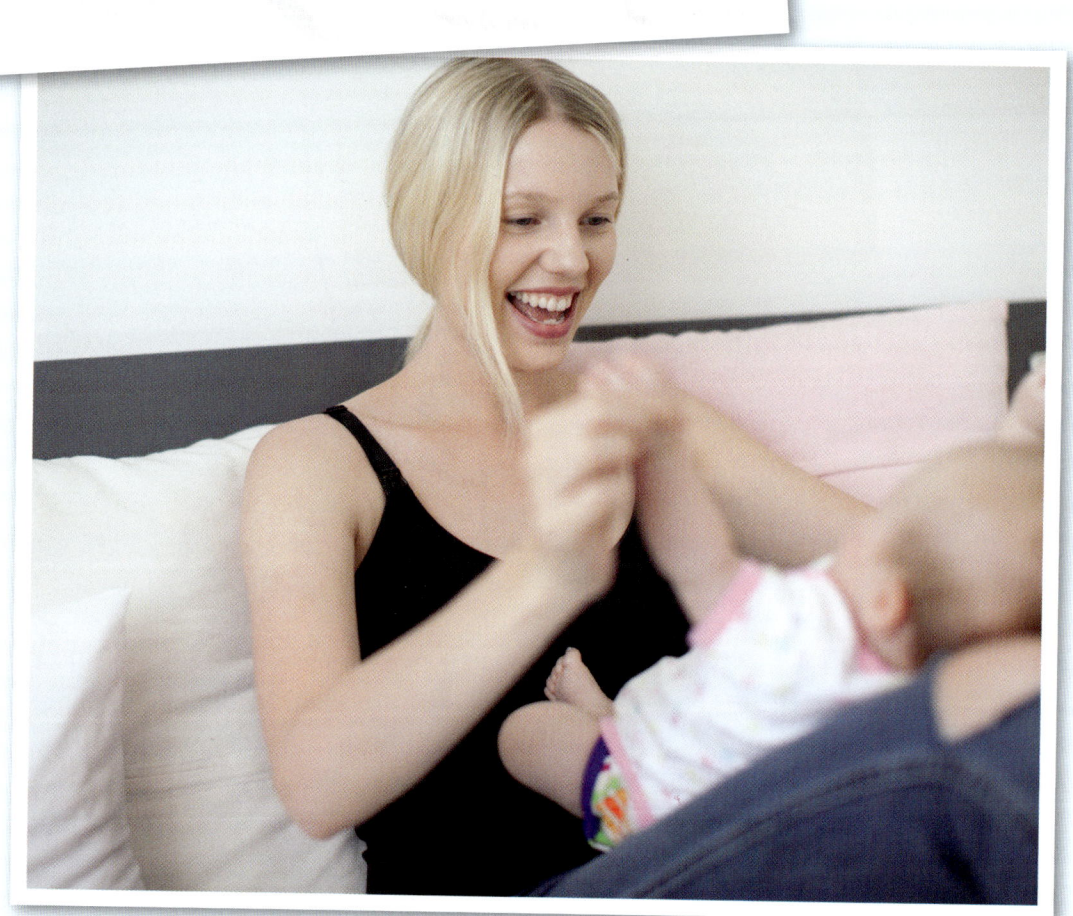

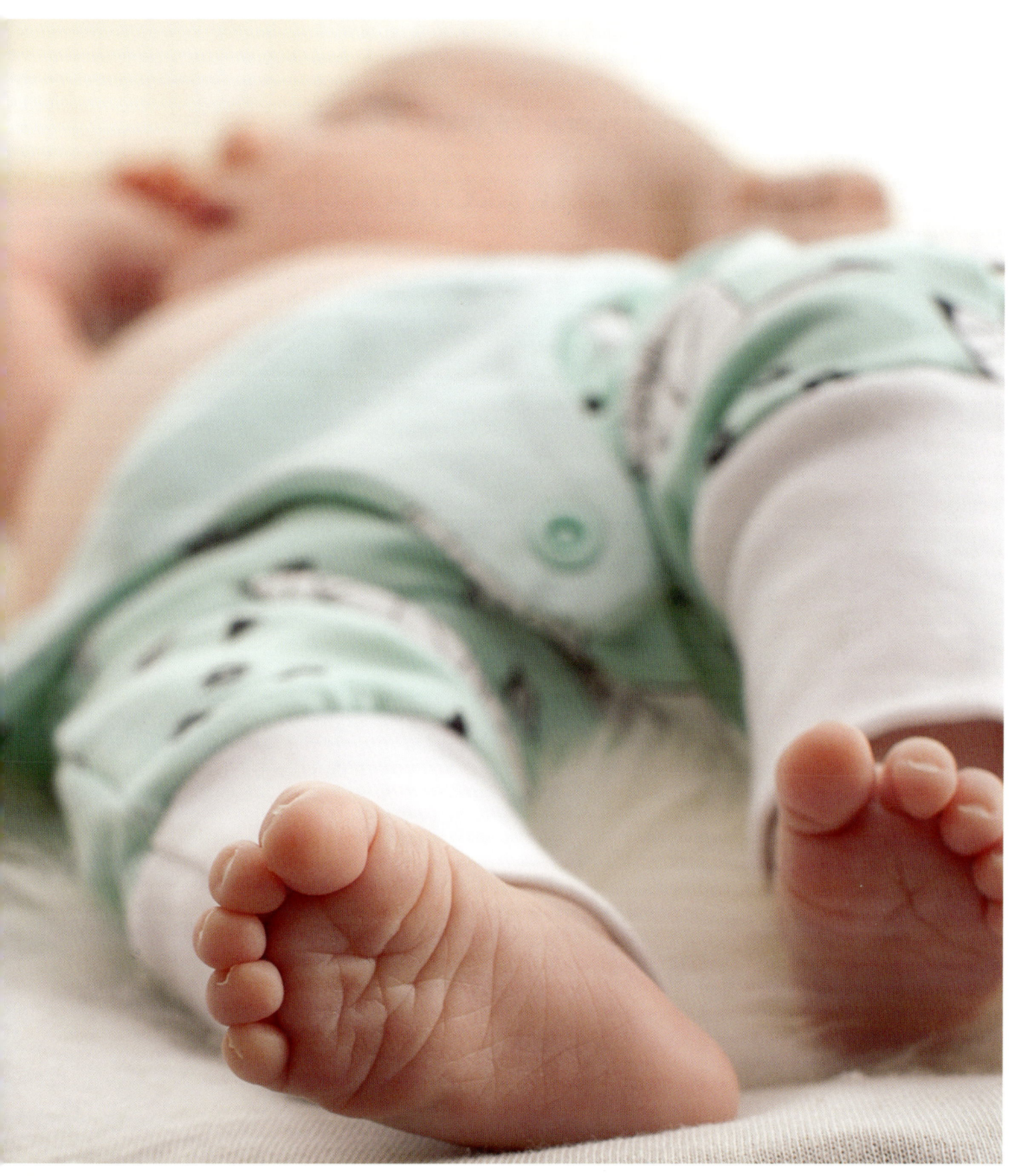

Undercover – Stillen in der Öffentlichkeit

✳

Die ersten Wochen nach der Geburt kuscheln sich die meisten Familien zu Hause ein. Aber irgendwann ist diese wundervolle Kuschelzeit vorbei und der Alltag kehrt wieder ein. Jetzt müssen Mami und Baby auch mal länger das Haus verlassen und viele Mütter stellen sich die Frage: „Stillen in der Öffentlichkeit – möchte ich das?"

Hunger!!!!

Manchmal ist es keine Frage des Wollens, sondern des Müssens. Klar kann man immer versuchen, seine Ausflüge und Termine so zu legen, dass man vor und nach dem Ausflug in die Außenwelt stillen kann. Aber manchmal ist dies eben doch nicht möglich – oder es kommt etwas dazwischen. So lassen sich Kinderarzttermine (z. B. für die U-Untersuchungen) nicht immer genau zeitlich einschätzen und können auch mal länger dauern. Oder die Bahn kommt nicht. Oder – oder – oder. Das Baby vor Hunger schreien zu lassen ist definitiv keine Option. Also überlege dir am besten bereits vor dem Ernstfall, wie du mit dem Thema Stillen in der Öffentlichkeit umgehen willst.

Versteckspiel oder offene Ansage

Für die einen ist Stillen im öffentlichen Raum genauso natürlich und selbstverständlich wie zu Hause auf dem Sofa. Das Kind hat Hunger, das Kind bekommt die Brust. Fertig! Andere wiederum fühlen sich sehr unwohl, wenn sie ihr Baby vor Fremden stillen müssen. Es gibt verschiedene Möglichkeiten, die Versorgung des Babys für alle möglichst easy zu gestalten:

Location Stillende Mütter sind wahre Locationscouts und suchen beim Betreten eines Raums immer schon nach dem besten Ort für eine Stilleinheit. Das kann im Kaufhaus die Umkleidekabine sein, im Café die ruhige Ecke mit den Grünpflanzen oder im Park die Bank am Rande des Geschehens. Was meiner Meinung nach

Praktischer Helfer …

… für unkompliziertes Stillen in der Öffentlichkeit:

* Still-BH, um möglichst schnell an die Brust zu kommen und möglichst wenig davon freizulegen
* Stillshirts sind so geschnitten, dass du mit einem Handgriff stillbereit bist.
* Stilltücher, spezielle Tücher, unter denen dein Baby trinken kann. Ein Spucktuch oder leichter Schal erfüllt aber den gleichen Zweck.

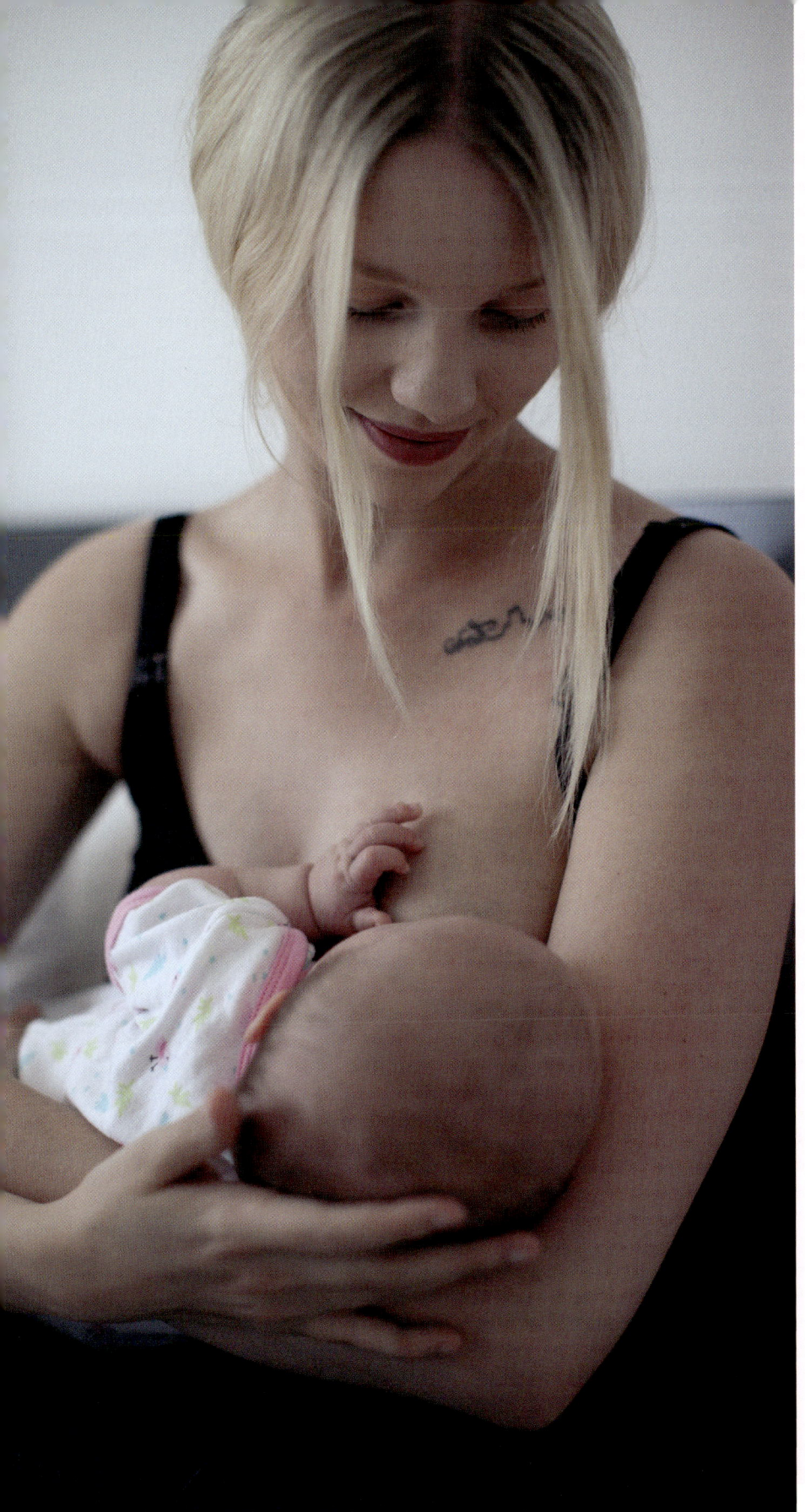

jedoch gar nicht geht, sind Toiletten. Dort sollte man sein Geschäft verrichten und nicht essen. Das gilt auch für mein Baby!

Deckung Um sich und sein Baby vor fremden Blicken zu schützen, hilft, sich einfach ein Tuch (zum Beispiel das Spucktuch, das man sowieso immer mit sich herumträgt) über die Schulter zu werfen. So hat auch das Baby seinen eigenen Raum, um ohne Ablenkung in Ruhe zu trinken.

Attitude Sei selbstbewusst! Du stillst gerade eines der wichtigsten Grundbedürfnisse deines Babys. Daran gibt es absolut nichts auszusetzen. Wer ein Problem damit hat, darf es gerne behalten und sollte es nicht zu deinem machen.

Alternative Wenn du dich so gar nicht mit dem Stillen in der Öffentlichkeit anfreunden kannst, empfehle ich dir, zu Hause einfach Milch auf Vorrat abzupumpen und unterwegs mit dem Fläschchen zu füttern.

145

Wickeln mit Stoff

*

Wegwerfwindeln oder Stoffwindeln? Nach dem Generationen von Babys nur mit Stoffwindeln gewickelt wurden (weil es nichts anderes gab), galt die Wegwerfwindel jahrzehntelang als große Errungenschaft der Moderne und machte das Leben vieler Eltern einfacher. Doch seit einigen Jahren hält die Stoffwindel wieder Einzug in die Kinderzimmer und das hat verschiedene Gründe.

Der Umwelt zu Liebe

Jeden Tag wandern in Deutschland circa 8 Millionen Wegwerfwindeln in die Tonne. Was für eine riesige Menge! Dazu kommt noch die lange Versetzungszeit, denn es vergehen mehrere hundert Jahre, bis die Windeln verrottet sind.
ABER ... auch Stoffwindeln belasten die Umwelt und verbrauchen Ressourcen. Schließlich müssen sie regel-

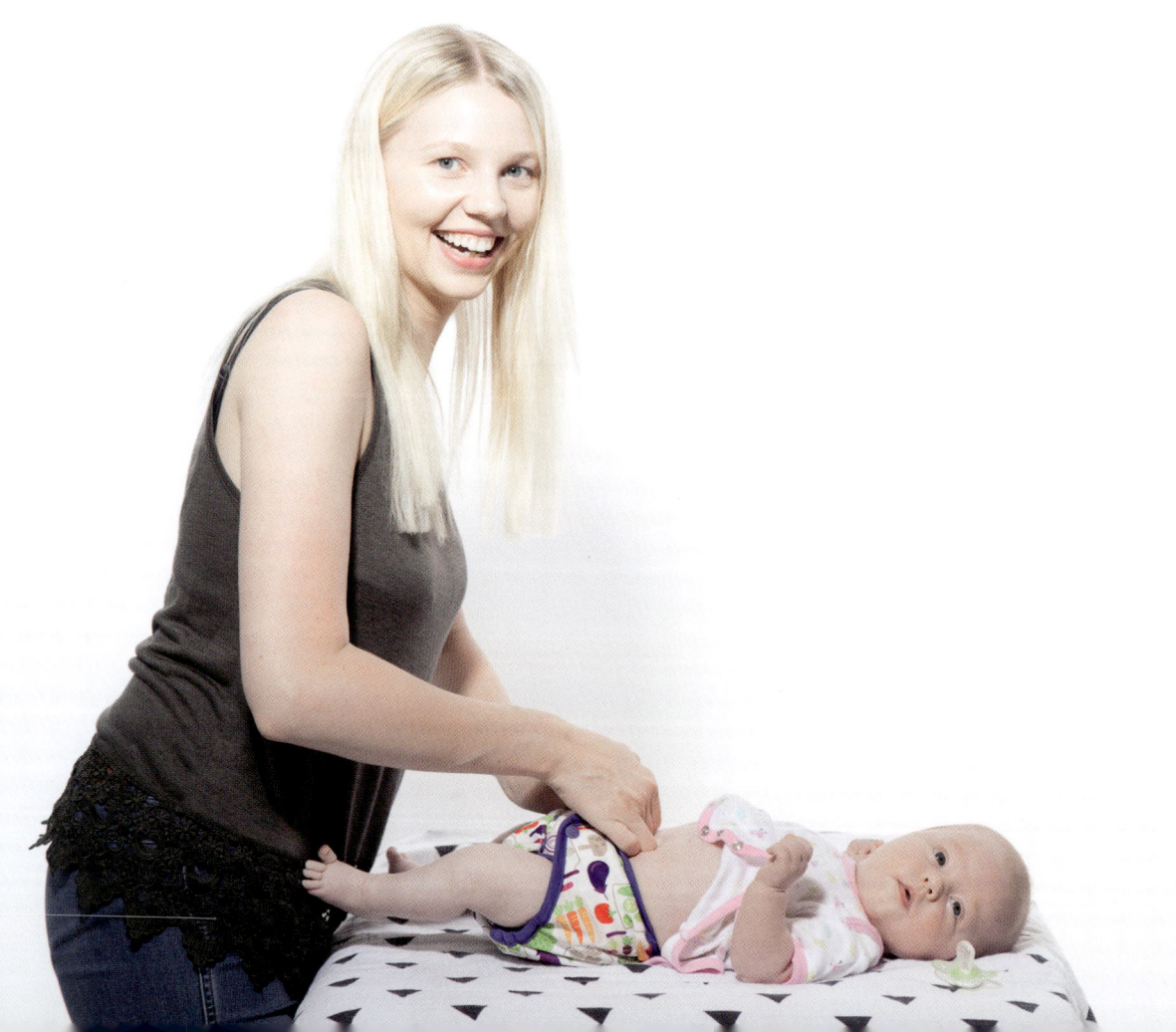

mäßig gewaschen werden. Hier ist es wichtig, dass Waschmaschine (und Trockner) möglichst energieeffizient arbeiten und man ein ökologisches Waschmittel verwendet.

Dem Geldbeutel zu Liebe

Beim Thema Kosten punkten ganz klar die Stoffwindeln, da sie mehrfach benutzt werden. Zusammengerechnet sparen Stoffwindelwickler über die gesamte Wickelzeit circa 400 bis 1.000 Euro. Das ist eine ganz schöne Stange Geld!

Stoffwindeln sind unpraktisch, oder?

Das galt vielleicht noch zu Urgroßmutters Zeiten. Heute ist das Wickeln mit Stoff fast so easy wie das Wickeln mit Wegwerfwindeln. Die modernen Modelle sitzen gut, verrutschen nicht und halten trocken. Sie sind aus leichtem und kuschligem Material gefertigt und lassen sich schnell waschen und trocknen.

Verschiedene Stoffwindel-Systeme

Es gibt 3 verschiedene Wickelsysteme für Stoffwindeln:

Zweiteilige Windeln Saugende Windel – entweder eine klassische Mullwindel, eine sogenannte vorgehaltene Windel

oder eine körpergeformte Windel – über die eine Überhose gezogen wird.

All-in-one-Windeln Saugeinlage und Überhose in einem. Einfach in der Handhabung, aber etwas schwieriger zu waschen.

Pocketwindeln Ähnlich wie die All-in-one-Windel – dabei wird jedoch die Saugeinlage durch eine Öffnung eingeschoben und kann zum Waschen wieder entfernt werden.

Was du brauchst

Zusätzlich zu den Stoffwindeln und Überwindeln (je nach System):

* Windelvlies (Ein- oder Mehrweg aus Fleece)
* Zusätzliche Saugeinlagen (z. B. für die Nacht)
* Windelklammern, wenn der saugende Teil keinen eigenen Verschluss hat
* Windeleimer mit Deckel für benutzte Windeln
* Wetbags (Windelsäcke) für unterwegs

Tipp: Es gibt auch Windeldienste, die Stoffwindeln abholen und waschen. Das kostet aber natürlich extra.

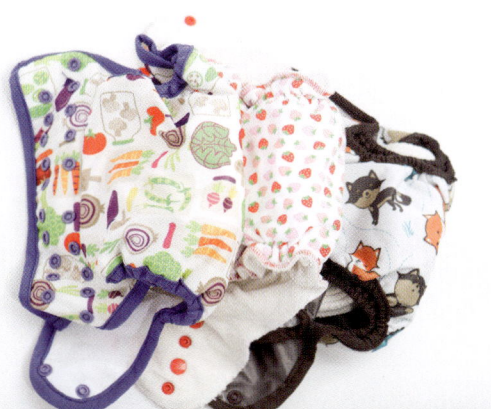

Unser Tagesablauf

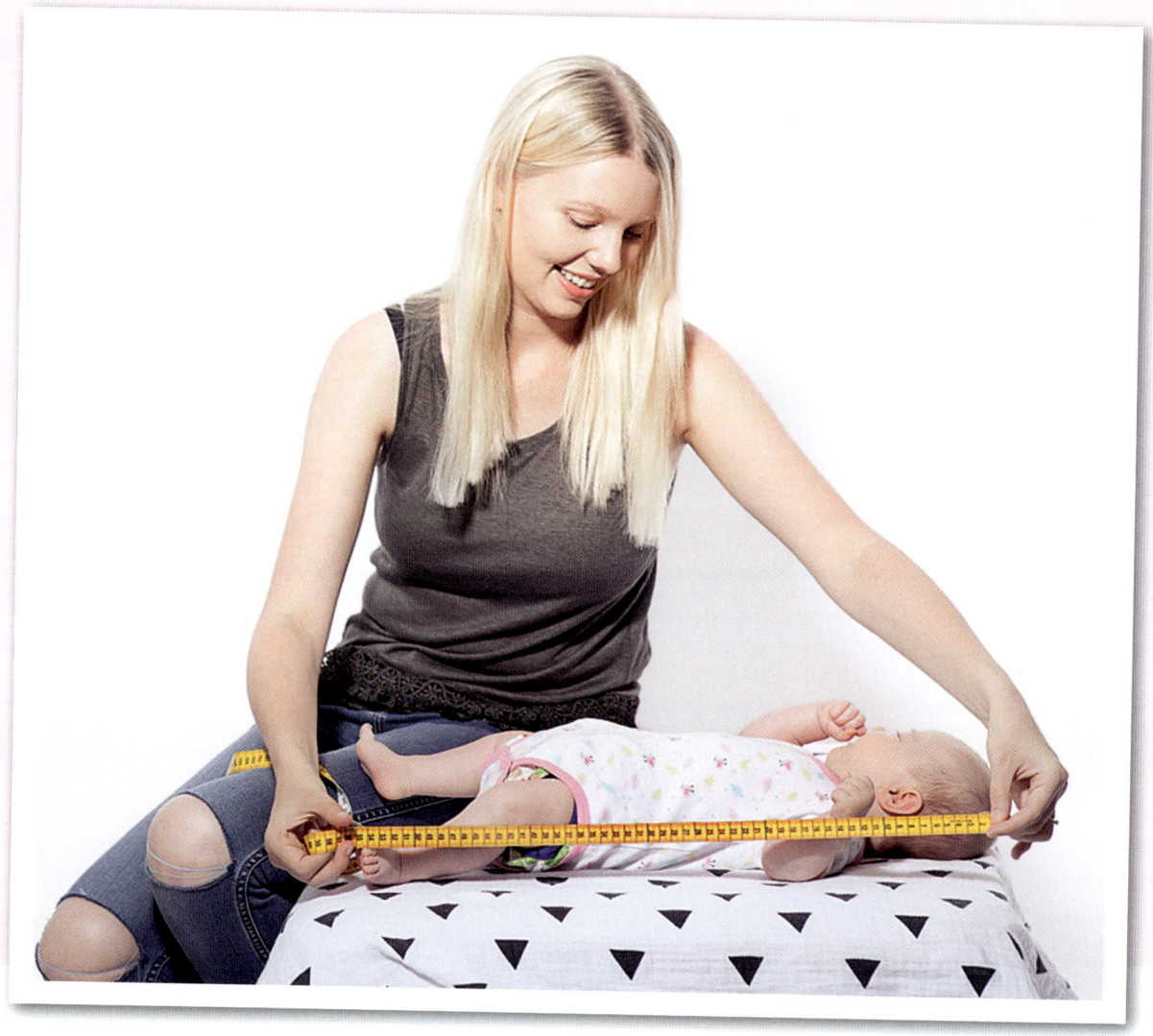

*8 Wochen nach Geburt * Geregelter Tagesablauf ***

Mama sein und YouTube verbinden

Schon 8 Wochen alt

Schon 2 Monate sind seit der Geburt vergangen und dein Baby wächst und gedeiht. Wenn man sich das kleine Bündel jetzt anschaut, fragt man sich so langsam, wie dieses kleine, dicke Würmchen jemals in Mamas Bauch gepasst hat. Die kleine Raupe Nimmersatt futtert sich weiterhin durch bis zu 10 Still- oder Fläschchen-Einheiten pro Tag. Das Ziel: groß und stark zu werden!

Voller Schub voraus

Um die 8. Lebenswoche herum macht dein Baby seinen zweiten Entwicklungsschub. Es lernt nun, Muster zu erkennen. So ein Schub ist für dein Baby sehr anstrengend. Das Gehirn arbeitet auf Hochtouren – es werden neue Verbindungen geknüpft. Dein Kind lernt nun mehr und mehr, seinen Körper zu kontrollieren: zum Beispiel gezielte Bewegungen durchzuführen. Das sieht zu Beginn immer noch sehr hölzern aus, aber aller Anfang ist bekanntlich schwer.

Übrigens gibt es insgesamt 8 festgelegte Entwicklungsschübe, die alle Babys etwa in den gleichen Lebenswochen durchleben. Jeder Schub bringt neue Fähigkeiten mit sich, ist aber auch anstrengend. Wenn dein Baby plötzlich mehr weint, häufiger an die Brust oder auf deinen Arm will, obwohl es gesund ist, schau einmal nach, ob gerade ein Sprung ansteht. Oft lässt sich die Unausgeglichenheit von Kindern während der ersten Monate mit einem Entwicklungsschub erklären.

Was dein Baby jetzt braucht

Schlafen, essen und ein sauberer Popo stehen immer noch ganz oben auf Babys Wunschliste. Aber mit jedem Tag kommen weitere Wünsche dazu. Denn mit seiner körperlichen und geistigen Weiterentwicklung will dein Mäuschen auch immer wieder neu gefordert werden.

Was dein Kind jetzt schon kann:

* einen roten Gegenstand anschauen
* einen roten Gegenstand horizontal mit den Augen verfolgen
* einen roten Gegenstand vertikal mit den Augen verfolgen
* mit den Augen in Richtung einer Geräuschquelle schauen (z. B. Rassel)
* den Kopf in Bauchlage einige Sekunden alleine heben
* den Kopf in Sitzhaltung einige Sekunden aufrechthalten

Bitte beachte: Die kindliche Entwicklung ist eine individuelle Sache. Manche sind mit einigen Dingen früher dran, einige später. Das ist zumeist kein Grund zur Sorge. Im Zweifelsfall sprich deinen Kinderarzt an, wenn dir etwas Ungewöhnliches auffällt.

Update Pauline

Die erste Babykleidung in Größe 50/56 konnten wir schon wegpacken. Das ist das Tolle (aber leider auch Teure) am 1. Jahr: Man darf ständig neue, tolle Babysachen kaufen.

Aktuelle Größe: 57 Zentimeter
Aktuelles Gewicht: 5700 Gramm

Zum Vergleich: Bei ihrer Geburt wog Pauline 3150 Gramm und war 51 Zentimeter groß. Mit 4 Wochen waren es schon 4450 Gramm und 53 Zentimeter.

Unser neuer Tagesablauf

*

Jeder Familienalltag ist anders, aber viel zu tun haben alle Eltern. Hier ein kleiner Einblick in meinen aktuellen Tagesablauf mit Leona und Pauline:

Zwischen 3 und 4 Uhr

Pauline bekommt ihre nächtliche Stillmahlzeit. Da sie dabei selbst noch müde ist und immer wieder einschläft, dauert das Stillen in der Nacht häufig länger als am Tag. Ich stille sie im Bett liegend, sodass wir beide danach schnell wieder in den Schlaf finden.

6 Uhr

Pauline hat wieder Hunger und muss gewickelt und umgezogen werden. Für mich endet hier die Nacht und mein Tag beginnt.

7 Uhr

Ich bereite Leonas Essensbox für die Kita vor und lege schon einmal ihre Kleidung bereit: So geht es mit dem Anziehen später schneller. Pauline macht inzwischen meist schon wieder ein Nickerchen.

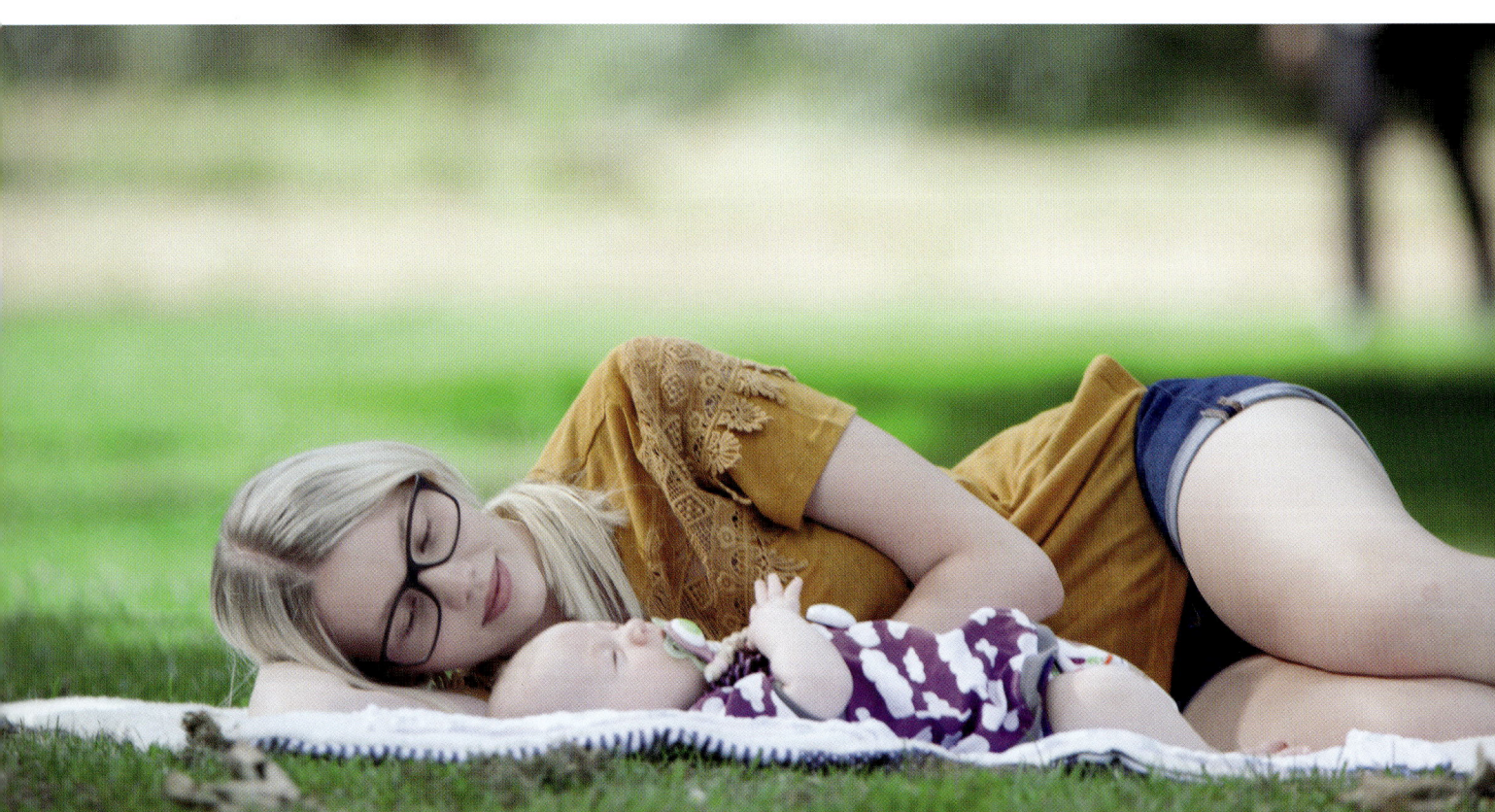

7:30 Uhr

Zeit für Leona aufzustehen. Möglichst sanft wecke ich meine Große.

8 Uhr

Nach dem Anziehen, Zähneputzen und Frühstücken bringe ich Leona in den Kindergarten. Da Alex schon weg ist, nehme ich Pauline natürlich auch mit.

9 Uhr

Pauline wird erneut gestillt. Während sie sich vom anstrengenden Trinken ausruht, erledige ich einiges im Haushalt. Danach ist intensives Kuscheln mit meiner süßen Maus angesagt.

12 Uhr

Ich koche das Mittagessen für Leona, Alex und mich, während Pauline ein langes Mittagsschläfchen macht. Wenn ich noch Zeit habe, erledige ich Wäsche oder – sollte ausnahmsweise keine da sein – schneide YouTube-Videos für euch.

14 Uhr

Pauline bekommt eine neue Windel und dann fahren wir zusammen los, um Leona vom Kindergarten abzuholen. Im Auto erzählt mir Leona schon, was sie alles Spannendes erlebt hat.

14:30 Uhr

Endlich kommt Alex nach Hause und wir können alle gemeinsam zu Mittag essen. Vorher hilft Leona mir beim Tischdecken, während Alex Pauline wickelt.

17 Uhr

Familienzeit! Es wird gekuschelt, gespielt und getobt. Pauline hat wieder Hunger und bekommt die nächste Stilleinheit.

18 Uhr

Zeit für das Abendessen. Wir sitzen alle zusammen am Tisch (Pauline liegt im Stubenwagen daneben), essen und erzählen. Ich finde es schön und wichtig, regelmäßig zusammen zu essen.

19 Uhr

Es wird Zeit fürs Bett. Leona und Pauline werden von uns bettfertig gemacht und nach einer letzten Vorlese- und Kuscheleinheit schlafen beide müde ein.

20 Uhr

Theoretisch: endlich Zeit für uns. Praktisch: Liegengebliebenes erledigen. YouTube-Videos drehen und schneiden etc.

22 Uhr

Gute Nacht, Alex. Gute Nacht, Isabeau.

Routine hilft

Damit man mit zwei Kindern nicht im Chaos versinkt, ist es hilfreich, jeden Tag etwa die gleiche Routine zu haben. Das gibt dem Tag eine feste Struktur, die dabei hilft, sich nicht zu verzetteln. Auch für die Kinder ist es wichtig, sich auf eine bestimmte Abfolge verlassen zu können. So wissen sie abends auch genau, wann es Zeit ist runterzukommen, weil es bald Zeit fürs Bett ist.

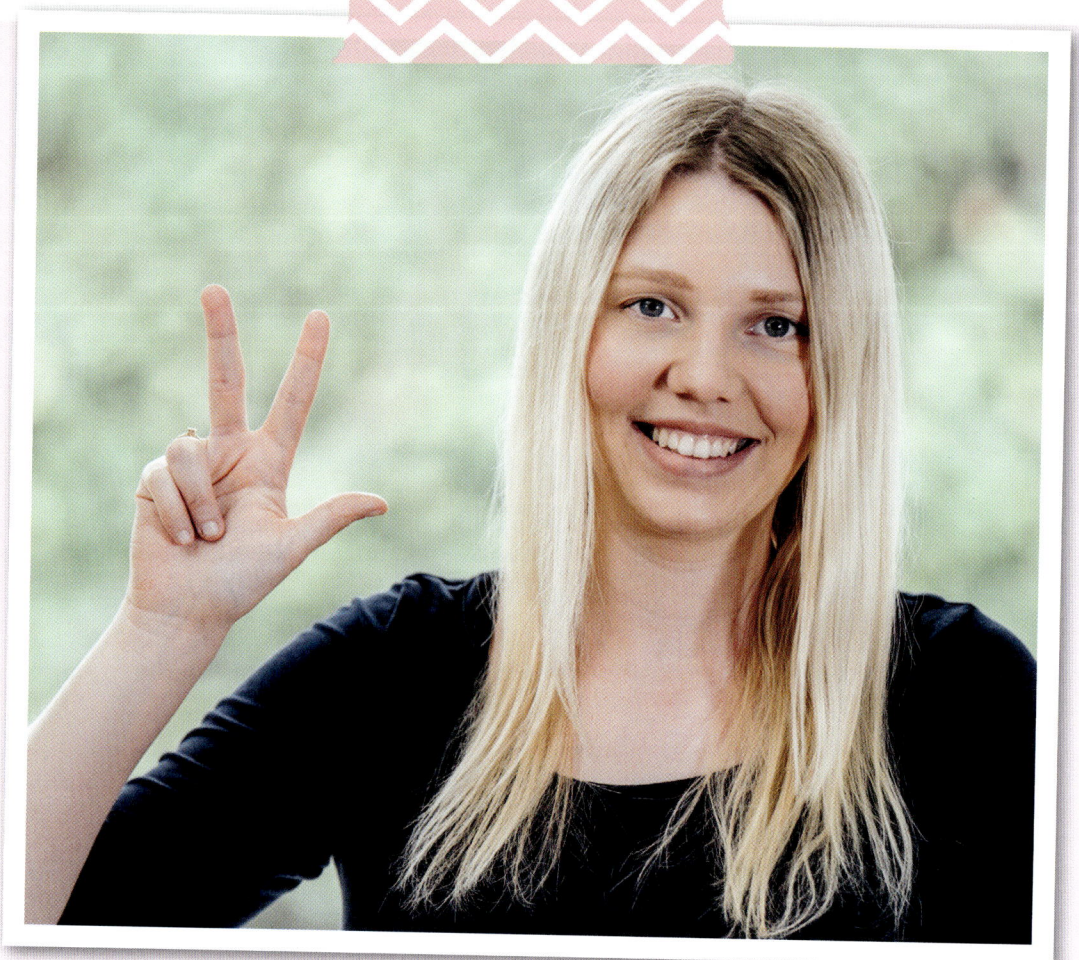

Dritter Nachwuchs?!

Dritter Nachwuchs?! * Meine Zukunftspläne

Zwischen Windeln und YouTube

Als YouTuberin gibt es für mich so etwas wie Elternzeit und Mutterschutz nicht. Nicht weil ich mir keine Auszeit nehmen könnte, sondern vielmehr, weil ich es nicht möchte. Schließlich weiß ich, dass viele von euch auf regelmäßige Updates von mir warten. Und mir macht das Drehen und Schneiden der Videos viel zu viel Spaß, um darauf zu verzichten. Tatsächlich empfinde ich gerade das Videoschneiden als entspannend und kann abends dabei herrlich abschalten und mich von meinem anstrengenden Tag als Zweifach-Mami erholen.

Neues Timing

Natürlich musste ich auch schon mit Leona meine Film- und Schneidezeiten koordinieren. Daran hat sich nichts geändert, außer dass mit Pauline eine weitere Variable ins Spiel gekommen ist, die ich berücksichtigen muss. Habe ich früher meine Videos zwischendurch gedreht, wenn Leona im Kindergarten war oder gespielt hat, lege ich heute viele Drehtermine auf die Zeit am Abend, wenn die Kinder im Bett sind. Manchmal schaffe ich auch ein kurzes Update, wenn Pauline gerade schläft und Leona in der Kita ist. Aber generell gilt immer: Die Kinder und der Haushalt gehen vor! Gerade tagsüber verbringe ich meine Zeit lieber mit Kuscheln mit Pauline und Spielen mit Leona. Damit Leona sich nicht vernachlässigt fühlt, plane ich immer reine Mama-Leona-Zeiten ein, in denen sich alles nur um Leona dreht. Mit Alex' Unterstützung klappt es mit dem parallelen Mama- und YouTuberin-Dasein aber bisher sehr gut! Ein fettes DANKE an dich, Alex!

Babyzeit genießen

Natürlich brauchen auch ganz kleine Babys viel Aufmerksamkeit. Aber da sie noch viel schlafen, bleibt mir als Mama immer noch viel Zeit für Haushalt, Leona und YouTube. Ich bin gespannt, wie ich alles managen werde, wenn Pauline erst einmal im Krabbelalter ist. Aber was wäre das Leben ohne Herausforderungen? Genau ... langweilig!

Auf in die Zukunft

✱

Während ich mit Pauline schwanger war, hat Leona schon Baby Nummer 3 geplant. Da hatte wohl jemand hellseherische Fähigkeiten. Ich konnte mir zwar immer vorstellen, mehr als 2 Kinder zu bekommen. Dass es aber mit Nachwuchs Nummer 3 so schnell gehen würde, habe ich nicht kommen sehen. Wir freuen uns riesig auf die Zeit zu fünft in unserem Eigenheim.

Zu Hause in der Welt
Auch mit 3 Kindern habe ich noch jede Menge Zukunftspläne und bin mir sicher, dass ich gemeinsam mit Alex alles stemmen kann, was wir uns vornehmen. Das selbst gestaltete und teils auch selbst gebaute Eigenheim war schon ein großer Meilenstein unserer gemeinsamen Zukunftsplanung – neben unseren 3 süßen Kindern natürlich. Darin wollen wir so viel gemeinsame Zeit wie möglich verbringen, wenn wir nicht gerade auf Reisen sind. Denn auch das steht auf meiner Wunschliste: ganz viel Familienurlaub! Das wird bestimmt aufregend, denn mit 3 Kindern wird selbst aus einem Pauschalurlaub ruckzuck ein großes Abenteuer.

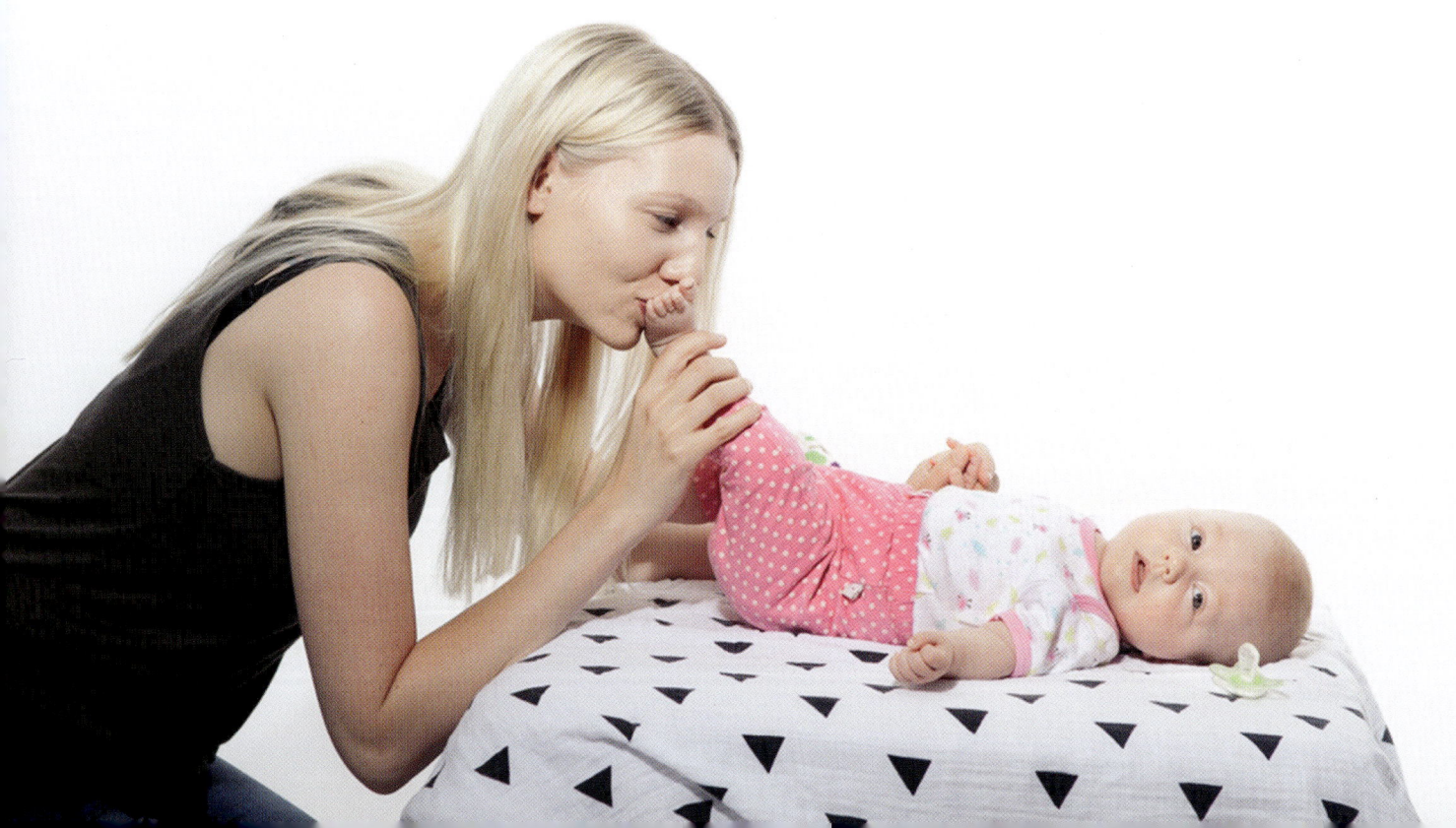

Auf Sendung

Über unsere Reisen und alles andere, was in meinem Leben mit 3 Kindern passiert, werde ich natürlich weiter auf YouTube berichten. Denn ein Leben ohne YouTube kann ich mir kaum vorstellen. Ich habe einfach so viel Freude daran, euch über unsere Alltagsabenteuer auf dem Laufenden zu halten, und bin ganz begeistert von eurem tollen Feedback. Deshalb freue ich mich schon auf viele tolle, neue Videos und eure Reaktionen darauf!

Gut gewickelt

Da ich selbst so gute Erfahrungen mit Stoffwindeln gemacht habe und weiß, dass bei diesem Thema bei vielen noch große Unsicherheit herrscht, plane ich den Aufbau einer eigenen Stoffwindelberatung. Ich bin von Stoffwindeln einfach rundum begeistert – sie sind nicht nur günstiger und umweltfreundlicher als Wegwerfwindeln, die modernen Systeme sind auch einfach in der Handhabung und es gibt superviele süße Designs. Genau das Richtige für modebewusste Mamas wie mich!

Made by Isabeau

Ein großer Traum von mir ist auch die Entwicklung eigener Babyprodukte – also haltet die Augen auf!

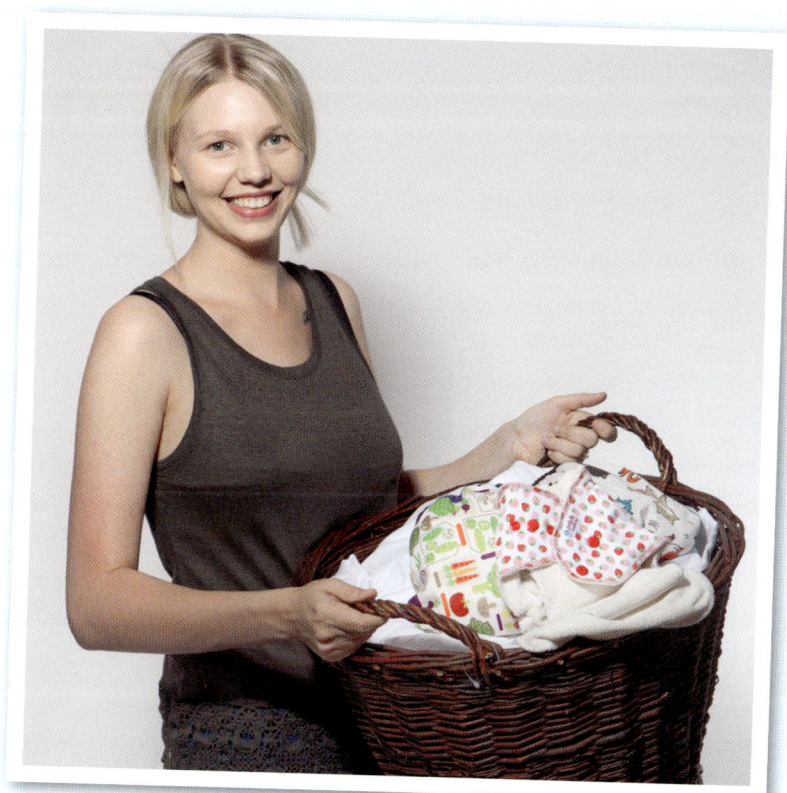

Träumt groß!

Manch einer behauptet, das Leben sei vorbei, sobald man Kinder bekommt. Das sehe ich komplett anders. Ich finde, das Leben fängt mit Kindern erst richtig an. Natürlich muss man auf einiges verzichten (Schlaf!!!), aber man gewinnt so viel. Ich sage: Bekommt Kinder und verfolgt weiter eure Wünsche und Träume! Eure Kinder werden euch beflügeln.

Glossar

Basaltemperatur: Sogenannte „Temperaturmethode". Die Basaltemperatur ist die niedrigste Körpertemperatur, gemessen morgens direkt nach dem Aufstehen. In der ersten Zyklushälfte ist sie niedrig, steigt aber zur Zyklusmitte mit der Ovulation (Eisprung) um ca. 0,2–0,5 Grad an. Werte lassen sich in einer Tabelle aufzeichnen und somit der Zeitpunkt der Ovulation abschätzen. Wichtig: täglich an derselben Stelle messen.

Bonding: bezeichnet die intensive körperliche und emotionale Verbindung zwischen Mutter und Baby, die sich mit dem ersten unmittelbaren Hautkontakt festigt und immer weiter wächst. Geborgenheit und Vertrauen vermitteln dem Neugeborenen Schutz, was für einen guten Start ins Leben von unschätzbarer Bedeutung ist.

Brustentzündung (Mastitis): meist bakterielle Entzündung der Brust. In der Regel zu finden bei stillenden Müttern, häufig etwa in der 2. Woche nach der Geburt. Symptome: Schwellung, Überwärmung, Schmerzen, Verhärtung, Rötung der betroffenen Brust. Beste Methode, eine Brustentzündung zu behandeln: das Baby regelmäßig zu stillen, Massieren der Brust in Richtung Brustwarze; kalte Kompressen zur Schmerzbekämpfung und zur Entzündungslinderung. Unter Umständen ist eine antibiotische Behandlung nötig.

CTG = Kardiotokografie. Heute Standardverfahren zur Aufzeichnung der Herztätigkeit des Fötus und der Wehentätigkeit der Schwangeren. Kommt in der Spätschwangerschaft und während der Geburt zum Einsatz.

Dammriss Weichteilverletzung mit Einriss der Scheidenhaut, die während der Geburt entsteht und chirurgisch versorgt werden muss.

Eisprung (Ovulation): Loslösung einer Eizelle vom weiblichen Eierstock und ihre anschließende Aufnahme vom Eileiter. Findet etwa in der Mitte des Menstruationszyklus statt. Macht sich manchmal als leichter ziehender Schmerz im Unterbauch bemerkbar und kann von einer kleinen Blutung begleitet sein.

ET (Errechneter Entbindungstermin): Wird vom Frauenarzt bei der ersten Vorsorgeuntersuchung errechnet und im Mutterpass eingetragen. Zur Orientierung: Datum der Befruchtung - 3 Monate - 7 Tage + 1 Jahr = Entbindungstermin

Frühgeburt: Geburt vor Vollendung der 37. SSW, ca. 6 % aller Geburten. Je unreifer das Frühgeborene, desto größer ist die Wahrscheinlichkeit für körperliche, geistige oder kognitive Spätfolgen.

HCG: spezielles Hormon (Peptidhormon), das für die Erhaltung der Schwangerschaft verantwortlich ist. Es wird während der Schwangerschaft von der Plazenta gebildet.

Geburtseinleitung: künstliche Auslösung einer Geburt vor dem natürlichen Einsetzen der Wehen durch die Gabe von hormonell wirksamen Substanzen

LH (Luteinisierendes Hormon): zählt zu den Hormonen, die die Fortpflanzung regeln. Bei der Frau fördert es den Eisprung und die Gelbkörperbildung. Es ist bei beiden Geschlechtern gemeinsam mit dem follikelstimulierenden Hormon (FSH) für die Reifung und Produktion der Geschlechtszellen zuständig: Ovulation (Eisprung) bei der Frau bzw. die Spermienreifung beim Mann.

Listerien: Bakterien, die in Rohmilch-, Rohfleisch- sowie Rohfischprodukten vorkommen und eine grippeähnliche Infektion bei einer Schwangeren, jedoch eine ernstzunehmende Infektion des Ungeboren verursachen können. Risiko: Frühgeburtlichkeit, schwere Schäden oder Tod des Kindes. Behandlung: hochdosierte Antibiotikatherapie. Vorbeugung: Lebensmittel gründlich waschen, beim Lagern und Kochen auf besondere Hygiene achten. Rohmilch-, Rohfleisch- und Rohfischerzeugnisse meiden.

Menstruation: Wurde eine Eizelle nicht befruchtet, löst sie sich noch im Eileiter auf. Die oberen Schichten der Gebärmutterschleimhaut werden nicht benötigt und abgelöst. Mit etwas Blut gelangen sie durch die Scheide nach außen, die nächste Periode ist eingetreten – der Zyklus beginnt von Neuem.

Menstruationszyklus: beginnt mit dem ersten Tag der Periode und endet einen Tag vor der nächsten Blutung. Dauert etwa 28 Tage, aber auch kurze Zyklen von nur 21 Tagen oder lange Zyklen von 35 Tagen sind nicht ungewöhnlich.

Ovulation: siehe Eisprung

Ovulations-App: siehe Zyklus-App

Ovulationstest: misst die Höhe des Hormons LH im Urin und ermöglicht damit die Bestimmung der fruchtbaren Tage und des Zeitpunkts des Eisprungs und somit die natürliche Familienplanung bzw. Verhütung

Östrogene: weibliche Sexualhormone, werden zyklusabhängig hauptsächlich im Eierstock produziert, in der Schwangerschaft auch in der Plazenta. Fördern die Reifung einer befruchtungsfähigen Eizelle. Die Konzentration der Östrogene ändert sich erheblich im Verlauf des weiblichen Zyklus. Synthetische Östrogene werden vor allem zur Ovulationshemmung im Rahmen der hormonellen Kontrazeption verwendet.

Oxytocin: führt gegen Ende der Schwangerschaft sowie unter der Geburt zur Auslösung und Anpassung der Wehentätigkeit. Nach Ende der Schwangerschaft regt Oxytocin die Milchproduktion an.

Plazenta: Organ, das sich während der Schwangerschaft in der Gebärmutter bildet und der Versorgung des Embryos mit Nährstoffen und Sauerstoff aus dem Stoffwechsel der Mutter dient. Produziert u.a. das Hormon HCG, das der Aufrechterhaltung der Schwangerschaft dient. Wird nach der Geburt aus der Gebärmutter ausgestoßen.

Plazentaretention: verzögerte Abstoßung der Plazenta nach der Geburt. Kann zu starken Blutungen führen, die für die Mutter lebensgefährlich werden können.

Pearl-Index: dient der Beurteilung der Sicherheit von Methoden zur Empfängnisverhütung. Je niedriger der Pearl-Index ausfällt, desto sicherer ist die Verhütungsmethode (z.B. Pearl-Index für Kondome: 4–20; Pille: 0,2–2; Unterbrechung des Geschlechtsverkehrs kurz vor dem Samenerguss (Coitus interruptus): bis zu 38).

PDA (Periduralanästhesie): die am häufigsten durchgeführte Maßnahme zur Schmerzreduktion während der Geburt. Bewirkt, dass man etwa ab der Taille abwärts schmerzunempfindlicher wird oder überhaupt keinen Schmerz mehr spürt. Ihre Wirkung hält etwa 2–3 Stunden an. Im Gegensatz zur Vollnarkose sind Frauen bei der PDA bei vollem Bewusstsein und erleben die Geburt mit, daher auch häufig bei Kaiserschnitt angewendet.

Pucken: spezielle Wickeltechnik für Babys und alte Tradition, die in vielen Naturvölkern noch immer sehr üblich ist. Kann dem Baby Geborgenheit geben, die es aus dem Bauch der Mutter kennt. Risiken: Überwärmung des Kindes durch zu straffes Wickeln, Durchblutungsstörungen, Abklemmung von Nerven. Aufgrund der Risiken sollte korrekte Wickeltechnik erlernt werden (Hebamme). Von Kinderärzten vor allem nachts nur zum Schlafen empfohlen.

Reflux: Aufsteigen von Magensäure in die Speiseröhre. Die Säure kann zu einer Reizung der Speiseröhrenschleimhaut führen, was von betroffenen Frauen als brennender Schmerz hinter dem Brustbein (sog. Sodbrennen) wahrgenommen wird. Eine der häufigsten Beschwerden in der Schwangerschaft. Behandlung: Alternativmedizin (Schüssler-Salze, Bachblütentherapie), Schulmedizin (Säureblocker)

Salmonellen: Bakterien, die in verunreinigten Lebensmitteln vorkommen können und zu einer Salmonelleninfektion führen können (Symptome: Erbrechen, Magen-Darm-Beschwerden, Schüttelfrost, Fieber über wenige Stunden bis Tage). Behandlung: Bei leichten Symptomen ausreichende Flüssigkeitszufuhr, bei schweren Symptomen Antibiotikatherapie. Vorbeugung: ausreichendes Erwärmen von Speisen, Meiden eiweißreicher Lebensmittel oder von Produkten, die rohe Eier enthalten.

Schwangerschaftstest: Urin- oder Stäbchenschnelltest: die am häufigsten angewandte Methode zum Nachweis von HCG im Urin. Empfohlen wird die Anwendung ab 2 Tage nach Ausbleiben der Menstruation, da er dann aussagekräftig ist. Ein zu früh angewendeter, herkömmlicher Schwangerschaftstest kann also negativ ausfallen, obwohl die Frau schwanger ist. **Bluttest:** Nachweis von HCG beim Arzt durch eine Blutabnahme. Kann bereits 8–12 Tage nach Befruchtung positiv sein.

SSW (Schwangerschaftswoche): in der Gynäkologie und Geburtshilfe übliches Zeitmaß zur Angabe der Bestehensdauer einer Schwangerschaft. Dabei gilt der 1. Tag der letzten Menstruation als Beginn, die Entbindung als Ende der 40 Schwangerschaftswochen.

Spirale: T-förmiger, mit Kupferdraht oder einer Kupfer-Gold-Legierung umwickelter Kunststoffkörper. Wird in die Gebärmutter (Uterus) eingesetzt und dient der Empfängnisverhütung.

U-Untersuchung (Neugeborenenscreening): Reihenuntersuchung von Neugeborenen, um angeborene Stoffwechselerkrankungen frühzeitig zu erkennen. Somit können Erkrankungen, die noch nicht klinisch sichtbar sind, frühzeitig diagnostiziert und behandelt werden. Seit 2005 Leistung der gesetzlichen Krankenversicherung und deutschlandweit durchgeführt.

Temperaturmessung: siehe Basaltemperatur

Toxoplasmose: Infektionskrankheit, die zwischen Tieren und Menschen übertragen werden und für Schwangere gefährlich sein kann. Besonders große Ansteckungsgefahr durch den Verzehr von rohem oder nicht ausreichend gegartem Fleisch (v. a. Schweine- und Schaffleisch), unzureichend gewaschenes rohes Gemüse und Salat sowie Früchte.
Bei der Schwangeren oftmals nur Grippesymptome. Risiko einer Toxoplasmose für das Ungeborene: Schädigungen des Nervensystems oder der Organe, Tot- oder Fehlgeburt. Antibiotische Behandlung zwingend erforderlich. Vorbeugung: Kein Genuss von rohem oder ungenügend gegartem Fleisch, kein Kontakt mit Katzenkot, kein Verzehr von ungenügend gewaschenem Gemüse und Obst.

Trimester: Schwangerschaftsdrittel, umfasst jeweils ca. 3 Monate bzw. 13 Wochen. In jedem Trimester stehen andere Vorgänge bei der Entwicklung des Fetus im Vordergrund.

Übungswehen: unregelmäßige Gebärmutterkontraktionen, können bereits ab der 25. SSW auftreten. Überwiegend schmerzfreie Verhärtungen des Bauchs. Gehen mit zeitlich naher Geburt in eine koordinierte Wehentätigkeit über.

Wochenbett: Zeit nach der Geburt eines Kindes, in der die Mutter noch unter medizinischer Beaufsichtigung steht und sich von Schwangerschaft und Geburt erholt. Erstreckt sich meistens auf einige Tage, kann aber auch auf mehrere Wochen hinauslaufen, je nach Gesundheitszustand der Mutter.

Zervixschleimanalyse: Bestimmung der fruchtbaren Tage anhand des Aussehens des Gebärmutterhalsschleims. Klarer, spinnbarer Schleim findet sich zum Zeitpunkt des Eisprungs.

Zyklus-App (Ovulations-App): App zur Kontrolle des Menstruationszyklus, zur Dokumentation von Verlauf und Besonderheiten, Erinnerung der Pilleneinnahme oder zur Schätzung der fruchtbaren Tage

Impressum

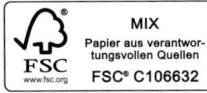

© 2017 Community Editions GmbH
Reinoldstraße 6
50676 Köln

Alle Rechte der Verbreitung, auch durch Film, Funk, Fernsehen, fotomechanische Wiedergabe, Tonträger aller Art, auszugsweisen Nachdruck oder Einspeicherung und Rückgewinnung in Datenverarbeitungsanlagen aller Art, sind vorbehalten.

Die Inhalte dieses Buches sind von Autorin und Verlag sorgfältig erwogen und geprüft, dennoch kann eine Garantie nicht übernommen werden. Eine Haftung von Autorin und Verlag für Personen-, Sach- und Vermögensschäden ist ausgeschlossen.

Texte: Isabeau
Layout, Design & Illustrationen: BUCH & DESIGN Vanessa Weuffel
Satz: BUCH & DESIGN Vanessa Weuffel
Lektorat: All you can read – Kreativ-Agentur Anke Hennek
Fachmedizinisches Lektorat: Sonja Schneider
Projektleitung: Yasmin Reddig
Redaktion: Denise Nonnast

Gesamtherstellung: Community Editions GmbH

ISBN 978-3-96096-022-5

Printed in Poland

www.community-editions.de

Abbildungen: © Alexander Wied: Cover, Seiten 2, 4, 8, 9, 10, 11, 14, 15, 22, 30, 35, 36, 42 o., 45 o., 48, 51, 57, 58, 62, 68, 70, 71 o., 76, 78, 80, 82, 84, 85, 86, 89, 92, 95, 97, 98, 104, 106, 108, 109 o., 110, 112, 113, 115 o., 116, 118, 119, 120, 122, 123, 124, 125, 126, 127, 128, 132, 136, 137, 138, 139, 140, 142, 143, 145, 146, 147, 148, 150, 154, 155

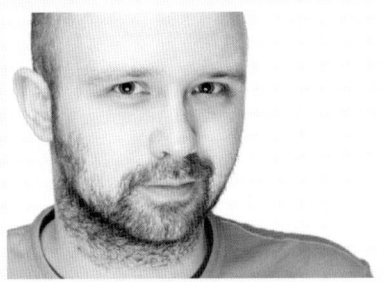

© Lennart Schinke – Primest Film Production: Seiten 12, 18 o.l., 19, 21, 23, 26, 27, 29, 31, 32, 39, 40, 43, 47, 50, 52, 53, 54, 56, 60, 61, 65, 66, 71 u., 74, 75, 87, 93, 152
© Privat: Seiten 13, 18 u.l., 28, 33, 34, 41, 42 u., 45 u., 46, 64, 67, 81, 83, 88, 90, 91, 96, 99, 100, 101, 102, 103, 105, 107, 109 u., 111, 114, 115 u., 129, 130, 131, 133, 134, 135, 141

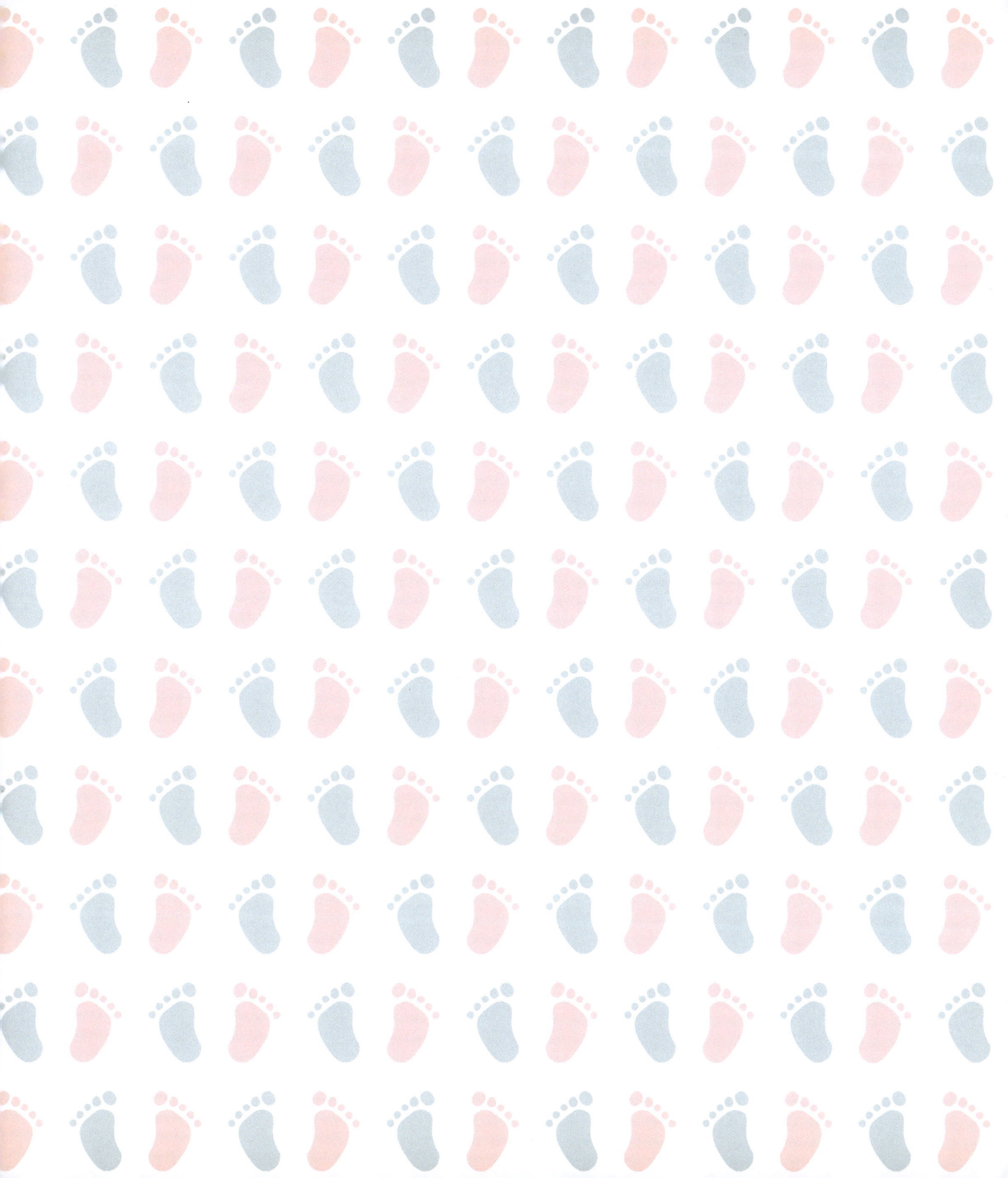

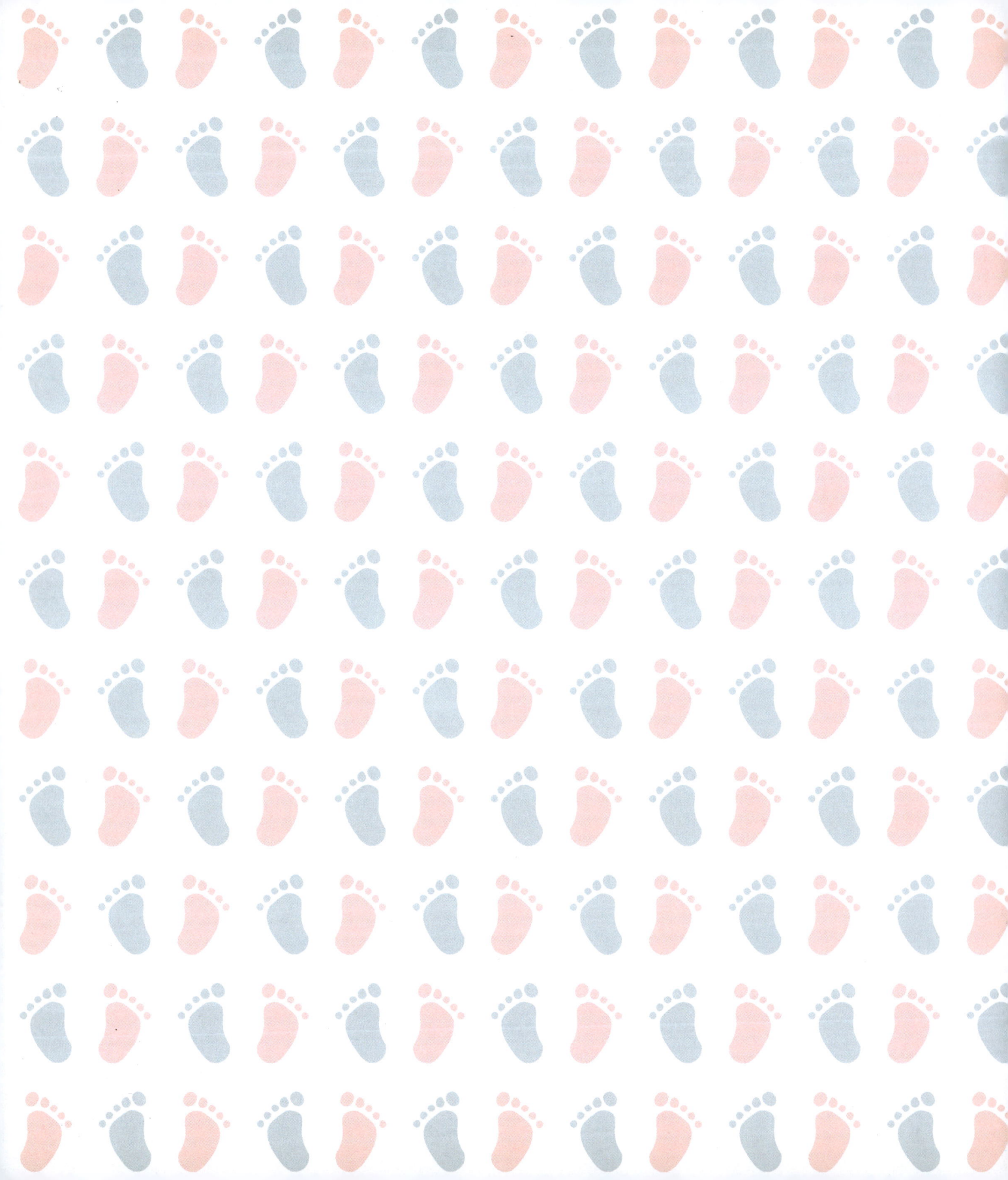